国家卫生健康委员会"十三五"规划教材
专科医师核心能力提升导引丛书
供超声医学专业临床型研究生及专科医师用

肌骨超声诊断学

U0208092

主　编　朱家安　邱　逦

副主编　郭瑞君　崔立刚

编　者（以姓氏笔画为序）

王月香（解放军总医院第一医学中心）　　　陈　剑（昆明医科大学附属延安医院）

卢　漫（电子科技大学医学院附属肿瘤医院）　陈　涛（北京积水潭医院）

朱　强（首都医科大学附属北京同仁医院）　　陈定章（空军军医大学西京医院）

朱家安（北京大学人民医院）　　　　　　　郑元义（上海交通大学附属第六人民医院）

华　兴（陆军军医大学第一附属医院）　　　单　永（安徽医科大学第二附属医院）

刘　禧（空军军医大学唐都医院）　　　　　郭瑞君（首都医科大学附属北京朝阳医院）

刘红梅（广东省第二人民医院）　　　　　　席占国（河南省洛阳正骨医院）

江　凌（北京大学第三医院）　　　　　　　崔立刚（北京大学第三医院）

邱　逦（四川大学华西医院）　　　　　　　傅先水（解放军总医院第四医学中心）

张华斌（北京清华长庚医院）　　　　　　　雷凯荣（同济大学附属杨浦医院）

秘　书

陈　征（北京大学人民医院）　　　　　　　唐远姣（四川大学华西医院）

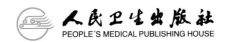
人民卫生出版社
PEOPLE'S MEDICAL PUBLISHING HOUSE

图书在版编目（CIP）数据

肌骨超声诊断学 / 朱家安, 邱逦主编. —北京：
人民卫生出版社, 2018
　ISBN 978-7-117-27501-9

　Ⅰ. ①肌…　　Ⅱ. ①朱…②邱…　　Ⅲ. ①肌肉骨骼系统
－超声波诊断－研究生－教材　　Ⅳ. ①R680.4

　中国版本图书馆 CIP 数据核字（2018）第 282820 号

人卫智网	www.ipmph.com	医学教育、学术、考试、健康，
		购书智慧智能综合服务平台
人卫官网	www.pmph.com	人卫官方资讯发布平台

肌骨超声诊断学

主　　编：朱家安　邱　逦
出版发行：人民卫生出版社（中继线 010-59780011）
地　　址：北京市朝阳区潘家园南里 19 号
邮　　编：100021
E - mail：pmph @ pmph.com
购书热线：010-59787592　010-59787584　010-65264830
印　　刷：三河市潮河印业有限公司
经　　销：新华书店
开　　本：889×1194　1/16　印张：16
字　　数：484 千字
版　　次：2019 年 4 月第 1 版　2020 年 4 月第 1 版第 3 次印刷
标准书号：ISBN 978-7-117-27501-9
定　　价：140.00 元

打击盗版举报电话：010-59787491　E-mail：WQ @ pmph.com
　（凡属印装质量问题请与本社市场营销中心联系退换）

主 编 简 介

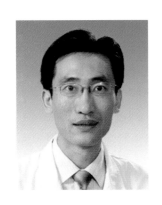

朱家安 教授，博士生导师。北京大学人民医院超声科主任，兼任中国医师协会超声医师分会肌骨超声专业委员会主任委员和中国超声医学工程学会肌骨超声专业委员会主任委员等。《中国肌骨超声检查指南》专家组首席专家。

长期致力于肌腱、肌肉、关节和周围神经等超声在运动损伤、风湿、疼痛和康复中应用的基础和临床研究。擅长周围血管超声、泌尿系统腔内超声和浅表器官超声等。近些年来主持国家自然科学基金3项，省级科研项目7项，发表SCI文章40余篇。开展多项临床适宜性新技术，包括周围神经损伤的超声分级评估、周围神经和肌腱探测方法、肌腱炎超声下治疗、活动期强直性脊柱炎的超声评估和类风湿关节炎早期可逆性结构损伤预警技术等。获省级科技进步二等奖等1项。获中国医师协会"中国杰出超声医师"奖。

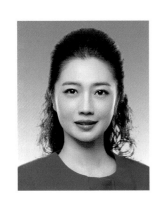

邱逦 教授，主任医师，博士生导师。四川大学华西医院超声科副主任，四川省卫生健康委员会学术带头人，四川省学术带头人后备人选，中国医师协会超声医师分会委员，中国医师协会超声医师分会肌骨超声专业委员会副主任委员，中国超声医学工程学会肌骨超声专业委员会副主任委员，中华医学会超声分会青年委员，中国医学影像技术研究会超声分会委员，四川省医学会超声专业委员会常委。中国医师协会《中国肌骨超声检查指南》编写组副组长。

长期承担华西临床医学院大学本科生、研究生教学工作，作为导师指导硕士、博士及博士后人才20余人，有丰富的教学经验。作为国家卫生健康委员会能力建设和继续教育中心肌骨超声教材及指南编写专家及培训师资，对于肌骨超声在全国的推广起到了积极的推动作用。参编超声专著及教材6部。曾获中国医师协会"中国优秀青年超声医师"称号。主要从事肌骨关节超声的诊断以及超声治疗的临床及基础研究，发表第一及通讯作者学术论文100余篇，30篇为SCI收录。作为课题负责人承担课题8项，其中包括3项国家自然科学基金项目。带领的团队多次在全国及国际会议大会发言，对于拓展肌骨超声的临床应用及科学研究起到了积极的促进作用。

副主编简介

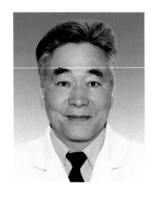

郭瑞君 教授,主任医师。首都医科大学附属北京朝阳医院超声医学科主任。中国超声医学工程学会肌骨超声专业委员会名誉主任委员;中国医师协会超声医师分会腹部超声专业委员会主任委员;全国肌骨超声应用协作组组长。《中国超声医学杂志》常委,《中国医学影像技术》《中华超声影像学杂志》及《中华医学超声杂志》(电子版)编委。

自 1986 年起从事超声工作,曾在美国托马斯杰佛逊大学医学院、师从世界超声前联合会主席 Dr. Goldberg 及美国肌肉骨骼超声学会主席 Dr. Nazarian 研修肌肉骨骼系统超声;曾在美国迈阿密大学医学院研修血管超声。在肌肉骨骼系统超声、腹部超声、胃肠道肿瘤超声、小器官超声、血管超声及介入超声等方面有较深的造诣。作为第一主研人获得省部级科技进步三等奖 3 项,主编专著 5 部、参编 10 部,发表论文近百篇。

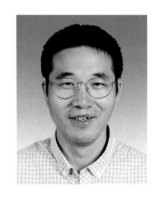

崔立刚 教授,博士生导师。北京大学第三医院超声科主任。中华医学会超声医学分会浅表器官学组成员;中国超声医学工程学会肌骨超声专业委员会副主任委员;北京医学会超声医学分会副主任委员;中国医师协会超声医师分会肌骨超声专业委员会委员等。

主要从事超声造影、超声弹性成像及肌肉骨骼系统超声成像的临床工作及研究。2008 年在北美研修肌肉骨骼系统的超声诊断与介入治疗。迄今,在相关领域发表论文 40 余篇,多次在国际及国内会议上做学术交流。共同主编《肌肉骨骼系统超声解剖图谱》《超声诊断临床备忘录》《超声正常值测量备忘录》,主译《外周神经超声解剖图谱》《危重疾病超声诊断必读》《胸部超声学》。

出 版 说 明

为了进一步贯彻《国务院办公厅关于深化医教协同进一步推进医学教育改革与发展的意见》(国办发〔2017〕63号)的文件精神,推动新时期创新型人才培养,人民卫生出版社在全面分析其他专业研究生教材、系统调研超声医学专业研究生及专科医师核心需求的基础上,及时组织编写全国第一套超声医学专业研究生规划教材暨专科医师核心能力提升导引丛书。

全套教材共包括9种,全面覆盖了超声医学专业各学科领域。来自全国知名院校的200多位超声医学的专家以"解决读者临床中实际遇到的问题"为立足点,以"回顾、现状、展望"为线索,以培养和启发读者创新思维为编写原则,对超声医学在临床应用的历史变迁进行了点评,对当前诊疗中的困惑、局限与不足进行了剖析,对相应领域的研究热点及发展趋势进行深入探讨。

该套教材适用于超声医学专业临床型研究生及专科医师。

全国高等学校超声医学专业研究生规划教材
评审委员会名单

顾　　问

张　运

主 任 委 员

王新房　陈敏华　姜玉新

副主任委员

王金锐　何　文　谢明星　梁　萍

委　　员（以姓氏笔画为序）

田家玮　吕国荣　朱　强　朱家安　任芸芸　李　杰
邱　逦　周　翔　姚克纯　夏　焙　柴艳芬　唐　杰
黄国英　董晓秋

全国高等学校超声医学专业研究生规划教材
目　　录

1　　　超声医学基础　　　　　　　　　主　编　姚克纯
　　　　　　　　　　　　　　　　　　　副主编　杨金耀　章新友　陈　武

2　　　浅表器官超声诊断学　　　　　　主　编　朱　强　李　杰
　　　　　　　　　　　　　　　　　　　副主编　夏　宇　徐辉雄　陈路增

3　　　心脏超声诊断学　　　　　　　　主　编　谢明星　田家玮
　　　　　　　　　　　　　　　　　　　副主编　任卫东　王　浩　袁建军　穆玉明

4　　　血管超声诊断学　　　　　　　　主　编　何　文　唐　杰
　　　　　　　　　　　　　　　　　　　副主编　王　健　邢英琦　李建初

5　　　腹部超声诊断学　　　　　　　　主　编　王金锐　周　翔
　　　　　　　　　　　　　　　　　　　副主编　孙洪军　郑荣琴　杨　斌　王学梅

6　　　肌骨超声诊断学　　　　　　　　主　编　朱家安　邱　逦
　　　　　　　　　　　　　　　　　　　副主编　郭瑞君　崔立刚

7　　　妇产科超声诊断学　　　　　　　主　编　任芸芸　董晓秋
　　　　　　　　　　　　　　　　　　　副主编　戴　晴　罗　红　杨　敏

8　　　儿科超声诊断学　　　　　　　　主　编　黄国英　夏　焙
　　　　　　　　　　　　　　　　　　　副主编　姜忠强　马　宁　叶菁菁　陈亚青

9　　　急重症超声诊断学　　　　　　　主　编　吕国荣　柴艳芬
　　　　　　　　　　　　　　　　　　　副主编　周苏晋　袁丽君

前　言

　　近年来肌骨超声发展迅速,我们很高兴地看到肌骨超声工作者的队伍不断壮大,开展此项目的单位越来越多。肌骨超声已成为临床超声医学重要的亚专业之一,其学术水平也在不断提高。周围神经、肌腱、关节和皮肤等超声显像的应用范围不断拓展,并已逐渐在运动损伤、慢性劳损、风湿免疫、康复和疼痛医学等领域成为必备的影像学评估工具。然而,国内尚无一本正式出版的适用于超声医学专业研究生的规划教材。为了促进肌骨超声医学的发展,人民卫生出版社组织专家编写了国家卫生健康委员会"十三五"规划教材《肌骨超声诊断学》。

　　2017 年 5 月 8 日,在北京召开的全体编委会议上,与会专家一致认为:①本教材应立足于肌骨超声的基本内容和规范化的检查方法,便于学生自学;②本教材以提高临床型研究生、专科医师的临床技能为目的,培养临床创新思维,注重临床实践中相关问题的启发与引导;③本教材注重新技术、新方法在肌骨超声中的应用。

　　本教材从临床应用出发,以基本的肌骨超声探测方法和临床常见病为重点,系统全面地讲解了周围神经、肩关节、肘关节、腕手关节、髋关节、膝关节、足踝关节、四肢肌肉、骨及软骨的超声检查方法和相关疾病,结合新理论、新知识、新方法和新技术,重点阐述常见肌骨病变的超声影像学表现,并对肌骨超声在风湿免疫、代谢性病变、退行性骨关节病变、康复和疼痛医学中的应用现状进行了单独阐述。章节后附的思考题旨在引导读者理解肌骨超声的特点、比较影像学和发展方向等。为了更好地提高教学效果,书中还同时附有大量的超声图像。

　　在教材编写过程中,得到北京大学人民医院超声科陈征博士和四川大学华西医院超声科唐远姣医师的大力支持,他(她)们在互审环节做了大量的整理工作,在此表示诚挚的谢意。

　　本教材适用于超声医学专业临床型研究生和专科医师,也适合作为工作后培训的参考用书。由于编者知识水平和能力有限,加之编写时间紧张,在书中难免存在不足之处,恳请读者批评指正。

朱家安

2019 年 2 月

目　录

第一章　绪论…………………………………1

第一节　肌骨超声的内容和特点…………1

一、肌骨超声的内容和临床应用范围……1

二、肌骨超声的方法学特点…………1

第二节　肌骨超声发展的历程…………2

第三节　学习的指导思想和方法…………2

第二章　肌骨超声检查技术…………………4

第一节　适应证…………………………4

第二节　设备和探头…………………5

一、设备…………………………………5

二、探头…………………………………5

第三节　超声探测方法…………………6

一、B 型超声成像………………………6

二、彩色超声成像………………………6

三、D 型超声成像………………………7

四、三维超声成像………………………7

五、超声造影成像………………………8

六、超声弹性成像………………………8

第四节　常见异常声像图及其分析…………9

一、关节滑膜增厚、关节腔积液及骨侵蚀……9

二、肌腱增厚……………………………11

三、腱鞘增厚或腱鞘积液…………………12

四、肌腱或韧带的撕裂…………………13

五、囊性病变……………………………13

六、局灶性高回声病变…………………15

第五节　肌骨超声常见伪像…………15

一、定义…………………………………15

二、声像图伪像的种类…………………16

第六节　肌骨超声的比较影像学…………17

一、X 线…………………………………17

二、CT……………………………………17

三、MRI…………………………………17

四、超声…………………………………17

第三章　皮肤…………………………………19

第一节　概述……………………………19

第二节　超声检查技术…………………19

一、超声应用解剖………………………19

二、适应证………………………………20

三、超声检查方法与声像图……………20

四、超声检查注意事项…………………21

第三节　皮肤及皮下组织常见病变
　　　　诊断与鉴别诊断……………21

一、皮肤常见肿瘤………………………21

二、皮肤炎性病变………………………28

第四节　临床应用进展…………………35

第四章　周围神经病变超声检查……………36

第一节　概述……………………………36

第二节　超声检查技术…………………36

一、超声应用解剖………………………36

二、适应证………………………………36

三、超声检查方法与声像图……………36

四、超声检查注意事项…………………40

第三节　周围神经常见病变诊断与
　　　　鉴别诊断………………………40

一、周围神经卡压综合征………………40

二、周围神经外伤性病变………………42

三、周围神经占位性病变………………44

第四节　临床应用进展…………………46

第五章　骨及软骨……………………………47

第一节　概述……………………………47

第二节　超声检查技术…………………47

一、超声应用解剖………………………47

二、适应证………………………………47

三、超声检查方法与声像图……………47

四、超声检查注意事项…………………48

第三节　骨及软骨常见病变的诊断与
　　　　鉴别诊断 …………………………… 49
　一、骨折及肋软骨骨折 ………………… 49
　二、骨髓炎 ……………………………… 50
第四节　临床应用进展 …………………… 51

第六章　肌肉病变的超声检查 …………… 52
第一节　概述 ……………………………… 52
第二节　超声检查技术 …………………… 52
　一、超声应用解剖 ……………………… 52
　二、适应证 ……………………………… 52
　三、超声检查方法与声像图 …………… 52
　四、超声检查注意事项 ………………… 53
第三节　肌肉常见病变的诊断与鉴别诊断 … 53
　一、肌肉损伤 …………………………… 53
　二、肌肉炎性病变 ……………………… 54
　三、骨筋膜室综合征 …………………… 55
　四、横纹肌溶解 ………………………… 56
　五、肌疝 ………………………………… 57
　六、先天性肌性斜颈 …………………… 57
　七、肌肉占位性病变 …………………… 57
第四节　临床应用进展 …………………… 57

第七章　肩关节 …………………………… 59
第一节　概述 ……………………………… 59
第二节　超声检查技术 …………………… 59
　一、超声应用解剖 ……………………… 59
　二、适应证 ……………………………… 60
　三、超声检查方法与声像图 …………… 60
　四、超声检查注意事项 ………………… 66
第三节　肩关节常见疾病诊断与鉴别诊断 … 67
　一、肩袖病变 …………………………… 67
　二、非肩袖病变 ………………………… 70
第四节　临床应用进展 …………………… 77

第八章　肘关节 …………………………… 79
第一节　概述 ……………………………… 79
第二节　超声检查技术 …………………… 79
　一、超声应用解剖 ……………………… 79
　二、适应证 ……………………………… 80
　三、超声检查方法与声像图 …………… 80
　四、超声检查注意事项 ………………… 86
第三节　肘关节病变的常见诊断与
　　　　鉴别诊断 ………………………… 87

　一、关节病变 …………………………… 87
　二、肘关节周围肌腱病变 ……………… 89
　三、肘关节周围韧带病变 ……………… 92
　四、肘关节周围滑囊病变 ……………… 93
第四节　临床应用进展 …………………… 93

第九章　腕及手关节 ……………………… 95
第一节　概述 ……………………………… 95
第二节　超声检查技术 …………………… 95
　一、超声应用解剖 ……………………… 95
　二、适应证 ……………………………… 97
　三、超声检查方法与声像图 …………… 97
　四、超声检查注意事项 ………………… 108
第三节　腕及手关节常见疾病诊断与
　　　　鉴别诊断 ………………………… 111
　一、腕、掌指、指间关节病变 ………… 111
　二、指伸肌腱及指屈肌腱病变 ………… 116
　三、其他 ………………………………… 118
第四节　临床应用进展 …………………… 118

第十章　髋关节 …………………………… 120
第一节　概述 ……………………………… 120
第二节　超声检查技术 …………………… 120
　一、超声应用解剖 ……………………… 120
　二、适应证 ……………………………… 120
　三、超声检查方法与声像图 …………… 121
　四、超声检查注意事项 ………………… 126
第三节　髋关节常见病变的诊断与
　　　　鉴别诊断 ………………………… 126
　一、髋关节疾病 ………………………… 126
　二、髋关节周围滑囊病变 ……………… 127
　三、髋关节周围肌腱病变 ……………… 128
第四节　临床应用进展 …………………… 130

第十一章　婴幼儿发育性髋关节发育不良 … 131
第一节　概述 ……………………………… 131
第二节　超声检查技术 …………………… 131
　一、检查目的 …………………………… 131
　二、适应证与禁忌证 …………………… 131
　三、超声检查注意事项 ………………… 131
第三节　检查方法及观察内容 …………… 132
　一、髋关节冠状切面检查（Graf 法）… 132
　二、髋关节屈曲横切面检查（Harcke 法）…… 135
第四节　临床应用进展 …………………… 137

第十二章　膝关节·················138
　第一节　概述··················138
　第二节　超声检查技术············138
　　一、超声应用解剖·············138
　　二、适应证················139
　　三、超声检查方法与声像图········139
　　四、超声检查注意事项··········149
　第三节　膝关节常见病变的诊断与
　　　　　鉴别诊断··············149
　　一、膝关节疾病·············149
　　二、膝关节周围滑囊病变·········152
　　三、膝关节周围肌腱病变·········155
　　四、膝关节周围韧带病变·········157
　　五、膝关节半月板损伤··········159
　第四节　临床应用进展············160

第十三章　足踝关节病变超声检查·······161
　第一节　概述··················161
　第二节　超声检查技术············161
　　一、超声应用解剖·············161
　　二、适应证················162
　　三、超声检查方法与声像图········162
　　四、超声检查注意事项··········168
　第三节　踝部与足部常见病变的超声
　　　　　诊断与鉴别············170
　　一、关节腔积液与滑膜增生········170
　　二、滑囊病变···············171
　　三、肌腱与足底筋膜异常·········171
　　四、踝与足部的常见包块·········175
　　五、踝关节周围韧带损伤·········176
　第四节　临床应用进展············178

第十四章　常见骨与软组织肿瘤·········179
　第一节　概述··················179
　第二节　超声检查技术············179
　第三节　常见的骨与软组织肿瘤诊断及
　　　　　鉴别诊断思路············179
　　一、骨肿瘤················179
　　二、软组织肿瘤·············183
　第四节　临床应用进展············189

第十五章　脊柱外科的术中超声········190
　第一节　概述··················190
　第二节　超声检查技术············190

　　一、适应证················190
　　二、超声检查方法及注意事项·······190
　第三节　正常脊髓和椎管狭窄减压术中
　　　　　超声成像特点············191
　第四节　脑脊液流动的术中超声监测·····195
　第五节　脊髓搏动的术中超声监测······197
　第六节　超声造影在脊柱外科中的应用····198

第十六章　肌骨介入超声·············201
　第一节　概述··················201
　第二节　应用现状···············201
　　一、超声引导下关节腔穿刺或注射治疗··201
　　二、超声引导下囊性病变的治疗·····202
　　三、超声引导下肌腱病变介入治疗····203
　　四、超声引导下神经阻滞/松解······204
　第三节　临床应用进展············204

第十七章　肌骨超声在自身免疫性疾病
　　　　　中的应用···············206
　第一节　概述··················206
　第二节　应用现状···············206
　　一、肌骨超声在自身免疫性疾病诊断
　　　　中的作用·············206
　　二、肌骨超声在疗效评价及预后判断
　　　　中的作用·············208
　　三、超声评分系统在自身免疫性疾病
　　　　中的应用·············209
　　四、介入超声在风湿免疫病中的应用···211
　第三节　临床应用进展············213

第十八章　肌骨超声在代谢性疾病中的应用··214
　第一节　概述··················214
　第二节　应用现状···············214
　　一、诊断·················214
　　二、疗效评价···············217
　第三节　临床应用进展············217

第十九章　退行性关节病············218
　第一节　概述··················218
　第二节　应用现状···············218
　　一、诊断·················218
　　二、鉴别诊断···············220
　　三、疗效评价···············220
　第三节　临床应用进展············220

第二十章 肌骨超声在康复医学中的应用……221
　第一节 概述…………………………………221
　第二节 应用现状……………………………221
　　一、肌骨超声在康复疾病诊断中的应用 ……221
　　二、肌骨超声及新技术在中医康复中的
　　　　疗效评估 …………………………………221
　　三、肌骨介入超声在康复的应用 …………225
　第三节 临床应用进展………………………226

第二十一章 肌骨超声在疼痛医学中的应用…227
　第一节 概述…………………………………227
　第二节 应用现状……………………………227
　　一、对疼痛病因的诊断 …………………227
　　二、超声引导下疼痛治疗技术 …………231
　第三节 临床应用进展………………………233

第二十二章 超声新技术在肌肉骨骼检查
　　　　　　中的应用………………………234
　第一节 概述…………………………………234
　第二节 超声检查新技术……………………234
　　一、超高频超声成像 ……………………234
　　二、声束倾斜技术与空间复合成像技术 ……234
　　三、超声全景（宽景）成像技术……………236
　　四、三维成像技术 ………………………236
　　五、超声弹性成像技术 …………………237
　　六、其他新技术 …………………………238
　第三节 临床应用进展………………………238

中英文名词对照索引……………………………241

第一章 绪 论

第一节 肌骨超声的内容和特点

一、肌骨超声的内容和临床应用范围

肌骨超声涵盖的范围很广，可用于评估皮肤、筋膜、肌肉、肌腱、韧带和周围神经等软组织，以及关节软骨和部分骨骼的病变。在学科内容体系上，以肩、肘、腕、手、髋、膝、踝和足等四肢主要关节为核心，并包括皮肤及皮下组织、周围神经、四肢肌肉、骨与软骨、软组织肿块的超声评估以及肌骨介入性超声诊断和治疗。

随着仪器性能的不断改善和操作技术的不断进步和规范，肌骨超声检查和超声引导下介入治疗逐步成为创伤骨科、运动医学、康复医学、疼痛医学及风湿免疫学的重要诊断和治疗手段，其临床应用价值已经得到广泛认可。肌骨超声检查的主要目的是疼痛和功能障碍的诊断与评估、免疫性病变的结构损伤及炎症活动性评估、骨与软组织肿块的定位定性评估，以髋关节发育不良为重点的小儿骨关节发育异常评估等。肌肉骨骼系统介入性超声主要包括积液抽吸、松解及药物注射、关节腔、滑囊、肌腱及腱鞘等部位的松解及药物注射治疗、神经阻滞、软组织活检等，超声实时引导可明显提高穿刺的成功率，达到可视化效果。弹性成像、三维超声、超声造影、融合成像等新技术的应用拓展了肌骨超声的研究和应用领域。

肌骨超声检查没有绝对禁忌证，可广泛应用于创伤骨科、运动医学、疼痛科、康复科、风湿免疫科和皮肤科等相关疾病，与普通外科和妇产科等也有一定的关联。肌骨超声针对不同的检查对象，一般具有相对明确的检查目的，除了新生儿髋关节发育不良的超声评估外，肌骨超声不应作为临床常规筛查工具。

二、肌骨超声的方法学特点

（一）良好的显示细微病变的能力
高频探头的使用以及多种提高图像质量技术

的进步大大提高了超声对微细病变的显示能力。高频超声的空间分辨率优于MRI，对于小神经、微小肌腱撕裂或腱内纤维的显像优于MRI，早期骨皮质损伤的显像优于X-Ray及CT。肌骨超声检查中探头使用频率一般为3～18MHz。观察肌腱、神经等浅表结构时，应在满足探测深度的前提下尽可能使用较高频率的线阵探头。观察皮肤病变时，可使用超高频的超声生物显微镜。

（二）动态检查和双侧对比等优势
与MRI相比，超声最突出的方法学特点就是实时动态检查。能够在运动状态下观察肌肉、肌腱、韧带等组织结构的功能状态，容易发现静止期所不能发现的病变。超声成像的实时性和扫查方式的灵活性便于其在检查过程中双侧对比，这有助于发现病变以及初步判断阳性病变与症状、体征的关系。

（三）灵敏的彩色血流显示技术
随着超声工程学的进展和仪器性能的提高，目前的彩色超声显像仪多具有良好的彩色血流显示技术，包括彩色多普勒和能量多普勒，使得各种炎症、肿瘤及外伤等导致的血流变化特征在不依赖造影剂的情况下大多得以良好的反映。近年来，一些提高彩色血流灵敏度的新技术不断涌现以及超声造影技术的普及，极大提高了微细血流的显示能力。

（四）肌骨超声的不足
超声对于病变显像的整体观不如放射影像，临床医师对于超声图像的理解和识别存在困难，在一定程度上阻碍了超声与临床医师的交流。对于关节盂唇、关节内软骨、骨骼以及膝关节的前交叉韧带和半月板等结构的显示，均有一定的局限性。骨皮质尚未破坏时，超声难以观察骨骼内病变，也不能评估骨髓水肿。与其他超声检查一样，肌骨超声具有操作者依赖性，需要非常熟悉解剖结构和检查方法，所以操作者必须经过标准化培训，才能避免结果判读的不准确。

1

第二节 肌骨超声发展的历程

肌骨超声相对于传统的腹部超声、血管超声、超声心动图等是一门新兴的超声分支学科。在肌骨超声发展的早期阶段,其在学科体系上是作为浅表器官超声的一部分,随着应用范围的不断拓展,逐渐独立于浅表器官超声而自成系统。肌骨超声的发展离不开检查技术和设备的进步以及业界前辈们开创性的研究、探索与经验积累。

超声在肌肉骨骼系统中的应用可追溯到超声诊断的发源,实际上很早就有较多的研究和报道。1958 年,美国学者 Dussik 等利用超声脉冲测试设备首次研究关节及关节周围不同组织在正常及病理状态下的声衰减特性,包括皮肤、皮下脂肪、肌肉、肌腱、关节囊、关节软骨和骨骼等,首次描述了组织的各向异性特征。1958 年新宫和山本首先用 A 型超声判定骨折并尝试诊断软组织疾病。1966 年数井和濑户等首先应用 B 型超声诊断骨肿瘤和其他骨疾病。1972 年 McDonald 和 Leopold 报道灰阶超声鉴别腘窝囊肿和小腿静脉血栓。1977 年 Mayer 应用 B 型超声诊断膝关节疾病;Wedin 应用 B 超诊断髌腱和跟腱的部分断裂;Gershiuni 应用 B 超测量下肢筋膜室宽度。1978 年,Cooperberg 等首次应用灰阶超声观察类风湿关节炎患者的膝关节积液及滑膜增厚;Porter 应用 B 超研究了正常人和腰椎间盘突出的椎管口径测值。同一时期,奥地利小儿骨科医生 Graf 教授对婴儿发育性髋关节病变做了大量研究。超声在肩袖病变中的应用报道也逐渐增多。

国内应用肌骨超声的临床报道稍晚于国外。1984 年党渭楞首先报道了 B 超对椎间盘突出症的诊断,1985 年邹建中等报道骨组织的 B 超图像研究以及骨关节病的超声诊断。王牧等报道了超声诊断四肢软组织肿瘤。袁珍等报道了骨肿瘤的超声诊断。之后,国内应用超声诊断肌骨系统的报道也日益增多。1996 年党渭楞等编著了国内第一部肌骨超声专业书《骨科超声诊断学》,推动了肌骨超声的发展。

相对于传统超声,虽然肌骨超声的发展并不晚,但是受限于早期超声分辨力和超声探测技术的限制,在 20 世纪一直未能成为肌骨系统病变影像学检查的主流,临床认可度也不高。随着超声设备的进步和探测技术的提高,以及相关疾病的临床路径的要求,超声在关节、肌肉、皮肤、筋膜以及外周神经等软组织的应用日益得到重视,并成为热点。欧洲抗风湿病联盟、美国风湿学会和北美修复重建外科协会等发布了一系列超声在风湿免疫性病变、代谢性病变和运动创伤等方面的应用指南或推荐。

国内肌骨超声在 21 世纪初如雨后春笋般开展起来。2007 年 7 月中国超声医学工程学会成立了首届肌骨超声专业委员会,2015 年 4 月中国医师协会超声分会成立了首届肌骨超声专业委员会。2014 年中国医师协会超声分会发布了《中国肌骨超声检查指南》,为推动和规范国内肌骨超声的发展起到巨大的促进作用。

第三节 学习的指导思想和方法

肌骨超声在学习方法上应紧密结合其学科特点。初学者应首先从解剖和正常结构的探查方法入手。解剖是基础,肌骨超声的解剖学习有别于传统的系统解剖、局部解剖和断层解剖,应重点学习超声应用解剖学,在检查方法上重视解剖标志的定位作用。解剖知识应服务于超声探测方法和病理状态下的诊断目的。简单地对照大体解剖与声像图对实际病变的指导价值有限。对于超声探测方法有帮助的解剖结构应首先掌握,然后通过实践操作去掌握正常结构的探查方法和声像图表现。

常规腹部和浅表超声诊断的核心是发现肿瘤,但是与之不同的是,肌骨超声最主要的目的是发现疼痛和功能障碍的原因,因此学习肌骨系统声像图表现时,不能简单地看图说话,不能满足超声的阳性发现,因为有些异常的声像图不一定需要治疗。在实践中学习时,要注重临床和病理知识的学习与积累,并与超声所见相结合,不断提高对疾病的理解和认识,要有意识地去了解和关注哪些声像图异常对临床真正有意义,从而实现新的突破,不断拓展肌骨超声的应用领域,提高其临床应用价值。

在学习和实践的过程中遇到疑问要及时解决,可以查阅相关参考书、检索文献或者与老师同学同事之间去交流。移动互联网时代的到来为大家的学习和交流提供了新的途径,极大地丰富了学习的资源,对此应抱以积极的态度并有选择地借鉴和吸收。肌骨超声的学习是一个循环往复不断提高的过程,在这个过程中对解剖、探查方法、疾病的理解和掌握会不断地深入。

（朱家安）

参 考 文 献

[1] 中国肌骨超声检查指南. 中国医师协会超声分会. 北京: 人民卫生出版社, 2017.

[2] Dussik KT, Fritch DJ, Kyriazidou M, et al. Measurements of articular tissues with ultrasound. Am J Phys Med, 1958, 37(3): 160-165.

[3] McDonald DG, Leopold GR. Ultrasound B-scanning in the differentiation of Baker's cyst and thrombophlebitis. Br J Radiol, 1972, 45(538): 729-732.

[4] Cooperberg PL, Tsang I, Truelove L, et al. Gray scale ultrasound in the evaluation of rheumatoid arthritis of the knee. Radiology, 1978, 126(3): 759-763.

[5] Kane D, Grassi W, Sturrock R, et al. A brief history of musculoskeletal ultrasound: 'From bats and ships to babies and hips'. Rheumatology(Oxford), 2004, 43(7): 931-933.

[6] McNally EG. The development and clinical applications of musculoskeletal ultrasound. Skeletal Radiol, 2011, 40(9): 1223-1231.

[7] Primack SJ. Past, Present and Future Considerations for Musculoskeletal Ultrasound. Phys Med Rehabil Clin N Am, 2016, 27(3): 749-752.

第二章　肌骨超声检查技术

第一节　适　应　证

近年来,超声已广泛应用于肌肉骨骼系统疾病的诊断和治疗,成为运动医学、免疫代谢系统疾病等不可缺少的影像学评价方法。超声可对肌骨系统的大部分组织成像,包括皮肤、筋膜、肌肉、肌腱、韧带、关节、滑囊和外周神经等。肌骨超声能准确显示这些组织的解剖位置、毗邻关系、轮廓、形态、结构、血流分布以及运动状态等,并能对发生于这些组织器官的解剖变异、炎症、退行性变、创伤以及肿瘤等病变进行准确评价,另外可借助超声的可视化,针对疼痛和功能障碍的部位开展穿刺、抽吸、注药等肌骨介入超声诊疗。

肌骨超声的适应证主要包括:

(一)皮肤和皮下组织

1. **先天性皮肤病**　如鱼鳞病、先天性血管瘤等。
2. **炎症性皮肤病**　如免疫性、感染性皮肤病等。
3. **皮肤肿瘤**　包括良性和恶性肿瘤。
4. **指甲病变**　包括指甲炎性疾病和肿瘤,如甲沟炎、血管球瘤等。
5. **皮下组织水肿和炎症**　如蜂窝织炎、脓肿、脂膜炎、脂肪萎缩、脂肪坏死、坏死性筋膜炎等。
6. **异物**。

(二)肌肉

1. **肌肉损伤及其合并症**　如肌-腱扭伤、肌肉挫伤和挫裂伤、肌肉血肿、骨化性肌炎、肌疝等。
2. **肌肉炎症性疾病**　包括多发性肌炎、皮肌炎、增生性肌炎、化脓性肌炎、肌肉脓肿等。
3. **儿童肌性斜颈的诊断和疗效监测。**
4. **缺血性疾病**　如糖尿病性肌肉梗死、横纹肌溶解症。
5. **肿瘤及瘤样病变**　如肌肉内血管瘤、脂肪瘤及脂肪肉瘤、黏液瘤、韧带样纤维瘤、横纹肌肉瘤、转移瘤等。
6. **神经源性肌肉病变的评估与疗效随访。**
7. **肌肉解剖学变异和遗传性疾病**　如肌肉发育不良、肌肉变异、副肌、先天性肌病。

(三)肌腱

1. **肌腱撕裂**　包括部分撕裂和完全撕裂。
2. **肌腱退行性变**　如肌腱病。
3. **肌腱炎性疾病**　如肌腱炎、腱鞘炎、磨损性滑囊炎、附着点炎等。
4. **肿瘤及瘤样病变**　如腱鞘囊肿、腱鞘巨细胞瘤等。
5. **肌腱不稳定**　如肱二头肌长头腱脱位等。

(四)韧带

1. **韧带急、慢性损伤。**
2. **韧带撕裂。**
3. **韧带退行性变。**

(五)关节

1. **创伤性关节病。**
2. **炎性关节疾病**　如类风湿关节炎、银屑性关节炎等。
3. **感染性关节炎**　如化脓性关节炎等。
4. **退行性关节病**　如骨关节炎。
5. **沉积性疾病**　如痛风性关节炎、假性痛风(即焦磷酸钙双水化合物沉积症或软骨钙化症)。

(六)外周神经

1. **神经卡压综合征**　如腕管综合征、肘管综合征、腓管综合征和踝管综合征等。
2. **慢性劳损、感染或外伤性神经损伤**　如神经炎、神经挫伤、神经断裂、创伤性神经瘤等。
3. **肿瘤及瘤样病变**　如神经鞘瘤、神经纤维瘤、血管瘤、神经内囊肿等。
4. **解剖变异和遗传性疾病**　如神经纤维脂肪错构瘤等。
5. **位置不稳定**　如尺神经脱位等。

(七)骨

1. **六月龄以内的婴儿发育性髋关节发育不良的筛查、诊断、疗效随访。**
2. **创伤性病变**　如肋骨骨折、儿童的骨骺滑脱或骺离骨折和青枝骨折等。
3. **炎性病变**　如骨侵蚀、骨髓炎等。

4. 肿瘤性病变　包括良性及恶性肿瘤。

（八）超声引导介入

1. **超声引导下关节腔或软组织穿刺术**　如关节腔积液抽吸、血肿抽吸、腱鞘囊肿穿刺开窗术、关节腔内药物注射等。

2. **超声引导下组织活检术**　如肿瘤、滑膜活检。

3. **超声引导下肌腱及滑囊疾病的治疗**　如肌腱病、钙化性肌腱炎、腱鞘炎、滑囊炎等。

4. **超声引导下神经阻滞术。**

5. **超声引导下异物取出术。**

6. **其他。**

第二节　设备和探头

一、设备

目前市场上的超声诊断仪基本上均是多功能数字化彩色多普勒超声仪。因肌腱等部分肌骨系统的组织是乏血供的，在疾病状态下可能出现新生血管，因而用于肌肉骨骼系统检查的超声仪除了要具备较高的灰阶图像分辨率外，还应具备较好的血流检测敏感性，尤其是对于低速血流。另外，针对肌骨系统的特点，建议设备还应具有空间复合成像、高分辨率局部图像放大、宽景成像等功能，如有条件，也可配置超声造影、弹性成像等功能。

二、探头

探头是超声仪器最重要的组件，发射超声波束传播到感兴趣组织中，然后接收回声信号从而产生图像显示在屏幕上。超声探头种类繁多，探头的规格、型号决定了其频率和图像的分辨率。

用于肌骨超声检查的探头主要由线阵高频探头和凸阵探头等（图2-2-1）。探头的选择主要取决于检查部位和患者自身条件等因素。如肩、膝等大关节可选用频率7～12MHz的高频探头，对于相对表浅结构其具有较好的二维图像分辨率和一定的穿透性。对于腕关节、指关节以及位置更加表浅的周围神经可选用12～18MHz频率的线阵探头。对于小区域没有足够空间放置普通形状线阵探头的部位，或者接近骨骼隆起部位的软组织、肿胀或变形的小关节，体积较小的高频线阵探头是较好选择。凸阵探头适用于较深结构的成像，例如臀部、肥胖体型的髋关节、腿深部组织等（图2-2-2），也可用于较大体积病变的超声检查。在一些临床实践中，多探头联合能发挥更大的作用。比如用凸阵探头探查较大区域，再联合线阵探头对更小的区域进行聚焦，以获取更好的细节。

在肌骨超声检查中，探头操作需在检查区域保持稳定，有时探头需要放在有曲度和不规整的表面，检查中不要大力按压探头和探头下方的组织结构，可用小指、环指及手掌尺侧作为支撑点放在患者身上，拇指、示指及中指握取探头，这样既有利于稳定扫查又可灵活控制，避免对探头过度施压导致图像变形。探头的稳定是获得高质量声像图的基础。另外保持探头与检查结构垂直，以避免各向异性伪像。

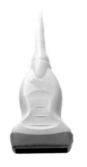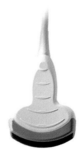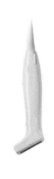

图 2-2-1　用于肌骨超声的各种类型探头

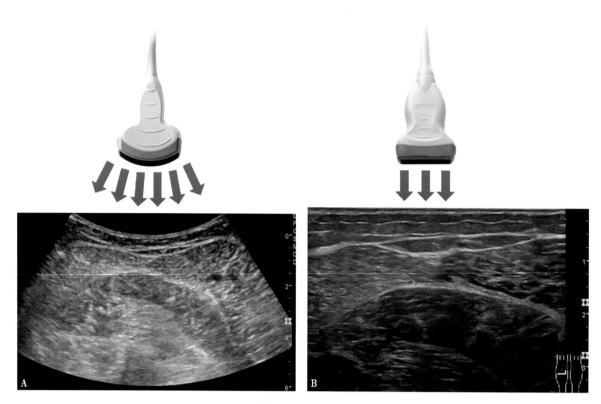

图 2-2-2 采用线阵探头和凸阵探头的声像图区别

图 A. 凸阵探头发射的声束能延伸至更广、更远区域；图 B. 高频线阵探头能为浅表组织提供更好的分辨率，但是穿透性有限，检查的深度和宽度不及凸阵探头

第三节 超声探测方法

随着科学技术的快速发展，超声诊断仪器性能不断提高，多种新技术应运而生。肌肉骨骼疾病是涉及全身不同组织类型的疾病，目前肌骨疾病的诊断最常用的是 B 型成像、彩色和能量多普勒成像以及频谱多普勒成像，新的技术包括有超声造影、弹性成像、三维成像等。这些技术的开展促进了肌肉骨骼系统疾病更精准的诊断及评估，下面将对常用的肌骨超声检查技术概述介绍。

一、B 型超声成像

B 型超声成像即二维灰阶成像，根据不同组织的声阻抗差异来显示组织解剖结构，是临床上最常用、最为重要的超声诊断技术，也是其他各种超声探测技术的基础。随着技术的不断进步，探头的频率越来越高，显著提高了浅表组织的图像分辨力，尤其适合肌腱、肌肉、外周神经、皮肤等结构的显示，清晰地反映了病变的结构、形态、回声特征等，如超声清楚显示与正中神经相连的神经鞘瘤声像图（图 2-3-1）。

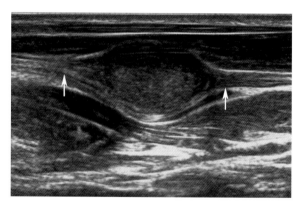

图 2-3-1 正中神经鞘瘤声像图

两端与正中神经相连的低回声团块

二、彩色超声成像

常规的彩色超声成像包括彩色多普勒血流成像（color Doppler ultrasonography，CDUS）和能量多普勒血流超声成像（power Doppler ultrasonography，PDUS）。CDUS 是一种非侵入性利用血流运动产生的多普勒信号检测血流、并同时评估血流方向的方法，可获得流动的腔室或血管中的血流动力学信息，然后予以彩色编码显示，一般红色代表朝向探

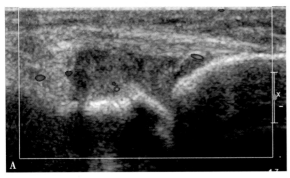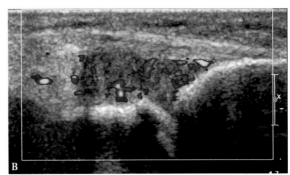

图 2-3-2　跖趾关节滑膜炎 CDUS 与 PDUS 声像图比较
图 A. CDUS 技术显示跖趾关节增厚滑膜内的血流信号；图 B. PDUS 比 CDUS 可显示更多的滑膜内血流信号

头方向，蓝色代表背离探头方向。PDUS 是一类特征性地编码多普勒信号中功率谱密度的幅度，不像常规 CDUS 中探测平均的多普勒频移。即 PDUS 编码超声信号的能量，而不是速度和方向，它对任何方向的运动都很敏感，其不受声波与血管夹角的影响，能探测较低速血流，该技术提高了组织内血流信号的检出率。PDUS 比 CDUS 具有更好的血流检测灵敏度，因此是目前检查肌骨系统血流的首选技术（图 2-3-2）。

三、D 型超声成像

D 型超声成像又称频谱多普勒超声成像，其运用声波频移的原理，能够量化血流信号的信息，可测量血流速度、阻力。通过对病理状态下组织内新生血管血流量化参数的比较分析，可对强直性脊柱炎、类风湿关节炎等疾病的炎症活动性及治疗预后进行评估。

四、三维超声成像

三维超声成像又称三维容积成像，能够同时显示图像的三个正交平面，横切面、纵切面和冠状面，并可以 360° 旋转图像全方位查看感兴趣区域。三维超声成像能够立体显示病变组织的形态及结构，正在迅速成为高质量、高表达性的医学成像诊断技术，具有客观、快速、无创性等优点，已较广泛用于产前胎儿诊断、输卵管造影、妇科先天畸形等，目前也逐渐有学者将三维超声引入肩袖损伤和发育性髋关节发育不良的影像诊断评估。国、内外已有研究显示三维超声可用于冈上肌腱撕裂的定性诊断，结果示三维超声诊断冈上肌腱撕裂灵敏度及特异度均高于二维超声，而且三维超声可大致估计撕裂的面积，为临床提供更多立体、丰富的影像学信息（图 2-3-3）。高频超声已广泛地应用于新生儿 DDH 的筛查，但其只能对髋关节单一平面进行成像和测量，不能全方位、多角度观察髋关节形

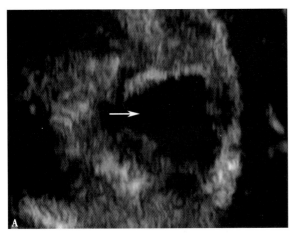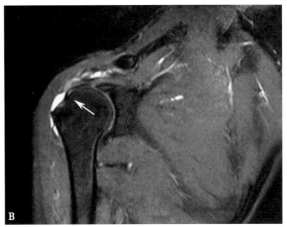

图 2-3-3　全层撕裂的冈上肌腱三维超声图像及 MRI 图像
图 A. 三维超声示低回声区为冈上肌腱撕裂位置及面积（箭头）；图 B. MRI 图像显示冈上肌腱撕裂位置（箭头）

态。而且应用 Graf 法时需采集髋关节的标准切面才能准确测量 α 角和 β 角，三维超声提供了普通超声检查无法获得的髋关节独特影像和更多空间的信息，更易于观察股骨头与髋臼的吻合情况，也较快确定了标准平面，节省了检查时间（图 2-3-4）。

五、超声造影成像

尽管能量多普勒血流超声成像（PDUS）是目前评价滑膜血流指数较敏感的方法，但是对于极低速血流仍有一定的局限性。超声造影成像是一种可在不影响血流动力学的状态下显著提高组织微循环灌注水平的检测技术，且具有无创性、成像效果好、操作简单等优势。微泡造影剂具有较强的散射性，能产生丰富的谐波，充分提高靶目标组织的

对比显像，增强了目标区域的对比度和空间分辨率，可用于观察炎性病灶的微血流灌注，如类风湿关节炎中滑膜血管翳的血流分级，已成为超声评价中十分重要并很有前途的研究方向。

随着超声造影技术的发展，已不断有学者将其从血管内应用到腔道，显著提高了病变部位的显影对比。据报道关于跟腱和离体动物指屈肌腱局部注射超声造影剂的研究证实，超声造影技术能可靠识别损伤并测量肌腱损伤深度。

六、超声弹性成像

超声弹性成像是近几年兴起的一种通过评估组织硬度来辅助诊断疾病的超声新技术，根据其基本原理，包括助力式和声力式弹性成像两大类。超

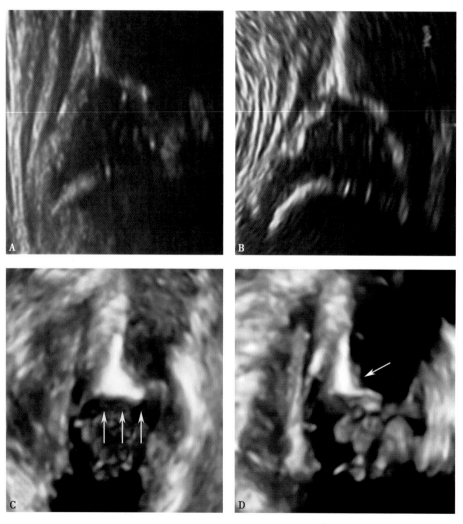

图 2-3-4　正常婴儿髋关节的二维及三维超声图像

二维（图 A）和三维（图 B）超声图像显示，在人体冠状面，骨缘锐利，软骨顶覆盖股骨头；矢状面（图 C）髋关节表面成像模式显示，骨顶形态锐利，如弯月形态（箭头）；冠状面（图 D）髋关节表面成像模式显示骨缘成角（箭头）

声弹性成像在乳腺、甲状腺、泌尿、妇产等领域已取得不错的研究成果，国外已较为普遍开展肌肉骨骼系统的超声弹性成像，国内尚未大范围普及。

传统的助力式弹性成像采用探头加压或依靠呼吸、心跳使组织产生形变，通过其形变前后的变化并与周边组织比较作出相对的硬度差，再以灰阶或彩色形式编码以不同的颜色显示，最终形成弹性形变图。该方法对操作者的手法、经验依赖性较大，同时因其编码后形成的弹性成像图呈五彩混叠，需要操作者主观地判断组织硬度的评分，一定程度上限制了其在临床的应用。有研究表明，超声实时组织弹性成像在婴幼儿肌性斜颈的早期诊治中作为常规超声的补充，可为胸锁乳突肌病变提供更为客观的半定量硬度信息，并指导临床制订合理的治疗方案，以及动态观察疗效。

声力式弹性成像是通过超声探头向感兴趣区发射一个低压脉冲波使局部产生微小形变，这种形变大小与组织的弹性相关。其更具有独特的优势，因它不依赖操作者给予的压力大小，具有定量、无创、操作方便、快速等优势，因此临床应用范围更为广泛，适用于各种器官的测量。在声辐射力弹性成像基础上，衍生出剪切波弹性成像，由类似的脉冲声辐射力作用在组织内部形成一个机械波源，该波源能够沿着超声波的垂直方向传播，在组织中产生横向的剪切波，在硬度比较大的组织中，剪切波传播的速度较快，在较软的组织中，剪切波波速则较慢。剪切波弹性成像技术目前已逐渐用于肌腱

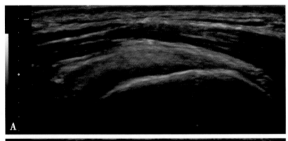
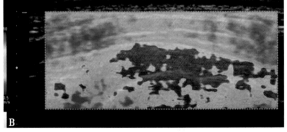

图2-3-5 正常冈上肌腱的剪切波弹性成像
图A. 冈上肌腱二维图像；图B. 冈上肌腱的剪切波弹性图像，冈上肌腱止点处硬度较高

（图2-3-5）、帕金森病患者肌张力状态评估、颈肩肌筋膜疼痛综合征病理性肌紧张状态以及疗效的客观检测等方面。

第四节 常见异常声像图及其分析

一、关节滑膜增厚、关节腔积液及骨侵蚀

关节滑膜增厚声像图上表现关节腔内低回声，不能被移位和几乎不被压缩，可出现多普勒血流信号。活动性炎时滑膜内新生血管增加，血流增多。关节腔积液声像图上表现为关节腔内见到低回声或无回声区，可被压缩或移位，关节腔内可见到浮点状高回声，探头加压多可流动。骨侵蚀表现为关节内骨表面的连续性中断，且在2个垂直断面可见。滑膜炎是关节炎的病理基础，引起关节滑膜增厚、关节腔积液、骨侵蚀的常见病因为类风湿关节炎、骨关节炎、痛风性关节炎、感染性关节炎、创伤性关节炎、色素沉着绒毛结节性滑膜炎等。对关节滑膜炎的病因学诊断或鉴别诊断时要考虑到患者的年龄、性别、受累关节部位及是否对称性发病，以及有无外伤或发热等病史。

类风湿关节炎是自身免疫性疾病，多见于30岁以上女性，好发手、腕等小关节，对称性发病，反复发作，根据病程长短和病情轻重，声像图上有不同表现。早期发病、病情轻者声像图上仅表现为关节滑膜增厚、滑膜血管翳形成，或伴有关节腔少量积液，严重者可见到关节软骨面受累、呈"虫蚀"状，甚至发生骨侵蚀（图2-4-1），最终导致关节畸形和关节功能障碍。

骨关节炎也称退行性骨关节病，多因肥胖、增龄、创伤、慢性劳损、关节先天性异常或畸形等因素引起。本病好发于中老年人群，以负重关节及活动量较多的关节，如膝关节、脊柱、髋关节、远端指间关节等常见。病理改变以关节软骨退化损伤、关节边缘和软骨下骨反应性增生为特点，常累及滑膜、韧带。声像图上除关节滑膜增厚、关节腔积液外，可见到关节软骨面不均匀性变薄或消失，软骨下可见骨反应增生形成的团块状高回声，关节骨皮质面不光滑，呈"虫蚀"状或骨赘形成，表面凹凸不平（图2-4-2），进而可引起关节间隙变窄、关节活动范围受限。

痛风性关节炎是尿酸代谢异常导致尿酸盐沉积在关节腔、滑囊、软骨、骨质和其他组织中的炎性关节病，常伴有高尿酸血症，四肢关节和（或）软

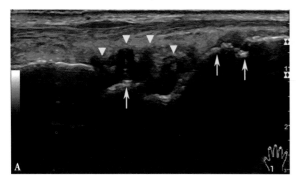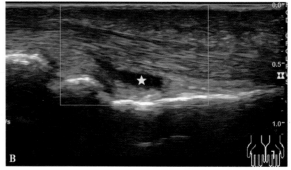

图 2-4-1 类风湿关节炎声像图

图 A. 腕关节滑膜结节状增生,呈低回声(箭头端),关节骨面受损呈"虫蚀"状改变(箭头);图 B. 掌指关节腔内少量积液(星号)

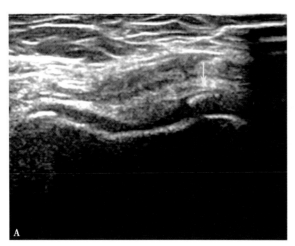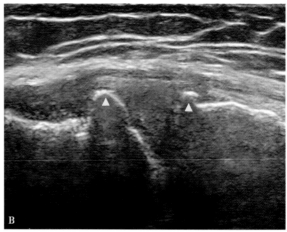

图 2-4-2 骨关节炎声像图

图 A. 股骨滑车软骨面不均匀性变薄,软骨下骨反应增生(箭头);图 B. 关节骨皮质面骨赘形成(箭头端)

组织内可检测到单钠尿酸盐晶体。好发于 40 岁以上男性,目前也有年轻化发病趋势,饮酒、暴食、过劳、着凉、手术刺激、精神紧张均可成为发作诱因,最多见于足部第一跖趾关节,也可发生于其他较大关节,如踝关节、膝关节等,发病关节局部红、肿、热和压痛,转为慢性关节炎后,可出现关节僵硬畸形、痛风石形成、运动受限。声像图上表现为关节滑膜增厚,表面不光滑,关节腔扩张,内见积液,关节腔及滑膜内可出现点状、团状、云雾状高回声,软骨表面线状高回声沉积,与骨皮质面的高回声界面共同形成"双轨征"(图 2-4-3)。

创伤性关节炎又称外伤性关节炎、损伤性骨关节炎,以青壮年多见,多发于创伤后或负荷活动过度的关节。主要病理变化是创伤引起关节软骨的退化变性,并继发软骨增生骨化,最终导致关节功能障碍。患者多有慢性积累性关节损伤史或明显的外伤史。急性创伤时可出现受累关节腔积血,合并周围韧带、肌腱等软组织损伤,出现撕脱性骨折时可显示软组织内碎片状或不规则形高回声结构。当大关节发生囊内骨折后,从骨髓腔或撕裂的骨膜处溢出的脂肪组织和血液同时进入关节腔内,由于脂肪密度小于血液,漂浮于关节液之上,从而形成分层现象,即"关节积脂血症"(图 2-4-4)。

感染性关节炎一般由细菌或病毒入侵关节腔引起,患者多为身体抵抗力较弱的儿童及老年人。关节感染最常见的原因是败血症,此外,外伤、手术、关节附近的软组织感染也是发病的重要原因。声像图见到受累关节周围软组织及关节囊肿胀、轮廓不清,关节滑膜增厚,关节腔积液,积液内常伴有密集的点状低回声悬浮物(图 2-4-5),CDFI:关节滑膜及周围软组织内血流增多。实验室检查可出现白细胞计数增多,血沉增快及 C 反应蛋白增高等。

色素沉着绒毛结节性滑膜炎目前病因尚不明,好发于青壮年,单发,膝关节、髋关节多见,组织病

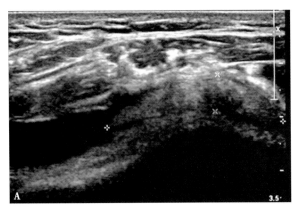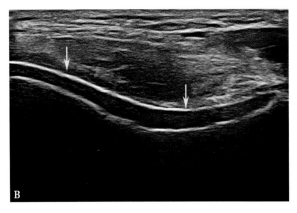

图 2-4-3　痛风性关节炎声像图

图 A. 膝关节髌上囊滑膜增厚,内见积液及团状高回声(十字标记);图 B. 膝关节滑车软骨表面线状高回声沉积,与骨皮质面的高回声界面共同形成"双轨征"(箭头)

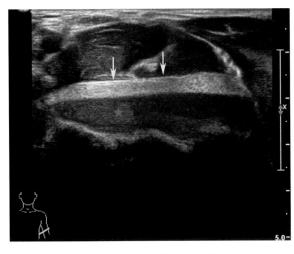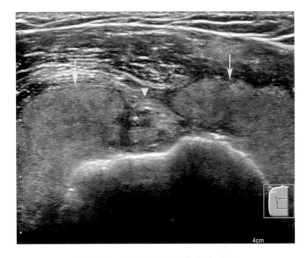

图 2-4-4　关节积脂血症声像图

肘关节外伤后关节囊肿胀,关节腔内见积液,呈分层改变,底层呈低回声(星号),上层呈高回声(箭头)

图 2-4-5　化脓性肩关节炎声像图

老年男性患者,右肩关节囊(箭头)及肱二头肌长头肌腱腱鞘(箭头端)肿胀,轮廓不清,关节滑膜增厚,关节腔显著扩张,内伴有密集点状低回声悬浮物

理学上为滑膜结节状或绒毛状增生,伴有含铁血黄素沉积,因而关节液可呈血性。声像图上可见到病变关节滑膜呈结节状、乳头状、绒毛状增生,表面不平,突向关节腔内,常常合并关节腔积液(图 2-4-6),滑膜内可探及星点状或短杆状血流信号。穿刺抽出咖啡色液体可帮助诊断。

二、肌腱增厚

　　声像图表现为肌腱增厚变粗,横截面积增大,回声减低或不均匀,局部纤维结构不清晰。肌腱增厚多由于肌腱的急性水肿充血或慢性退行性变引起,可为创伤、慢性劳损或摩擦、年龄、感染性原因、全身性疾病等原因所致。

　　既往常把疼痛性肌腱病称为"肌腱炎",但这个术语并非合适。事实上,这些肌腱的病理学特点多是退行性、非炎症性过程,因此应称为"肌腱病"。超声表现为病变肌腱较健侧明显增厚,回声减低,局部纤维结构不清晰,CDFI 显示病灶区血流信号增多。有腱鞘的肌腱还可引起腱鞘炎,表现为腱鞘增厚或积液,无腱鞘的肌腱则主要引起腱周炎,如跟腱腱周炎,表现为腱周组织增厚、水肿,肌腱与周围组织间界限模糊,血流信号增多。

　　肌腱病发生于肌腱起止点时,称为"肌腱末端病"或"附着点炎",可由于运动损伤或自身免疫性病变所致。声像图上可见肌腱附着端局部增厚,纤维结构不清晰,腱体内可见到不规则的钙化高回声,附着处的骨面常不光滑,骨赘形成或骨侵蚀,病变区域血流增多(图 2-4-7),肌腱旁滑囊可有积液。

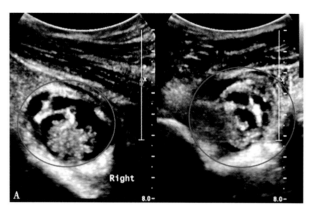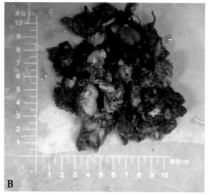

图 2-4-6　髋关节色素沉着绒毛结节性滑膜炎

图 A. 髋关节腔积液、滑膜呈乳头状增生；图 B. 病理大体图片

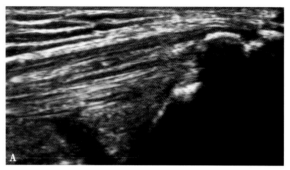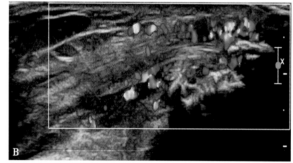

图 2-4-7　肌腱附着点炎声像图

图 A. 股四头肌腱附着处可见高回声；图 B. 肱三头肌肌腱附着处骨侵蚀，CDFI 示病灶区血流信号增多

感染性原因、类风湿关节炎、痛风性关节炎等病情发展到一定阶段时，由于炎症波及关节周围软组织受累，常可出现肌腱炎，结合病变关节的一些特征性声像以及临床表现、实验室检查常可帮助诊断和鉴别诊断。

三、腱鞘增厚或腱鞘积液

腱鞘增厚的病理基础为腱鞘滑膜增生，超声表现为腱鞘局限性的不规则增厚，呈低回声或回声不均，肌腱可受压水肿、增粗，探头局部压痛明显，动态观察肌腱运动不顺畅。增厚的腱鞘有时回声极低，需与腱鞘积液相鉴别，腱鞘增厚时，探头加压其形态改变不大，而腱鞘积液则多可被推挤，根据积液内的成分有时可见到点状高回声或碎屑样回声，彩色多普勒超声可显示增厚的腱鞘上血流信号增多，积液内则探测不到血流信号。腱鞘增厚或腱鞘积液可为创伤、慢性劳损或摩擦、类风湿关节炎、痛风性关节炎等原因引起。临床表现为局部疼痛，可触及痛性结节，运动时加重。

狭窄性腱鞘炎好发于手腕关节，以桡骨茎突

狭窄性腱鞘炎最为常见，A1 滑车也是常见病变部位，起病缓慢，逐渐加重，桡骨茎突处压痛明显，当腕关节过度尺偏时疼痛加重，严重时患者出现弹响指。其病理机制是由于肌腱的反复过度摩擦，腱鞘发生炎症、增厚形成狭窄环，造成肌腱在鞘管内卡压、水肿，滑动困难。声像图于桡骨茎突水平可见到腕关节背侧第一腔室的拇长展肌腱、拇短伸肌腱腱鞘不规则增厚，回声减低，局部肌腱增粗，腱纹理不清，腱鞘和肌腱内血流信号均明显增多（图 2-4-8）。

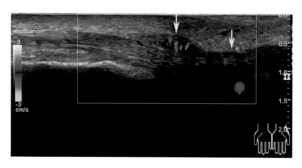

图 2-4-8　桡骨茎突狭窄性腱鞘炎声像图

腱鞘增厚，呈低回声，内部血流信号增多

急性创伤、感染、其他全身性疾病，如类风湿关节炎、痛风性关节炎等，也可引起腱鞘炎或腱鞘积液，结合病史、发病部位及临床特点、实验室检查可协助鉴别诊断。

四、肌腱或韧带的撕裂

肌腱连接肌肉和骨骼，主要由Ⅰ型胶原纤维组成，具有较强的张力，肌腱过度牵拉时瞬间应力超过其承受极限可致断裂。韧带属于致密结缔组织，质坚韧，有弹性，能把骨骼连接在一起。运动创伤是肌腱或韧带撕裂的常见病因，慢性劳损、肌腱的退行性变也可导致肌腱撕裂。运动创伤所致的肌腱或韧带撕裂好发于其与骨的连接处，可伴有骨质碎片的撕脱，如跟腱断裂合并跟骨的撕脱性骨折，踝关节扭伤所致的距腓前韧带撕裂合并距骨的撕脱性骨折；另外肌腱撕裂也常发生于肌肉-肌腱结合部，如小腿三头肌肌腱-肌肉结合部（图2-4-9）。一些部位肌腱的过度使用劳损可造成肌腱的重复微损伤或微断裂，如冈上肌腱、肱二头肌长头肌腱、肘关节伸肌总腱、髌腱等。某些全身性疾病，如糖尿病、痛风、系统性红斑狼疮、慢性肾衰竭，以及高龄等原因均可损害肌腱强度，导致肌腱退变，易出现肌腱撕裂。

肌腱或韧带撕裂多有外伤史，受累区疼痛、肿胀，运动受限；肌腱退变所致的肌腱撕裂，患者可无明确的外伤史，多因局部疼痛和功能障碍就诊。肌腱或韧带撕裂均可分为部分撕裂和完全撕裂。肌腱部分撕裂时因肌腱胶原纤维结构的部分缺失表现为肌腱内无回声区；肌腱完全撕裂时，其连续性完全中断，断端两侧肌腱回缩呈马尾状，断口区为低至无回声积血充填（图2-4-10）。韧带部分撕

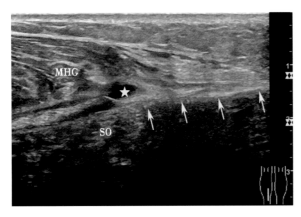

图 2-4-9　小腿三头肌肌腱部分撕裂合并小血肿形成

小腿三头肌肌腱-肌肉结合部损伤（箭头），局部无回声血肿（星号）形成；MHG：腓肠肌内侧头；SO：比目鱼肌

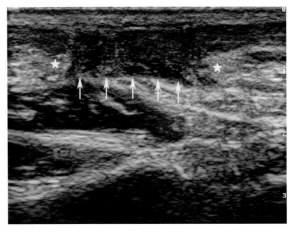

图 2-4-10　跟腱完全撕裂声像图

跟腱完全断裂，两断端回缩（星号），断口区为低至无回声积血（箭头）

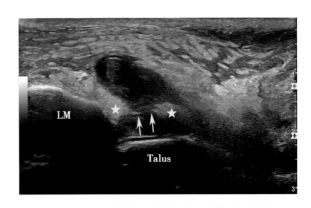

图 2-4-11　踝关节距腓前韧带完全撕裂声像图

距腓前韧带完全断裂，两断端回缩（星号），关节腔积液由断口区（箭头）外溢至皮下软组织；LM：外踝；Talus：距骨

裂时，韧带肿胀、回声减低，局部可出现未累及全层的无回声间隙；完全撕裂时，韧带出现全层厚度的裂隙，两个断端间出现血肿，伴随关节囊破损时可致关节腔积液外溢至局部软组织内（图2-4-11）。动态扫查有助于鉴别肌腱或韧带的部分撕裂和完全撕裂，屈伸相应部位肢体或关节，如受损肌腱间出现明显裂隙或裂隙增大则考虑完全撕裂，如无明显裂隙，则考虑部分撕裂。

五、囊性病变

关节附近、肌腱或韧带周围、肌肉内、皮下软组织内常可出现囊性病变，超声表现为局限性无回声病变，根据其部位、来源及形态特点可分为关节滑膜囊肿、腱鞘囊肿、腱鞘积液、滑囊炎、血肿、血管瘤等。

关节滑膜囊肿可为先天性或后天性,先天性多见于儿童,后者常因滑囊本身的疾病如慢性无菌性炎症、反复摩擦、组织退变等引起,好发于四肢关节,尤其是膝关节最为多见,如腘窝的 Baker' 囊肿(图 2-4-12)。患者可无症状,也可有局部不适感,关节活动不同程度受限,囊肿体积较大或位置较表浅时可触及包块,质地较软。声像图可见关节旁囊性无回声病变,常与关节腔相通,形态不规则或类圆形,边界清,囊壁厚且不光滑,囊腔内可见到分隔带,囊壁上可探及血流信号。

腱鞘囊肿好发于腕部、足背,其常见发病原因为创伤和过度劳损,免疫疾病、感染也有可能引发,囊内为黏液成分。患者常于关节周或肌腱旁触及类圆形质硬肿物,可无明显症状或伴有轻微疼痛。超声表现为局灶性无回声病变,界限清晰,囊壁稍厚(图 2-4-13),陈旧性囊肿内部可伴有分隔,同时观察其与周围血管、神经的关系,有无受压。

滑囊一般位于关节附近的骨突与肌腱、肌肉或皮肤之间,在摩擦力或压力较大的地方都存在。根据是否与关节腔相通,滑囊分为相通性和非相通性两类,也可根据其与肌腱或韧带的相对位置关系分为皮下浅囊或深部滑囊。创伤、劳损、反复摩擦、增龄、组织退变、类风湿关节炎、痛风等原因均可引起滑囊炎。临床表现为局部疼痛,关节附近滑囊炎常伴有不同程度的关节运动障碍。滑囊炎病理基础为滑囊内滑膜增生,声像图表现为滑囊肿大,囊壁不规则增厚,甚至局部呈乳头状,囊腔内可见积液无回声(图 2-4-14)。急性滑囊炎时滑囊壁上可探及丰富血流信号,慢性滑囊炎时滑囊内常见到网状分隔带,囊壁上探及程度不等的血流信号。

软组织血肿常由外伤、牵拉所致,患者局部疼痛,肿胀明显,若发生于肌肉内的范围较大的血肿多为肌肉撕裂,可见肌肉走行区局部凹陷,肌肉完全断裂时由于断端回缩呈肿块样改变,肌肉撕裂部位多为肌肉-肌腱连接处或肌肉-腱膜连接部。超声检查皮下软组织内、肌肉内、相邻肌肉间可见不规则或梭形低至无回声病灶,周围组织因水肿可回声增高,探头压痛阳性。肌肉血肿边界往往不清,血肿内探及断裂回缩的肌肉,呈"铃舌征"(图 2-4-15)。随着病程时间的延长,血肿不同程度被吸收或出现纤维化、瘢痕化,血肿内部可见到网格状厚壁分隔,病灶周围及分隔带上可检测到增多的血流信号。

血管瘤可以发生于滑膜、脂肪垫、肌肉、神经等各种软组织内,多见于青少年,成人也可发生,可为先天性,也可为外伤、感染、医源性因素等引起。患者可在相应部位触及包块,质软,可伴有局部轻微不适或疼痛。声像图表现为相应部位不规则低回声为主的包块,其内可见蜂窝状或细条状无回声区,探头加压包块形变明显,彩色多普勒超声可探及较丰富的血流信号,加压及减压时血流信号增多,多为低速血流信号。

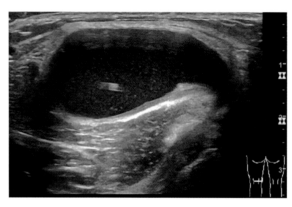

图 2-4-12 腘窝 Baker's 囊肿声像图
呈"逗号"状包绕腓肠肌内侧头(星号)的囊性病变,壁完整

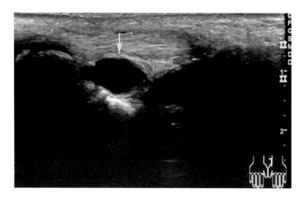

图 2-4-13 腕背侧腱鞘囊肿声像图
肌腱旁局灶性无回声病变(箭头),界限清晰

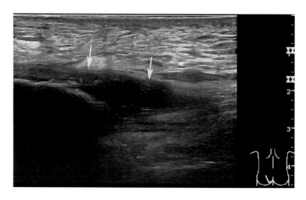

图 2-4-14 坐骨结节滑囊炎声像图
坐骨结节浅面滑囊肿大(箭头),囊壁增厚、毛糙,囊腔内可见无回声积液

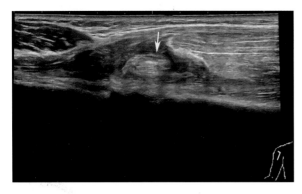

图 2-4-15　肱二头肌部分肌肉撕裂伴血肿声像图
肌肉内探及不均质低回声血肿，边界不清，血肿内探及断裂回缩的肌肉，呈"铃舌征"（箭头）

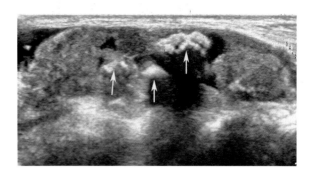

图 2-4-16　滑膜软骨瘤病声像图
肘关节腔内见滑膜增厚，多个团块状高回声游离体

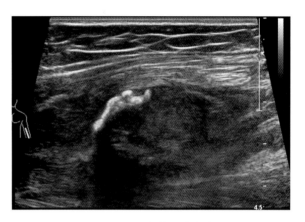

图 2-4-17　骨化性肌炎声像图
肱三头肌内见低回声肿块，周边可见蛋壳状高回声

六、局灶性高回声病变

关节内及其周边、肌腱或韧带内及周边、肌肉内、皮下软组织内常可出现局灶性高回声病变，超声表现为相应部位出现团块状、结节状或类圆形高回声结构，后方可伴有声影。关节内游离体、痛风性关节炎、撕脱性骨折、变异的籽骨、骨软骨瘤、钙化性肌腱炎、骨化性肌炎等均可表现为相应部位的局灶性高回声病变。患者的发病年龄、病史、病变部位、周围结构声像表现及实验室检查均可为上述疾病的诊断及鉴别诊断提供有效帮助。举三个高回声病变的例子：

关节内游离体可由多种原因引起，如骨关节炎、滑膜软骨瘤病等。滑膜软骨瘤病是一种关节滑膜自限性增生性疾病，病因尚不清楚，有外伤、感染及胚胎发育异常等学说。临床上以关节疼痛、肿胀、弹响、活动受限为主要表现，部分可触及移动肿物。该病最常见于膝关节，其次为髋关节、肩关节及肘关节。病变初期，超声表现为关节滑膜不均匀增厚，表面可有不规则结节形成，但未见明显的悬垂体或游离体形成，部分增厚的滑膜内可见钙化高回声灶。随着病程的延长，超声显示关节滑膜内或表面类圆形结节，结节脱到关节腔形成游离体，可随探头加压而移动，游离体钙化或骨化明显时呈现为团块状或结节状高回声（图 2-4-16）。

高回声籽骨是一种常见的变异结构，位于肌肉止点处腱与骨之间，是由肌腱骨化形成的。人体中最大的籽骨是髌骨，其他部位的籽骨是不恒定的，有的人有，有的人没有，手腕部小关节附近存在大量籽骨，声像图显示籽骨表面呈光滑弧形高回声，多位于肌腱内，这是与骨质破坏、骨赘、撕脱性骨折鉴别的要点。

骨化性肌炎常因外伤性原因所致，病理组织以纤维组织增生为特征，伴有大量的新骨形成，同时还可以有软骨形成，病理实质是一种异位性骨化，是人体修复的一种特殊形式，经历创伤、炎症、肉芽组织和异位骨化四个阶段。常见于儿童或青壮年，好发于肩、肘、腿和臀部。肌肉内血肿、暴力推拿、长期固定均可形成骨化性肌炎。早期局部肿胀、活动受限，后期局部症状消失，但活动范围更加受限，可触及质硬肿物。超声早期表现为肌层内不均匀低回声肿块，之后从肿块周边出现蛋壳状高回声，后期表现为不规则片状高回声，表面光滑或凹凸不平，其后方可见声影（图 2-4-17）。

第五节　肌骨超声常见伪像

一、定义

伪像（artifact）是指超声显示的断层图像与其相应解剖断面图像之间存在的差异。这种差异表现为声像图中回声信息的增添、减少或失真。在实际工作中，超声伪像十分常见，这些伪像可能会干扰图像的判读。理论上，几乎任何声像图上都存在一定的伪像，任何先进的现代超声诊断仪也无法避免伪像的存在，只是伪像在声像图上的表现形式和程度有所差别。因此，超声医师应理解这些伪像的物理基础，正确地识别超声伪像。一方面，避免伪像可能引起的误诊或漏诊，另一方面，还可以利用某些特性的伪像辅助诊断。

二、声像图伪像的种类

超声伪像有很多种，灰阶声像图伪像包括各向异性伪像、混响伪像、旁瓣效应、后方声影、后方回声增强、折射声影或侧壁声影、切片厚度伪像或部分容积效应、声速失真。彩色多普勒声像图伪像包括衰减伪像、混叠伪像、彩色多普勒闪烁伪像、彩色多普勒快闪伪像、镜面伪像等。具体内容详见本丛书的基础部分，本章节仅介绍肌骨系统的常见伪像。

（一）各向异性伪像（anisotropy）

1. 物理基础　肌骨超声检查中，各向异性是最常见和最主要的伪像，包括图像变暗和信息失真，这种伪像在使用线阵探头扫查时更容易出现。当入射声束与感兴趣区组织相垂直时，返回到探头的声波最多，当入射声束与感兴趣区组织不垂直时（即入射角大于 0°），仅有部分声波不能返回到探头，因而会出现组织的回声缺失或减低，即各向异性。肌腱由于其强反射性和单一的纤维排列方向而易于产生各向异性伪像，其他组织也具有一定程度的各向异性。

2. 声像图表现　当肌腱走行弯曲或肌腱与皮肤不平行时，声束与肌腱不垂直，肌腱的回声可发生明显的改变，肌腱回声减低，类似病理改变（图 2-5-1）。

3. 识别和克服方法　根据检查结构的不同解剖部位，可采用原地摆动探头的方法减少各向异性。长轴切面上弯曲结构的显示也可采用倾斜探头的方法，即探头一端加压，另一端轻抬的方法，改变声束方向，尽可能使入射声束与扫查结构垂直（图 2-5-2）。

（二）混响效应（reverberation artifact）

1. 物理基础　由于声束在两个高反射介面之间来回反射而产生。

2. 声像图表现　在肌肉骨骼超声中，最容易出现混响伪像的是穿刺引导针和金属植入物。图像上呈多条等距离的模糊高回声线，识别时要特别注意伪像会使金属结构表现得比实际上更厚以及更深（图 2-5-3）。

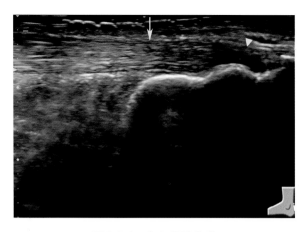

图 2-5-1　各向异性伪像

正常跟腱跟骨附着部的长轴观，黄色箭头代表声束方向，当声束方向垂直跟腱时，可看到正常的腱纤维结构，而跟腱在跟骨附着部走行弯曲，腱纤维则表现为低回声（箭头端）

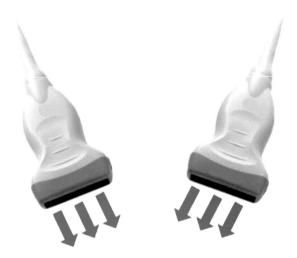

图 2-5-2　倾斜探头减少各向异性伪像示意图

倾斜探头，可改变声束方向，尽可能使入射声束与扫查结构垂直

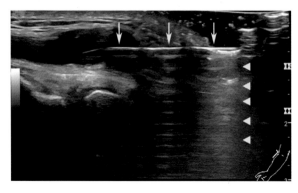

图 2-5-3　腱鞘囊肿穿刺治疗时注射针的混响伪像

针体（箭头）后方出现等距离的高回声混响伪像（箭头端）

3. 识别和克服方法　涂以充足的偶合剂,使探头与皮肤紧密接触;增加近场抑制,表浅部位可加用水囊或偶合垫,尽量中场成像;侧动探头,使声束勿垂直穿刺引导针或金属植入物可减少这种伪像;加压探测,可见多次反射的间距缩小,减压探测,又可见间距加大。总之,可将探头适当侧动,并适当加压,可观察到反射的变化从而识别混响伪像。

第六节　肌骨超声的比较影像学

一、X线

随着人们对运动的重视程度越来越高,人体肌肉骨骼的损伤也越来越常见。肌肉骨骼损伤传统方法主要应用 X 线进行首要诊断。X 线在观察基本骨质效果最好,有利于病灶整体的认识。因此外伤可疑骨质结构病变时 X 线是首选影像学检查方法。但该方法具有放射性,对软组织分辨率低,无法直接显示滑膜、关节软骨、关节周围肌腱、韧带、肌肉等软组织结构的病理改变,应用有所限制。

二、CT

CT 具有良好的密度分辨率,对骨改变分辨率高于 X 线,有利于对病灶细节的认识。但其显示整体结构不如平片,对软组织的显示不如 MRI。该检查方法对人体的辐射远远大于 X 线平片。

三、MRI

由于 X 线、CT 对肌肉等软组织结构显示欠佳,且具有辐射性,相比之下,MRI 更适合肌肉骨骼相关病变的评价。虽然显示正常骨结构较差,在观察病变中的钙化成分方面远不如 X 线和 CT,但骨质有病变时灵敏性很高。MRI 对于肌骨系统的主要缺陷是不能对肌腱、肌肉等结构在其运动状态下检查。且该检查有一定的检查禁忌证,如体内有金属异物者、早孕(妊娠 3 个月内)患者、需生命支持及抢救的危重患者均不适于采用 MRI 检查。对于幽闭恐惧症患者或者不能配合检查的小儿,需在给予适量镇静剂后方可进行检查。

四、超声

超声具有无射线损害、安全、价廉、短期内可重复检查、实时成像及软组织分辨率高等优势,可任意方向及角度观察病变与周围组织的关系,获取病变的全方位信息,检查中还可以配合肌肉、肌腱活动,观察其动态变化。此外,超声能够同时检查多个关节,并与对侧比较,便于发现微小病变,目前超声逐渐被广泛应用于肌骨超声,能清晰显示肌肉、肌腱、韧带、神经、皮肤、皮下组织、关节等病变。

超声是评估肌腱的最佳的成像方式之一。肌腱连接肌肉与骨骼,是肌肉骨骼系统的重要组成部分,评估肌腱和肌腱病是超声在运动医学中最常用的,高频超声可清晰显示肌腱的细微结构改变,并可以动态观察肌腱活动情况。

滑囊病变在 X 线平片上不易显示,虽然 CT、MRI 能显示滑膜囊积液,但对于滑膜病变的观察却远不如超声准确、便捷。滑膜炎时,囊内液体渗出增多,使增生的滑膜易于清楚显示,高频超声可显示增厚的滑膜不光滑,向腔内呈大小不等的绒毛状或结节状突起及关节腔内有无游离体等,必要时还可在超声引导下穿刺抽液,以明确诊断及注射药物治疗,故认为高频超声是关节滑膜炎诊断及观察随访的首选影像学方法。

高分辨率超声可清晰显示周围神经主干,甚至主干分支的细微结构,帮助诊断外周神经损伤的部位和程度,也可以协助判断导致外周神经损伤的原因,包括神经源性肿瘤、异常运动、脱位、卡压、血肿、瘢痕、周围病变侵犯和其他术后变化以及异物,且对外周神经吻合后的再生情况作出较准确的判断,为神经损伤的临床诊断提供较为直观的影像学信息。此外,应用多普勒成像可以在一些外周神经病变中看到增加的血流信号。超声可动态扫查周围组织对神经的动态影响,可视化精准引导神经阻滞。

由于超声可实时显示注射针与靶目标,因此对大部分外周关节腔、肌腱和神经进行注射时,超声是一种理想的引导方式。无论是注射还是抽吸,超声引导均可以提高进针点的准确性,避免损伤血管、神经以及其他周围重要器官。

然而,任何一项技术均存在一定局限性,肌骨超声也不例外。首先,对于关节内部的结构,如膝关节半月板、交叉韧带、关节盂唇、关节面软骨的完整显示存在一定困难,而且图像缺乏整体观,这些方面都不及 MRI。超声诊断膝关节半月板损伤时,应注意结合病史及体检,对于半月板内缘的撕脱、放射状的撕裂、无明显分离的撕裂以及距离太大的桶柄状撕裂,超声难以显示,可能出现假阴性结果,因而对怀疑合并有上述部位损伤,应进行

MRI 检查。另外,超声不能像 MRI 一样显示骨髓水肿。另外,超声诊断结果对检查医师的依赖性较强,由于体位、探头分辨力、超声检查者的技术水平等因素,可出现假阳性结果,这就需要超声医师熟悉关节的复杂解剖、掌握规范的检查手法和正确的体位,并要熟悉运动医学和临床骨科知识。随着超声仪器的不断升级以及肌肉骨骼系统超声诊断技术的不断提高和完善,高频超声作为一种无创的检查方法,将在肌肉骨骼疾病的诊断和治疗中发挥更加重要的作用。

思 考 题

1. 与 MRI 相比,超声检查最主要的方法学特点是什么?

2. 超声主要通过哪些技术诊断肌骨系统病变?

(刘红梅)

参 考 文 献

[1] Jeffrey A. Strakowski. Musculoskeletal ultrasound: getting started. New York: Demos Medical Publishing, 2016.

[2] Hou SW, Merkle AN, Babb JS, et al. Shear Wave Ultrasound Elastographic Evaluation of the Rotator Cuff Tendon. Journal of Ultrasound in Medicine, 2017, 36(1): 95-106.

[3] Iossifidis A, Ibrahim EF, Petrou C. Ultrasound for the detection of full-thickness rotator cuff tears: the learning curve for an orthopaedic surgeon using a novel training method. Shoulder Elbow, 2015, 7(3): 158-162.

[4] Cheng X, Lu M, Yang X. The effect of percutaneous ultrasound-guided subacromial bursography using microbubbles in the assessment of subacromial impingement syndrome: initial experience. Eur Radiol, 2015, 25(8): 2412-2418.

第三章 皮 肤

第一节 概 述

皮肤病是常见病,种类繁杂。不论是肿瘤性的还是炎症性病变,除了了解主诉及病史外,以往主要依靠体格检查,如视诊、触诊、玻片压诊等方法进行诊断。然而,以上的方法仅针对皮肤表面,难以判断病变的内部情况,也难以准确判断病变范围,更难以显示病变深度,这些因素均会影响到诊断及后续治疗方案的制订。针对这些问题,一些影像学方法应运而生,开始应用于皮肤科临床,如激光共聚焦显微镜、超声、MRI 和 PET-CT 等。

1979 年 Alexander 和 Miller 运用超声检测人的皮肤厚度,自此皮肤超声开始受到关注。目前应用于皮肤的超声仪器有两种,即常规超声和超声生物显微镜(ultrasound biomicroscopy,UBM)。常规超声即 B 型超声和彩色多普勒成像,一般发射频率带宽达 5~20MHz,可根据探查部位及深度的不同,调节探头的中心频率,实时观察病变内部结构及血流情况;常规超声还有一些附加技术,如宽景成像,对较长的病灶可予完整的显示,此外,随着探头制造工艺的改进,换能器外形更为小型化,如靴形探头,可便于体表不很平整部位(如鼻背部)的扫查。超声生物显微镜最先用于眼科,一般通过采用单晶体机械式驱动的超声换能器发射单一的发射频率,达 20~100MHz,皮肤一般常用 20~50MHz,穿透深度不可调节,因其分辨率高,可观察病变内部的微细结构,与组织学相关性较好。然而,随着超高频率的探测深度明显降低,检查深度受到限制,故需要常规超声加以弥补。

本章节将介绍皮肤组织解剖、正常超声表现、超声检查适应证、超声检查内容与方法、皮肤常见病多发病的超声诊断及超声新技术的应用等内容,为临床应用打好基础。

第二节 超声检查技术

一、超声应用解剖

皮肤(skin/derma)覆盖于体表,是机体的最大器官。成人皮肤面积为 1.5~2.0m²,重量约占体重的 5%,眼睑部皮肤最薄,掌趾处最厚。皮肤由三层组成,表皮层(0.06~0.6mm)、真皮层(1~4mm)和皮下组织层,皮下组织层的厚度变化较大,眼睑处只有 0.4~1mm,而腰背部可达数厘米(图 3-2-1)。

表皮层位于皮肤最表层,是复层鳞状上皮,由角蛋白细胞、黑色素细胞、朗格罕细胞和 Merkel 细胞组成,不含血管、淋巴管和神经末梢。在向表面分化的过程中,由内向外可分为 5 层,分别为基底层、棘层、颗粒层、透明层和角质层。

真皮层位于表皮的深侧,接近于表皮的真皮乳头称为乳头层,又称真皮浅层;其下称为网状层,又称真皮深层,两者无严格界限。真皮层内有弹力纤维、结缔组织和支持皮肤的腺体、附属器和神经等。不同部位真皮厚度不同,头皮只有 1mm,后背可达 4mm。

皮下组织由疏松的结缔组织和脂肪小叶构成。纤维组织呈膜状分隔脂肪组织,称为脂肪性膜。脂

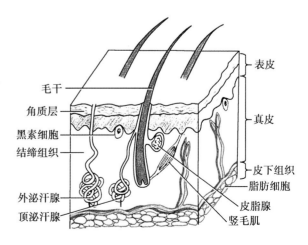

图 3-2-1 皮肤分层与结构示意图

肪层的厚薄,因个人的营养、内分泌、体重、性别、部位等因素不同而有很大差异。皮下组织内含有较多血管、淋巴管、神经等。

皮肤疾病一般具有高度特异性的体表分布方式,反映出病变部位血液和神经分布的区域不均匀性、表位/抗原表达的免疫学变异性或免疫细胞分布的差异性。有时浅表组织(肌腱、韧带、肌肉、淋巴结或骨质边缘)的主要改变也可以引起皮肤疾病。因此,在诊断皮肤病变的过程中,也应熟练掌握皮肤和相邻组织的解剖和声像图表现。

二、适应证

(一)皮肤肿瘤

1. 推测病理分类/型。
2. 鉴别良恶性。
3. 手术安全边界,如黑色素瘤的深度。
4. 肿瘤术前分期。

(二)炎性皮肤病

1. 血肿、脓肿、脂膜炎、银屑病、硬皮病和皮肤狼疮等。
2. 评估严重程度。
3. 评价疗效。

(三)指甲炎性病变及指甲肿瘤

如甲沟炎和末端指节角化棘皮瘤等。
一般无禁忌证。

三、超声检查方法与声像图

(一)检查方法

皮肤超声检查前,病变部位首先应除去毛发。

其次,如表皮有过度角化或皮屑,需先用无菌生理盐水纱布进行清洗。再次,对于4岁以下的患者,可在检查开始前30分钟口服水合氯醛(50mg/kg),用以避免运动或哭泣导致彩色多普勒产生伪像。

1. 常规超声 一般选取高频宽带探头,频率带宽达5~20MHz。检查过程中,先用手触及检查部位,明确定位。将足量的偶合剂涂在皮肤表面,使浅表的病灶位于焦点区域,保持探头与病变皮肤表面偶合剂的良好接触,排除气泡的干扰,避免用力过大。特别在观察浅表血流时,可对病灶不施加任何压力。将脉冲重复频率、壁滤波、彩色增益等控制在不产生伪像的噪声阈值以下,以得到更好的图像质量。

2. UBM 一般指≥20MHz固定频率的超声诊断系统,临床常用20~50MHz频率的探头。检查过程中,在换能器下方窗口薄膜处涂少量偶合剂以与检查部位密切接触,保持探头与检查部位垂直。

(二)正常皮肤声像图表现

超声在皮肤反射的差异主要取决于角质、胶原蛋白、含水量的不同(图3-2-2)。例如皮肤含水量越高,回声越低;胶原蛋白含量越高,回声越高。表皮、真皮及皮下组织均有各自的声像图特征,熟悉掌握这些基本特征,是超声诊断的重要依据。

1. 表皮层 表现为平滑整齐的一层线样高回声,而手掌、脚掌部为无毛皮肤,角质层较有毛皮肤厚,其表皮层表现为三层线样回声,即呈两高一低回声表现。

2. 真皮层 表现为带状、均匀的中等-偏高回声,低于表皮层,人体不同部位的真皮层厚薄程度

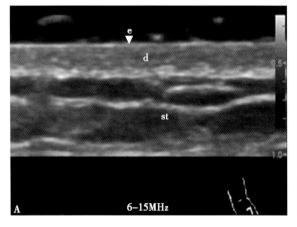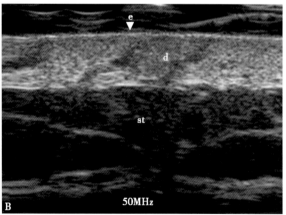

图3-2-2 正常皮肤声像图

图A. 前臂皮肤6~15MHz声像图,表皮层表现为一层线样高回声,真皮层表现为整齐的条带样中等-偏高回声,皮下组织表现为低回声,可见高回声的纤维条索穿行;图B. 同一部位前臂皮肤50MHz声像图,表皮层、真皮层及皮下组织层超声表现与6~15MHz超声一致,但图像分辨率更高,可显示更微细的皮肤结构;e:表皮层;d:真皮层;st:皮下组织层

不一，如前臂皮肤真皮层较薄，而背部较厚，不同性别、年龄也会影响真皮层厚度。

3. 皮下组织层　是指真皮与其下方肌肉骨骼之间的脂肪结缔组织。皮下组织层由脂肪、血管、神经、筋膜等组织成分构成，表现为低回声，内可见网格样、条索样或线样高回声结构，由纤维结缔组织、筋膜组织或神经组织等所致；UBM 一般难以探及此层；皮下组织层的厚度同样因部位、年龄、性别、体重等因素存在着差异。

四、超声检查注意事项

检查皮肤及皮下组织时首先分析表皮层、真皮层、皮下组织的层次与结构，判断病变范围（弥漫性或局灶性），确定病变累及层次（表皮层、真皮层、皮下组织中哪一层或几层受累及）；接下来观察皮肤是否存在隆起、凹陷，表皮层过度角化等现象；之后观察病变的边界是否清晰，形态是否规则，此后判断病变内部回声类型（无、低、等、高回声），是否均匀；接续观察病变后方回声变化（与周边正常皮肤及皮下组织对比），有无增强或衰减。使用常规超声检查，还可用彩色多普勒血流显像技术观察病变区域及其周边的血供情况。

第三节　皮肤及皮下组织常见病变诊断与鉴别诊断

一、皮肤常见肿瘤

（一）皮肤良性肿瘤

1. 表皮样囊肿　皮肤表皮样囊肿（epidermal cysts）是由表皮碎片异位发生，或外伤所致表皮植入真皮或皮下组织生长形成的囊肿，好发于易磨损、受伤的部位，病因可为先天性、外伤性或与病变部位手术史相关。表皮样囊肿内衬以复层鳞状上皮细胞，外壁由纤维组织构成，囊内为角化物，即干酪样物质并混有脱落的表皮细胞碎屑，因而对应的声像图不是典型的囊性无回声，而表现为致密的点状回声，表皮样囊肿内不具有皮脂腺，因此通常所讲的"皮脂腺囊肿"是不恰当的，容易引起混淆。

表皮样囊肿的超声表现主要与囊壁是否完整有关。囊壁完整的表皮样囊肿表现为圆形或椭圆形肿物，通常累及真皮及皮下层，边界清晰，无周围组织受侵，内部回声可分为三型：均匀型、不均匀型和"洋葱征"型，肿块内多无血流信号。然而，当囊肿发生感染或破裂时，角化物和炎性成分进入

周围软组织，超声表现将发生改变，表现为形态不规整，边界模糊，部分肿物内部及周边可探及血流信号，此时需与恶性皮肤肿物进行鉴别，通常囊壁完整与囊壁破裂的表皮样囊肿均伴有后方回声增强的囊性肿物特点（图 3-3-1）。

2. 脂肪瘤　脂肪瘤（lipoma）在软组织肿瘤中约占 49%。占据软组织良性肿瘤的首位。主要发生于皮下组织，可单发或多发，呈圆形或分叶状。可发生钙化、液化或自行萎缩。

超声多表现为形态规则，长轴与皮肤平行的实性肿物。边界可以清晰，有包膜；也有一部分边界模糊，不清晰。内部回声变化大，纤维脂肪瘤多为低回声，内可以看到索条状高回声结构，血管脂肪瘤多为高回声。一般无血流或少量血流信号（图 3-3-2）。

3. 黑色素细胞痣　黑色素细胞痣（melanocytic naevus）是由痣细胞组成的良性肿瘤。根据在皮肤内发生的部位不同，分为交界痣（junctional naevus）、复合痣（compound naevus）、皮内痣（intradermal naevus）。交界痣好发于掌跖及外阴，一般表面平滑，痣细胞位于表皮与真皮交界，通常仅含数层痣细胞，超声不易显示。皮内痣位于表皮下方，真皮浅层，外观呈半球形。复合痣是痣细胞进入真皮的过程中，同时有皮内痣和残留的交界痣，为上述两种痣的混合形式。

检查色素痣最好使用 20MHz 以上的高频超声，声像图上表现为低回声圆形结节，内部回声不均，边界清晰，色素痣可以产生声影（图 3-3-3）。

超声鉴别黑色素细胞痣与黑色素瘤困难，2000年 Harland 等应用 20MHz 超声研究皮肤良性色素病变与黑色素瘤的鉴别，发现黑色素细胞痣与黑色素瘤在比较病变内部回声与后方声影两个征象时有显著性差异，但这两个征象对黑色素瘤的诊断特异性不高。

4. 脂溢性角化　脂溢性角化（seborrheic keratosis）又称基底细胞乳头状瘤，俗称老年疣，为表皮内良性肿瘤。

脂溢性角化表皮厚度显著增加，并伴有宽大声影。该征象与表皮过度角化和多发假性角质囊肿形成相关，因为声影的遮挡皮肤厚度通常不能被探及。因其临床及病理类型较多，易与色素痣、日光性角化、黑色素瘤等相混淆（图 3-3-4）。

5. 毛母质瘤　毛母质瘤（pilomatricoma）又称钙化上皮瘤，好发于女性，40% 的病例发生于 10 岁以下的儿童，以面颈部、上肢多见。为蓝红色或黑

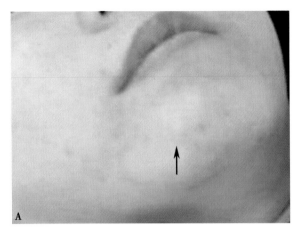

图 3-3-1　表皮样囊肿

图 A. 29 岁男性,下颌偏右侧肿物,近肤色,质略硬;图 B. 常规超声示病变位于真皮层及皮下组织层交界处,囊实性,形态规则,边界清楚,后方回声增强(箭头);图 C. 常规超声彩色多普勒示周边少量血流

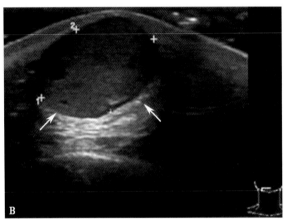 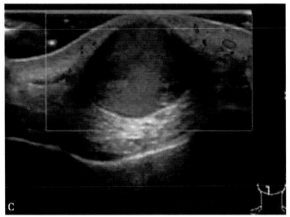

图 3-3-2　脂肪瘤

图 A. 40 岁女性,右侧肩胛部肿物 5 年;图 B. 常规超声示病变位于皮下组织层,形态规则,边界清楚,病变内部可见纤维索条样高回声;图 C. 常规超声彩色多普勒病变内部未见明显血流

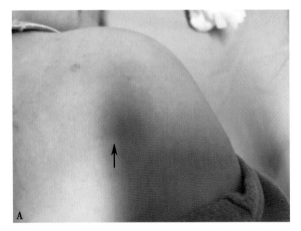

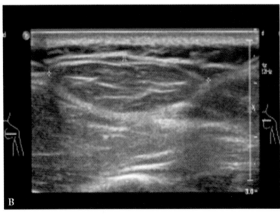 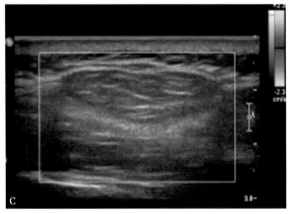

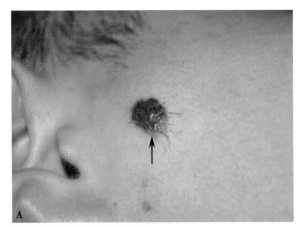

图 3-3-3 复合痣

图 A. 24 岁男性，右耳前黑色肿物，表面不平，有毛；图 B. 50MHz UBM 示真皮层内低回声结节，形态规则，边界清晰；图 C. 常规超声彩色多普勒示病变内部及周边少量血流

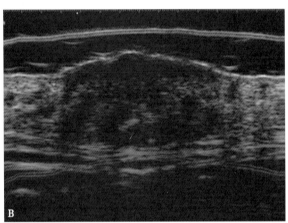

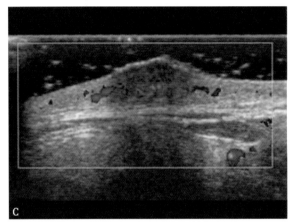

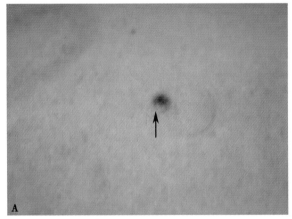

图 3-3-4 脂溢性角化

图 A. 56 岁男性，右侧背部黄豆大小肿物，可见角化；图 B. 50MHz UBM 示表皮层内低回声结节，表皮层角化增厚，边界清，形态规则，后伴声影（箭头）；图 C. 常规超声彩色多普勒示病变边缘见少量血流

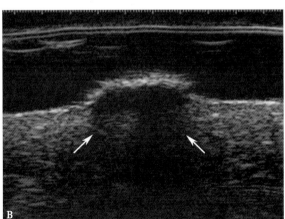

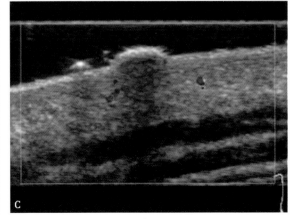

红色结节,生长缓慢,质硬。临床误诊率高达 56%,影像学检查方法平片、CT、MRI 和细针穿刺活检对毛母质瘤的诊断意义不大。

典型超声表现为内部高回声及边缘低回声。在 68%～80% 的病灶内部可见散在高回声点(钙化)。早期表现为低回声结节,内部可见点线状血流信号,此期与其他皮肤占位性病变较难鉴别,之后出现钙化灶,到后期可完全被钙化占据,后方伴声影。

6. 日光性角化 日光性角化(actinic keratosis)为主要发生于日光暴晒部位的角化性损害,被视为癌前期病变,可以发展为鳞状细胞癌。

日光性角化的声像图表现为椭圆或圆形低回声结构,低回声肿块的基底部与真皮组织边界清楚,表皮层角化增厚,后方回声衰减,病变内血流信号丰富(图 3-3-5)。

7. 皮肤脉管病变 皮肤脉管病变(vascular lesions)分为两大类即血管瘤(hemangioma)及脉管畸形(vascular malformations),分类依据是血管瘤有血管内皮细胞的增生、肥大、功能活跃,基底膜增厚,呈多层。其中,血管畸形又可分为毛细血管畸形、淋巴管畸形、动脉畸形、静脉畸形以及各类混合性病变。血管瘤可以通过系统治疗得到改善,而血管畸形与身体成比例的增长,没有自行消退的迹象,通常对治疗无效。因此鉴别脉管畸形和血管瘤对治疗非常重要。

血管瘤常发生在真皮乳头层并延伸至皮肤表面,有增殖期和消退期。超声表现为边界欠清的实性团块。不同阶段回声和血管构成不同,增殖期表现为低回声、内部丰富血流,可见动脉及静脉血流,有时可见到动静脉分流。当血管瘤部分退化时,肿瘤内部回声变得不均匀,主要为低回声的富血管区及高回声的乏血管区组成的混杂回声,在完全退化期,血管瘤表现为高回声团块、内部少量血流,可见皮下组织内脂肪层厚度的变化(增厚或变薄)(图 3-3-6)。

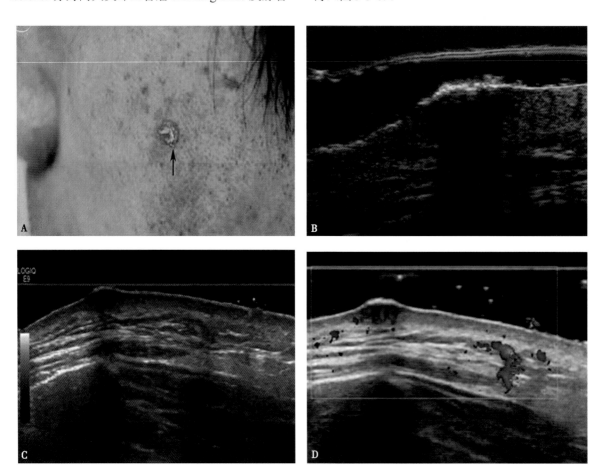

图 3-3-5 日光性角化

图 A. 61 岁男性,左侧颞部皮肤结节;图 B. 50MHz UBM 示病变表皮层角化增厚,后方回声衰减;图 C. 常规超声示病变局限于表皮及真皮层,表皮连续性完整、形态规则、边界清晰、后方回声衰减;图 D. 常规超声彩色多普勒示病变内部丰富血流信号

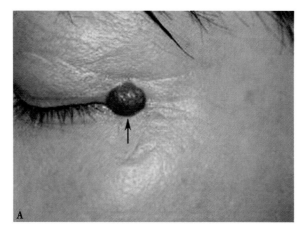

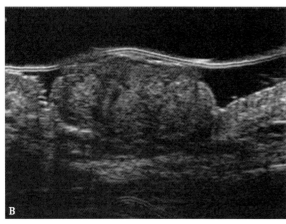
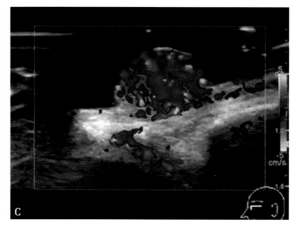

图 3-3-6 毛细血管瘤

图 A. 49 岁女性,左眼外眦黄豆大小球形皮疹,自幼即有;图 B. 50MHz UBM 示真皮层内不均质回声肿物,外凸,边界清,形态规则;图 C. 常规超声彩色多普勒示病变内部丰富血流信号

脉管畸形超声表现由脉管类型决定,可表现为多发管状无回声(动脉或静脉)、假囊性腔(静脉或淋巴管)或高回声区(毛细血管)。静脉畸形脉管内的高回声斑通常代表静脉血栓机化后形成的静脉石。超声通过对脉管畸形的类型、范围、内部血流速度的评估,可帮助治疗方案的选择。如无创治疗(激光或经皮硬化疗法)、有创疗法(栓塞治疗)。

(二)皮肤恶性肿瘤

1. 恶性黑色素瘤 黑色素瘤(melanoma)是来源于皮肤黑色素细胞的恶性肿瘤,发病率有明显种族差异,白种人中发病率最高,黄种人和黑种人发病率较低。中国 2003—2007 年黑色素瘤发病率为 0.49/10 万。黑色素瘤发病率占皮肤癌发病率的 5%,死亡率却占皮肤癌死亡率的 50%。临床检查对黑色素瘤的诊断困难,诊断敏感性为 80%,准确率为 65%,因此对于仅凭视诊与触诊作出的临床诊断,误诊率高。

声像图上黑色素瘤呈低回声,与正常真皮分界清楚,多数病变两侧边缘不光滑,基底部界限可辨。皮肤黑色素瘤厚度与预后直接相关,临床一般对于厚度 >1mm 的病变行淋巴结清扫,超声对黑色素瘤厚度测量与病理相关性好,术前超声检查既可确定手术边界,也可指导前哨淋巴结清扫,对黑色素瘤判断预后、指导治疗至关重要(图 3-3-7)。

2. 非黑色素瘤皮肤癌 临床上将除黑色素瘤以外的皮肤恶性肿瘤称非黑色素瘤皮肤癌(nonmelanoma skin cancer)。非黑色素皮肤癌是常见的恶性肿瘤,其中基底细胞癌(basal cell carcinoma)最常见,鳞状细胞癌(squamous cell carcinoma)次之。皮肤癌多发生于头、颈、手部等易受紫外线照射的部位,长期摄入无机砷制剂或含砷较高的饮水或食物,亦可发生皮肤癌。

超声可用于术前评估和术后随访非黑色素瘤皮肤癌,虽不能取代病理,但基底细胞癌、鳞状细胞癌的超声表现有一定特点。

(1)基底细胞癌:超声表现为低回声或混杂回

声，横向生长，边缘不规则，内部散在高回声点（黑色素瘤则表现为完全的低回声），病变深部可探及丰富血流（图3-3-8）。

（2）鳞状细胞癌：超声表现同样为低回声，但声像图显示更为明显的浸润性，可有深层组织及淋巴结受累。

当皮肤癌突破真皮-皮下组织交界时，应用>20MHz超声通常难以显示后界，6～18MHz超声可以帮助后界的确认，但因皮下脂肪组织与肿瘤同为低回声，肿瘤后界有时仍将难以确定。部分表面高度角化的鳞状细胞癌可导致声波的全反射，形成片状声影，使肿瘤深度的测量非常困难（图3-3-9）。

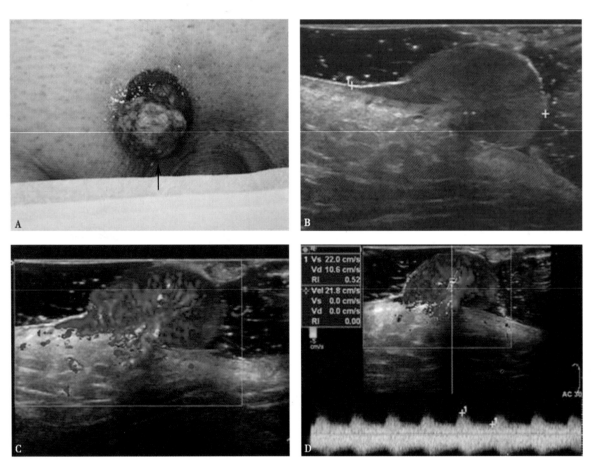

图 3-3-7　黑色素瘤

图 A. 57 岁男性，阴阜黑色皮疹数年，半年来自觉明显增大，质软，表面破溃；图 B. 常规超声示表皮、真皮及皮下组织层内实性低回声肿物，外凸，边界尚清，形态不规则；图 C. 常规超声彩色多普勒示病变内部及周边丰富血流信号；图 D. 频谱多普勒可探及低阻动脉频谱

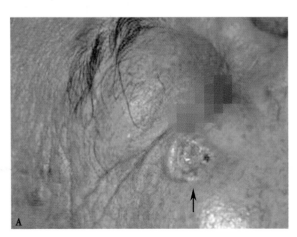
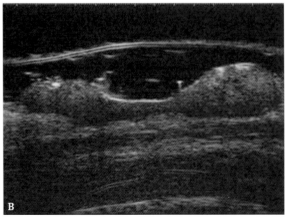

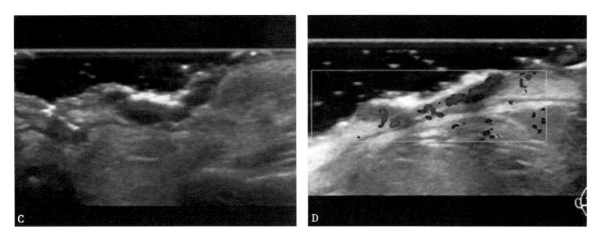

图 3-3-8 基底细胞癌

图 A. 69 岁男性，右下眼睑外侧皮疹 6 年余，无不适，渐肿大，中心凹陷，边缘略隆起；图 B. 50MHz UBM 示表皮、真皮及皮下组织层内实性低回声肿物，中心凹陷，宽基底，边界欠清；图 C. 常规二维超声同样可见病变表面凹凸不平，边界不清，形态不规则；图 D. 彩色多普勒示病变内部及周边散在短棒状、条状血流信号

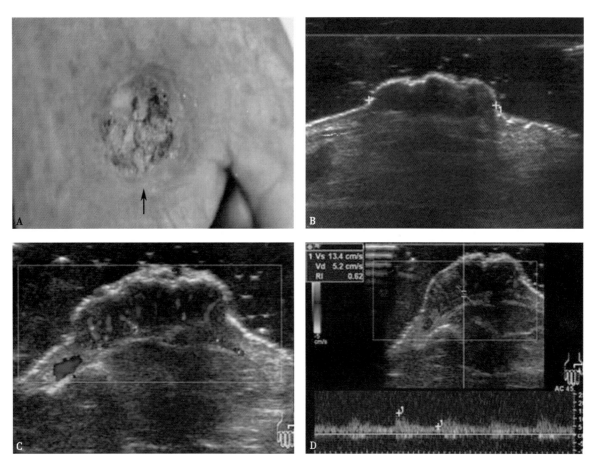

图 3-3-9 鳞状细胞癌

图 A. 60 岁女性，右手背皮疹两年余，伴轻度疼痛，表面粗糙，结痂，边缘呈火山口样改变；图 B. 50MHz UBM 示表皮、真皮及皮下组织层内实性低回声肿物，表面凹凸不平，形态不规则，边界不清；图 C. 彩色多普勒示病变内部丰富条状血流；图 D. 频谱多普勒可探及病变内部低阻动脉频谱

二、皮肤炎性病变

本部分主要介绍由创伤、病毒感染、自身免疫等因素所致的最常见的皮肤炎性病变。超声检查可以观察处于不同阶段的皮肤炎性病变的解剖和组织学变化，可帮助临床分期，评价疗效。超声检查皮肤炎性疾病过程中可能发现单处或多处病变，这些病变在体表的分布特点对病变的诊断通常也有一定的提示意义。

1. 血肿　皮下血肿（hematomas）多由创伤所致，部分血液病患者也可有此表现。临床表现为一处或多处的皮肤青紫、肿胀、疼痛。

超声表现为皮下组织内形态规则的囊性肿物（图 3-3-10），在血肿形成的不同时期，超声表现也会发生变化。在几天到数周内血肿可由无回声变为低回声或不均质回声。在血肿形成早期通常具有可压缩性，而在后期通常难以加压产生形变，因为这个时期血肿内主要由纤维组织和瘢痕组织代替。随着时间的推移血肿会慢慢变小，直至吸收，临床工作中我们可以应用超声动态观察血肿的大小变化，从而与出血性的软组织肿瘤进行鉴别。

2. 脓肿　脓肿（abscesses）是由感染性脓液的异常聚集所致。感染的常见原因是血肿、表皮样囊肿破裂、发炎的囊肿等。国内外也常有吸毒患者由于不洁皮下注射而诱发脓肿的病例报道。

超声表现为局限性的低回声区（图 3-3-11），多有不光整的厚囊壁，可表现为单房或多房的囊性或囊实性肿物。有些脓肿还可深达肌层甚至进入关节内。彩色多普勒通常表现为环绕低回声区的丰富血流信号。超声引导抽吸是查找病原体的有用

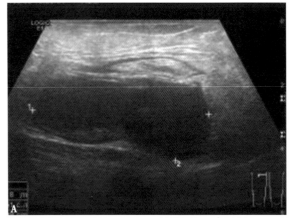
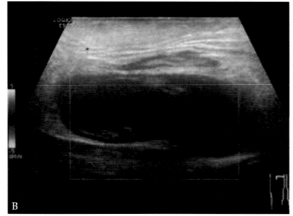

图 3-3-10　血肿

80 岁男性，行冠脉造影后 3 天，右侧腹股沟区扪及包块。图 A. 常规超声示右侧腹股沟区皮下组织层内囊性肿物，呈椭圆形，边界清，内见点状回声及絮状回声，后壁回声略增强；图 B. 彩色多普勒示肿物内部及边缘未见明显血流信号

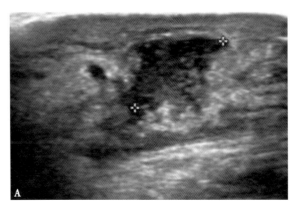
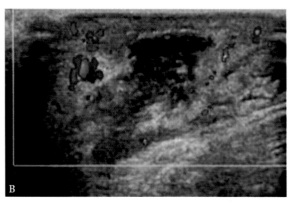

图 3-3-11　脓肿

60 岁男性，右踝后外侧红肿 2 周。图 A. 常规超声示右踝后外侧皮下组织内见液性区，形态不规则，边界不清，内见碎屑样回声，压之可微弱流动，周围皮下组织水肿增厚；图 B. 彩色多普勒示病变周边多发条状血流信号

技术,利于临床根据病原菌培养、药物敏感试验确定针对性的治疗方案。

3. 水肿 水肿(edema)是液体在皮肤层内的滞留。可能是由发生于皮肤的创伤或炎性疾病造成。静脉和(或)淋巴系统通常不能去除过量的液体,这些液体聚集在皮下组织的脂肪小叶之间。淋巴系统的功能障碍称为淋巴水肿,它和脂肪水肿是两个不同的概念。

脂肪水肿(图 3-3-12)超声上表现为散在分布于皮下脂肪小叶之间的无回声区。而在淋巴水肿(图 3-3-13)的情况下,除脂肪小叶间无回声区的表现外,还伴有皮肤全层增厚、真皮层回声减低、真皮层顺应性降低和皮下脂肪组织回声增强的超声表现。

4. 脂膜炎 脂膜炎(panniculitis)意味着在皮下的脂肪组织中存在炎症,它可能与广泛的系统性疾病或局部损伤有关。临床上,脂膜炎表现为局部皮肤表面的红色、紫色或色斑状病灶。然而,该疾病的临床特征没有明确特异性,获得明确诊断并非易事。

根据炎症发生于皮下脂肪组织中的部位,脂膜炎可分为小叶性脂膜炎和间隔性脂膜炎两种,大部分病变其实是分布与两个部位的混合型。每个亚型可根据有无血管炎的存在细分如下:①有血管炎的间隔性脂膜炎;②无血管炎的间隔性脂膜炎;③有血管炎的小叶性脂膜炎;④无血管炎的小叶性脂膜炎。通常间隔性脂膜炎以无血管炎类型存在,含血管炎的间隔性脂膜炎少见。

小叶性脂膜炎主要累及皮下组织的脂肪小叶(图 3-3-14),超声表现为脂肪小叶的回声增强,边

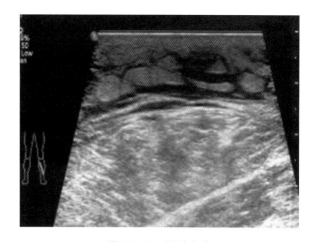

图 3-3-12 脂肪水肿

常规超声表现为皮下组织增厚,可见散在分布于皮下脂肪小叶间的无回声区

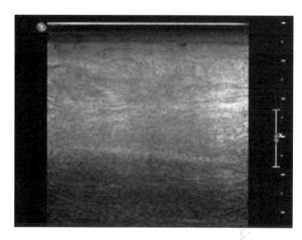

图 3-3-13 淋巴水肿

常规超声除脂肪小叶间无回声区的表现外,主要还表现为皮肤增厚、真皮层回声减低、顺应性下降和皮下脂肪组织回声增强

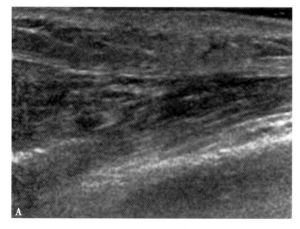
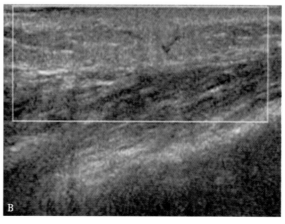

图 3-3-14 小叶性脂膜炎

23 岁女性,左小腿包块伴疼痛 1 周。图 A. 常规超声示脂肪小叶回声增强,边缘模糊不清;图 B. 彩色多普勒示病变处皮下组织内见少量血流信号

缘模糊不清。而间隔性脂膜炎主要表现为小叶隔间隔明显增厚，脂肪小叶间出现较宽的水肿无回声带。虽然小叶性脂膜炎的小叶间隔也可能存在一定程度的增厚，但是这些变化与间隔性脂膜炎相比不那么突出。有时也可在病变处皮下发现囊性结构（图3-3-15），一般是脂肪液化坏死的结果。在彩色多普勒成像中，通常病变处血流信号增多，但脂膜炎的血管分布多种多样，即使皮下组织的血供不丰富，也不能证明不存在血管炎。超声主要用于评估脂膜炎是否存在，并且可辅助鉴别脂膜炎属于小叶性或是间隔性。

5. 银屑病 银屑病（psoriasis）又称牛皮癣，是一种自身免疫性疾病，有遗传倾向，临床上呈慢性过程，间断性加重。它的发病率占人口的1%～2%，任何年龄均可发病。皮肤损害为全身性的，好发于四肢伸侧、头部、背部和脐周。典型皮损初为炎性红色丘疹，后扩大至浸润性红色斑块，其上覆白色鳞屑，可见薄膜现象和点状出血现象。组织病理表现为角化过度、角化不全，颗粒层变薄或消失，表皮棘层肥厚，皮突延长。指甲表现为甲板的角化过度，关节部位表现为滑膜增生。根据临床特征一般分为寻常型、脓疱型、关节型及红皮病型四型，其中以寻常型最为多见。

银屑病（图3-3-16，图3-3-17）典型超声表现为表皮增厚、回声增强，偶尔皮肤表面可有凹凸不平，真皮层增厚、回声减低，真皮、表皮交界处可见极低回声带。在进展期，彩色多普勒成像通常可以在病变处真皮层检测到增多的血流。随着临床情况的改善，典型的超声表现是皮肤厚度变薄，表皮

下低回声带变窄甚至消失，表皮和真皮厚度恢复正常。

6. 硬皮病 硬皮病（morphea）是一种病因未明的自身免疫性结缔组织病，是以皮肤及皮下组织纤维化为特点的疾病，可累及皮肤、血管及内脏器官，临床上分为局限性及系统性两种类型。在疾病的不同阶段，皮损可有不同的表现。早期炎症阶段，皮损可为椭圆形红斑或线性斑块，很少有皮肤的硬化改变，组织病理以真皮内间质水肿及血管周围炎症细胞浸润为主。晚期典型皮损为局部的硬化斑块，表面光滑，中心呈象牙色，边缘可呈红色或紫罗兰色，可呈现出不同程度的炎症后色素沉着和萎缩，组织病理表现为真皮胶原纤维致密、均质化，外分泌腺萎缩，可伴有皮下脂肪组织减少或消失。因此可用超声来监测疾病的进展。

早期水肿期（图3-3-18），超声表现为真皮层增厚、回声减低，皮下脂肪组织回声增高，病变处皮肤组织内血流信号增加；硬化期（图3-3-19），表现为真皮层增厚，皮下脂肪层变薄。在萎缩期（图3-3-20），真皮层及皮下组织变薄，皮下组织可完全萎缩或消失，可以检测到真皮层与肌肉层直接接触。因此可以使用超声来检测病变的厚度，进而推测病变所处的进展阶段。另外，有报道称用于检测活动期最敏感的超声征象是皮肤再生血管增多和皮下组织的回声增强（两者的灵敏度和特异性均为100%）。

7. 皮肤狼疮 红斑狼疮（lupus erythematosus）为一种自身免疫性结缔组织病，仅累及皮肤者称为皮肤型红斑狼疮，有内脏器官受累者称为系统性红斑狼疮。

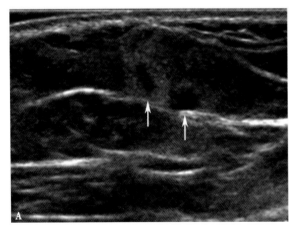
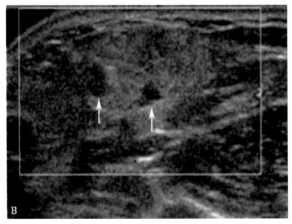

图 3-3-15 脂膜炎伴脂肪液化

67岁女性，右上臂包块伴疼痛1个月。图A. 常规超声示脂肪小叶回声增强，内见数个囊性区（箭），为脂肪液化所致；图B. 彩色多普勒显示病变内点状血流（箭）

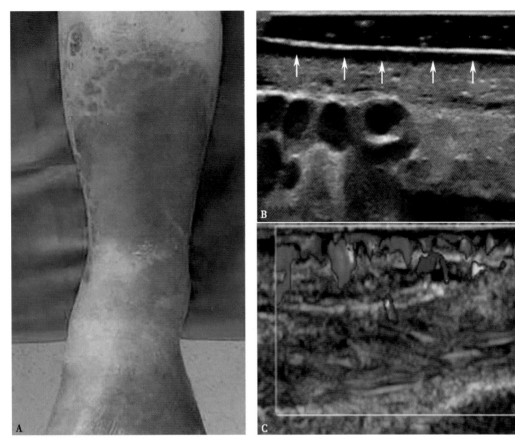

图 3-3-16　银屑病（进展期）

图 A. 48 岁男性，银屑病 10 余年，急性加重 1 周；图 B. 常规超声示表皮层增厚，真皮层增厚、回声减低，真皮、表皮交界处可见极低回声带；图 C. 彩色多普勒示病变处真皮层血供丰富

皮肤红斑型红斑狼疮最常见的三个类型为：①急性皮肤型红斑狼疮（acute skin type lupus erythematosus，ACLE）主要为颊部红斑，典型的皮损为双侧面颊的对称性红斑，呈"蝶形"，严重时可出现泛发性水肿性红斑；②亚急性皮肤型红斑狼疮（subacute cutaneous lupus erythematosus，SCLE）皮损局限于曝光部位，一种为环形红斑，一种为丘疹鳞屑型，类似银屑病样皮损；③慢性皮肤型红斑狼疮（chronic skin type lupus erythematosus，CCLE）中最为常见的是盘状红斑狼疮（discold lupus erythematosus，DLE），同时它也是皮肤型红斑狼疮中最为常见的类型。典型皮损表现为境界清楚的红斑、斑块，表面附有黏着性鳞屑，可伴有毛囊角栓及瘢痕性脱发。不同亚型的红斑狼疮其组织病理学表现略有不同，主要表现为不同程度的角化过度，基底细胞液化变性，真皮浅层水肿，血管扩张，真皮浅层及血管周围淋巴细胞浸润。

在超声检查中，活动性皮肤狼疮显示真皮层增厚、回声减低（图 3-3-21）；皮下组织反而回声增强。活动期新生血管内可有血栓形成和血管炎，这可能使疾病的治疗和预后复杂化。

8. 皮肌炎　皮肌炎（dermatomyositis）是一种全身性自身免疫疾病，主要累及骨骼肌、皮肤和肺部。这种疾病很罕见，成人发病率为百万分之一到百万分之十，儿童为百万分之一。早期认识和治疗是减少系统并发症的重要途径。皮损损害典型的表现为 Gottron 丘疹、Gottron 征、眶周紫红色斑、甲周毛细血管扩张、机工手皮损、V 征及披肩征，此外还可出现皮肤异色病及钙质沉着。组织病理改变缺乏特异性，主要为界面皮炎表现，角化过度、基底细胞液化变性、血管周围淋巴细胞浸润。

超声可以检测到继发水肿的肌肉回声增强（图 3-3-22）。部分病变内皮下组织可探查到多发高回声，后方伴声影的钙质沉积征象，钙化常紧贴深筋膜（图 3-3-23），可用于辅助临床诊断。目前也有相关报道称，超声造影可用于辅助诊断急性皮肌炎。

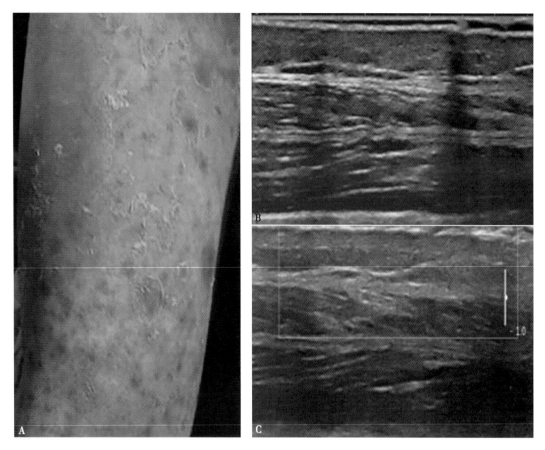

图 3-3-17　银屑病（稳定期）

图 A. 35 岁男性，银屑病 10 余年；图 B. 常规超声示表皮层增厚，不光整，后方出现声衰减；图 C. 彩色多普勒病变处真皮层未见明显血流

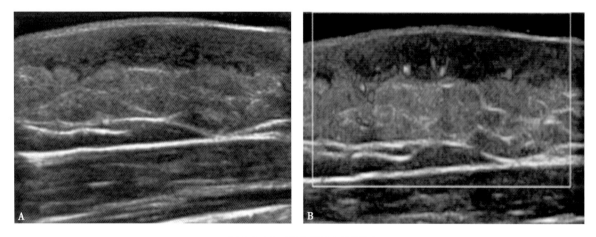

图 3-3-18　硬皮病（水肿期）

51 岁男性，右侧胸壁局部肿胀 1 个月。图 A. 常规超声示真皮层增厚，回声减低，皮下组织回声增强，与真皮层分界不清；图 B. 彩色多普勒可见病变处真皮层内血流增多

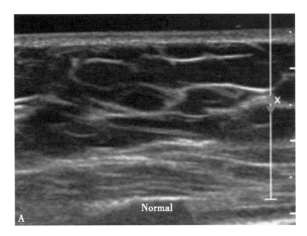

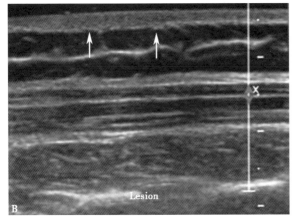

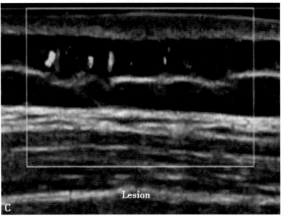

图 3-3-19 硬皮病(硬化期)

19 岁女性,左侧胸壁局部肿胀变硬半年。图 A. 周围正常皮肤组织声像图;图 B. 病变处皮肤较周围正常皮肤组织真皮层增厚,皮下脂肪层变薄;图 C. 彩色多普勒可见皮下组织内血流信号增多

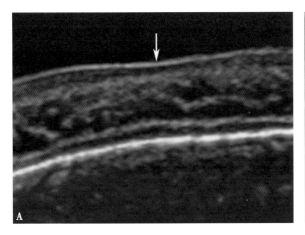

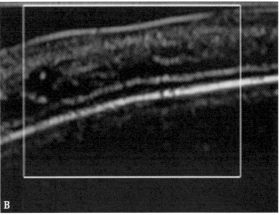

图 3-3-20 硬皮病(萎缩期)

22 岁女性,额部皮肤凹陷 2 年。图 A. 常规超声示额部皮肤凹陷,真皮层及皮下组织层均变薄;图 B. 彩色多普勒示病变处皮肤内仅探及少量点状血流

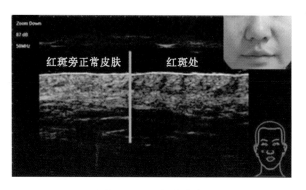

图 3-3-21　皮肤狼疮

25 岁女性，面部浸润性红斑 2 个月伴脱发。50MHz UBM
示红斑处较周围正常皮肤真皮层增厚，回声减低

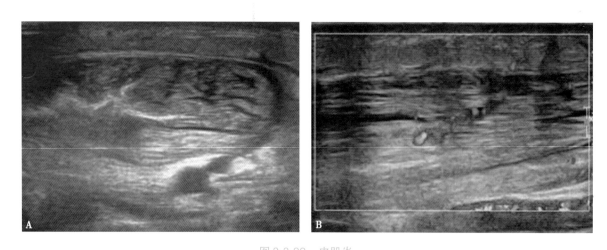

图 3-3-22　皮肌炎

42 岁女性，双上肢肿胀 2 个月。图 A. 常规超声示真皮、皮下组织及肌层水肿增厚，回声增强，内可见裂隙状无回声；
图 B. 彩色多普勒可探及多处点状、细条状血流信号

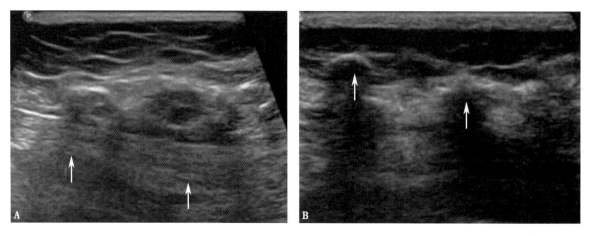

图 3-3-23　皮肌炎伴钙质沉着

58 岁女性，皮肌炎 20 余年。图 A. 常规超声示肌层萎缩，回声增强伴纹理不清晰；图 B. 病变处皮下组织内见两个弧
形钙化灶，后伴声影

第四节 临床应用进展

1989 年 Hoffmann 首次将 20MHz 超声生物显微镜应用于皮肤病变。近年又随着超声设备的不断研发，国内外已陆续将频率 20～50MHz 超高频探头应用于皮肤疾病诊断，其探查深度可达 4～8mm，能清晰显示皮肤的结构层次及邻近的皮下组织。目前，20～100MHz 固定频率超声仪器市面上有多种型号，这些仪器一般配备单晶体机械式驱动超声换能器，频率为 20～50MHz 不等，安装在水槽内，对组织进行实时检测。

UBM 在皮肤厚度的测量、皮肤肿瘤手术方案的确定、术后疗效评价、炎性与自身免疫性皮肤病的诊断、皮肤整容手术的评价等方面均可为临床提供重要影像学依据。Hayashi 等曾应用 30MHz 超声对 68 处原位黑色素瘤行术前超声检查，均依据超声测值切除肿物，对于 >1mm 的病变行淋巴结清扫，比较黑色素瘤厚度的超声测值与术后病理切片中肿瘤的厚度测值，发现超声测值与病理测值相关性好，相关系数为 0.887。超声对黑色素瘤的分级与病理分级一致，证实术前 UBM 可确定手术安全边界，对黑色素瘤判断预后、指导治疗至关重要。Jovanovic 等应用 20MHz 超声对 73 处拟行手术的头颈部皮肤肿瘤行超声检查，比较病灶超声最大厚径测值与数字切片最大厚径测值，超声测值为 0.28～10.16mm（平均 3.52mm），病理测值为 0.31～14mm（平均 3.83mm），结果超声测量与病理相关性好，相关系数为 0.82，指出应用 20MHz UBM 评价肿物的形状、边缘与病理相关性好，甚至部分情况下超声对病灶边界的显示较病理更加清晰。有研究应用 20MHz 超声对 181 例基底细胞癌患者使用光动力疗法后的疗效进行评估，发现治疗后 4～6 周病变深度显著缩小，对于病变深度≤1.5mm 的病灶，光动力疗法的局部控制率为 85%，对于深度≤3.0mm 的病灶，光动力疗法的局部控制率下降至 75%，证实高频超声对基底细胞癌最大深度的测量可以预测病变的局部控制状况，可对光动力治疗后疗效的评估、愈后随访提供重要依据。UBM 还可应用于皮肤炎性病变，评价不同药物治疗方法的疗效，2009 年 Lacarrubba 等评价牛皮癣患者服用丙酸氯倍他索后的疗效，比较服用丙酸氯倍他索 1 次 / 天、疗程 4 周和 2 次 / 天、疗程 2 周皮肤厚度不同的变化。同样地，UBM 还可以用于其他皮肤炎性病变的疗效评估，例如湿疹、扁平苔藓等。

20～50MHz 超声生物显微镜是一项新技术，目前仍处于摸索应用阶段，在临床尚未得到广泛应用，但其对皮肤疾病的诊断优势已经逐渐显露，其设备仪器也在不断研发和完善之中；此外，对于表皮乃至真皮内部的更细微结构及变化，可能需研发高质量的更高频率的探头加以解决。

思 考 题

1. 皮肤超声能够为皮肤科临床解决什么问题？

2. 皮肤超声诊断的局限性如何？

3. 皮肤疾病如何进行组织病理学分类？超声诊断如何借鉴？

（朱 强）

参 考 文 献

[1] Wortsman X. Ultrasound in dermatology: why, how, and when? Semin Ultrasound CT MR, 2013, 34 (3): 177-195.

[2] Wortsman X. Common applications of dermatologic sonography. J Ultrasound Med, 2012, 31 (1): 97-111.

[3] 曾红梅，张思维，郑荣寿，等. 2003～2007 年中国皮肤黑色素瘤发病与死亡分析. 中国肿瘤，2012 (03): 183-189.

[4] Kleinerman R, Whang TB, Bard RL, et al. Ultrasound in dermatology: principles and applications. J Am Acad Dermatol, 2012, 67: 478-487.

[5] Wortsman X. Common applications of dermatologic sonography. J Ultrasound Med, 2012, 31: 97-111.

第四章 周围神经病变超声检查

第一节 概　　述

周围神经系统是指脑和脊髓以外的所有神经，包括连于脑的脑神经和连于脊髓的脊神经以及自主神经系统等。周围神经损伤是临床常见病，涉及创伤医学、运动医学、普通外科、风湿免疫性病变、代谢性病变、康复医学和疼痛医学等多学科领域，常见病变包括外伤、神经卡压性病变、医源性损伤、系统性病变和肿瘤样病变等。

周围神经损伤后，患者会出现相应的运动、感觉或自主神经功能障碍等症状。由于神经的特殊解剖和生理学特性，损伤后不可避免地会出现比较特有的症状或体征。临床上一般依据病史、临床症状和体征，再辅之神经电生理检查，即可作出相应的周围神经损伤的诊断。作为功能性评估，神经电生理检查可提供病变部位、程度以及神经再生等信息，但存在较大的局限性，例如皮温、年龄、身高、损伤的病程和神经走行变异等均有可能影响检查结果。尤为重要的是，神经电生理检查不能提供病变神经和周围结构的形态学信息。自从 20 世纪 80 年代超声开始应用于周围神经病变以来，随着医学工程学的进展和超声探测技术的进步，超声在周围神经的应用的广度和深度日益广泛。

第二节 超声检查技术

一、超声应用解剖

周围神经系统连于中枢神经和其他各系统器官之间，包括与脑相连的脑神经和与脊髓相连的脊神经。神经纤维是周围神经的基本组成单位，由神经元的轴突和外包的胶质细胞（Schwann 细胞）组成。许许多多的神经纤维集合成大小不一的神经束，若干神经束组成神经干。在神经干内，围绕 Schwann 细胞外的薄膜叫神经内膜，神经束膜包绕神经束，神经干最外层的疏松结缔组织是神经外膜。

神经纤维内没有血管结构，但是在神经干内有丰富的纵行吻合的血管网，主要分布在神经内膜、神经束膜、神经外膜和神经束膜间等。

周围神经走行过程中，其周围的血管、肌肉或者骨性标志等均是超声识别的重要标志，位置相对固定，超声易于识别。例如臂丛神经在前、中斜角肌处，上臂段正中神经伴行于肱动脉等。

二、适应证

1. 外伤性周围神经损伤。
2. 神经卡压综合征。
3. 神经源性肿瘤或瘤样病变。
4. 医源性神经损伤。
5. 神经感染性病变。
6. 周围神经解剖变异。
7. 周围神经不稳定等。

三、超声检查方法与声像图

周围神经超声检查时，满足探测深度的前提下，尽可能使用高频探头。常规使用的是 10MHz 或以上频率的探头，对于浅表的细小神经的检查，使用 18MHz 或以上频率的探头更佳，可获得更好的空间分辨率。对于较深的部位，根据需要可使用 5MHz 以上频率的探头。

《中国医师协会肌骨超声检查指南》推荐首先在相对固定的解剖学位置识别神经后，然后探头向目标区移动，做连续的横断面扫查，在目标区域，做神经的长轴检查。正常周围神经的短轴声像图类似"筛网样"结构，内部多个圆形、类圆形的低回声为神经束，周围的神经束膜和最外层的神经外膜表现为高回声（图 4-2-1A）。神经的长轴声像图表现为多个基本平行排列的低回声（即神经束结构），之间为高回声的神经束膜结构，最外层的高回声是神经外膜（图 4-2-1B）。由于解剖位置和超声探头方向等因素的影响，肌间沟以及其近段的臂丛神经内部呈均匀一致的低回声结构，从锁骨上区段臂丛开始，声像图才呈现"筛网样"表现。本节简述主

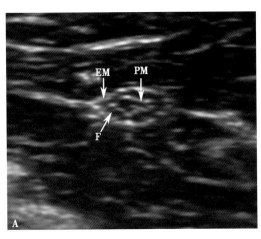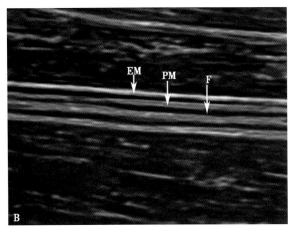

图 4-2-1 前臂段正中神经声像图

图 A. 前臂段正中神经横切面声像图; 图 B. 前臂段正中神经纵切面声像图; EM: 神经外膜; PM: 神经束膜; F: 神经束

要的周围神经超声检查方法。

（一）臂丛神经

臂丛神经的超声检查可在椎旁区、肌间沟区、锁骨上区、锁骨下区和腋窝区等分别检查。首先检查神经周围的结构识别神经的短轴，然后进行长轴检查。

1. 椎旁区 臂丛神经根包括 C_5、C_6、C_7、C_8 和 T_1 神经。超声检查时，探头可横切放置在一侧颈部，首先观察颈椎的前、后结节，神经根位于前、后结节之间。一般根据颈椎横突的形态定位颈神经根较为常用。例如 C_7 颈椎的横突无前结节，仅有后结节。根据此特征可确定为第 7 颈椎和相应的 C_7 神经根（图 4-2-2），其他神经根可依次向上、向下而确定（图 4-2-3）。

2. 肌间沟区臂丛 检查时受检者仰卧位，头偏向对侧，探头斜横切放在颈部外侧，大约在锁骨中线上方 2cm 处，于前、中斜角肌之间可见臂丛神经的低回声结构（图 4-2-4），其浅侧为胸锁乳突肌的后缘。

3. 锁骨上区 受检者头中位或者稍偏对侧，上臂外展 20°～30°，首先寻找锁骨下动脉的横断面，在其外上方可清晰显示锁骨上区臂丛（图 4-2-5），其深方可见第 1 肋骨强回声，后方伴声影。

4. 锁骨下区 探头位于锁骨下，相当于喙突下 2cm 处，旁矢状切面，显示腋动脉和腋静脉的横断面，血管周围可见臂丛神经的三个束。其中，外侧束位于腋动脉的外侧，内侧束位于腋动脉与腋静脉之间，后束位于腋动脉的深方（图 4-2-6）。

5. 腋窝区 上臂外展 90°，探头置于腋窝，首先寻找腋动脉和腋静脉。正中神经位于腋动脉的外上方，尺神经位于腋动脉与腋静脉之间，桡神经位于腋动脉的后方（图 4-2-7）。

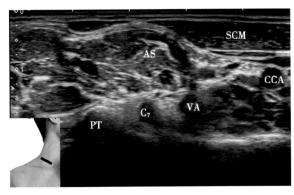

图 4-2-2 臂丛神经 C_7 短轴声像图

PT: 后结节; CCA: 颈总动脉; VA: 椎动脉; AS: 前斜角肌; SCM: 胸锁乳突肌

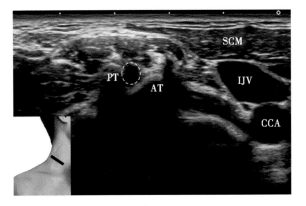

图 4-2-3 臂丛神经 C_6 短轴声像图

AT: 前结节; PT: 后结节; CCA: 颈总动脉; IJV: 颈内静脉; SCM: 胸锁乳突肌

（二）正中神经超声检查

正中神经检查时，可在不同的解剖部位对其进行定位和识别。例如，上臂的肱动脉旁的筛网样结构即为正中神经（图4-2-8），前臂段正中神经走行于前臂指浅屈肌与指深屈肌之间（图4-2-1），腕管内的正中神经位于腕横韧带深侧、第二和第三指屈肌腱的浅侧、拇长屈肌腱的内侧（图4-2-9）。

（三）尺神经超声检查

尺神经最重要的检查部位是肘管，探头横切放置在肘内侧肱骨内上髁与尺骨鹰嘴突之间，显示尺

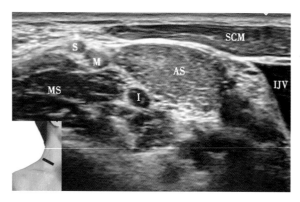

图4-2-4 斜角肌间隙臂丛神经声像图

S：臂丛神经上干；M：臂丛神经中干；I：臂丛神经下干；AS：前斜角肌；MS：中斜角肌；IJV：颈内静脉；SCM：胸锁乳突肌

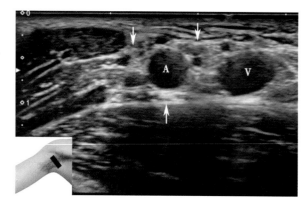

图4-2-7 腋窝区臂丛神经声像图（箭头）

A：腋动脉；V：腋静脉

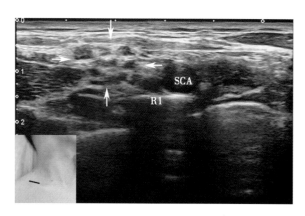

图4-2-5 锁骨上区臂丛神经声像图（箭头）

SCA：锁骨下动脉；R1：第1肋骨

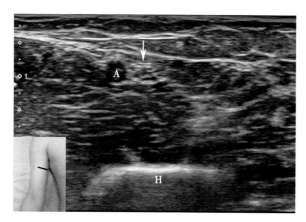

图4-2-8 正中神经上臂段声像图（箭头）

A：肱动脉；H：肱骨

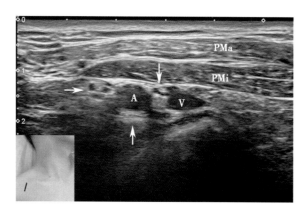

图4-2-6 锁骨下区臂丛神经声像图（箭头）

PMa：胸大肌；PMi：胸小肌；A：腋动脉；V：腋静脉

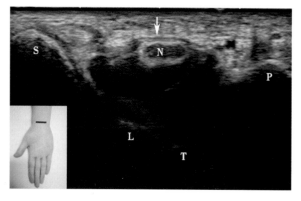

图4-2-9 腕管处正中神经短轴声像图

N：正中神经；箭头：腕横韧带；S：舟状骨；L：月骨；T：三角骨；P：豌豆骨

神经短轴切面为邻近肱骨内上髁的筛网状低回声结构,其浅侧为肘管支持带(图4-2-10)。怀疑尺神经脱位时,可让患者做屈肘和伸肘动作,横切面动态观察尺神经有无脱位。在前臂的中远段以及腕尺管处,可在尺动脉旁发现尺神经。

(四)桡神经超声检查

桡神经主干检查时,一般先观察桡神经沟处。患者侧卧位,探头横切放在上臂中段后外侧,首先显示肱骨横切面,呈弧形强回声。于肱骨浅侧寻找桡神经(图4-2-11)。向下追踪探查可见桡神经穿过外侧肌间隔进入上臂前部,并走行在肱肌与肱桡肌之间,继而分为桡神经深支和浅支(图4-2-12)。

(五)坐骨神经及其分支超声检查

在臀部,探头横切放置在坐骨结节和股骨大转子之间,可见坐骨神经横切面呈筛网状椭圆形结构(图4-2-13),自此可分别向上和向下追踪探查。在腘窝处探头横切首先显示腘动脉短轴切面,其旁的筛网状结构即为胫神经,其外侧的较小的筛网状结构是腓总神经(图4-2-14),探头向上横断追踪可见胫神经与腓总神经汇合处。

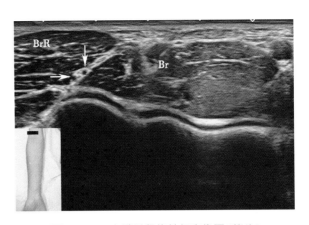

图 4-2-12 上臂近段桡神经声像图(箭头)
Br:肱肌;BrR:肱桡肌;横箭头:桡神经深支;竖箭头:桡神经浅支

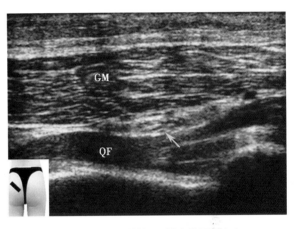

图 4-2-13 坐骨神经短轴声像图(箭头)
横切面于坐骨结节和股骨大转子之间显示坐骨神经;GM:臀大肌;QF:股方肌

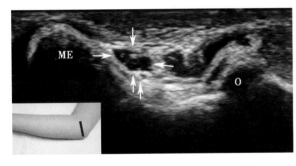

图 4-2-10 肘管处尺神经短轴声像图(箭头)
ME:肱骨内上髁;O:尺骨鹰嘴

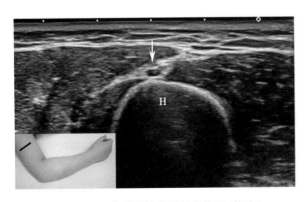

图 4-2-11 上臂桡神经短轴声像图(箭头)
H:肱骨

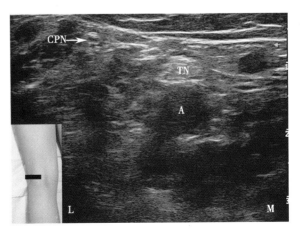

图 4-2-14 腘窝处胫神经和腓总神经声像图
A:腘动脉;TN:胫神经;箭头:腓总神经;L:外侧;M:内侧

四、超声检查注意事项

超声检查周围神经时，应首先在容易识别的解剖学位置检查，然后横切面移动探头向目标区移行检查，不建议将神经周围的肌肉作为首选的识别标志。因为在外伤后，这些软组织结构可能有严重的损伤，组织层次可能已经难以分辨。在追踪神经时，探头应延着神经的短轴检查，长轴追踪检查容易丢失或误认目标，尤其对于细小的神经更是如此。

（朱家安）

第三节　周围神经常见病变诊断与鉴别诊断

一、周围神经卡压综合征

周围神经卡压综合征（peripheral entrapment syndrome）指周围神经在解剖学的通路上，某一段或某一点由于周围的狭窄坚韧的组织结构对神经产生机械性压迫，引发一种特殊类型的周围神经损伤性疾病。周围神经卡压综合征是手外科的常见疾病。在上肢，主要表现为颈肩部不适、手部麻痛、上肢无力，逐渐出现手及上肢肌肉萎缩。在下肢，主要表现为腰腿疼痛、不适、无力、脚麻木。

周围神经在解剖通路上的鞘管、裂隙、环及孔等部位是卡压的常见部位，这与所在解剖结构的容积大小、内容物的多少和神经本身的耐压程度有关。容易诱发神经卡压综合征的机体内、外因素很多，有的是多种因素综合存在，以解剖因素最为常见。

（一）臂丛神经

臂丛神经及锁骨下动静脉在颈肩部胸廓出口区域受到各种先天或后天继发因素压迫所致的手及上肢酸痛、麻木、乏力、肌肉萎缩及锁骨下动静脉受压等一系列临床综合征，统称为臂丛神经血管卡压症，又称为胸廓出口综合征（thoracic outlet syndrome，TOS）。

引起臂丛神经血管卡压症的病因较多，一般认为是胸廓出口处臂丛神经、血管周围诸结构异常时对臂丛神经、血管造成的压迫，即使是正常的结构，随着年龄的增长、生理状态异常、长期固定的体位或过分疲劳等，也可造成对臂丛神经的压迫。

声像图显示臂丛神经干水肿增粗，肌间沟水平横断面积增大，斜角肌可增厚，压迫臂丛神经。

鉴别诊断：

1. 颈椎病　神经型的颈椎病为颈神经根在神经根管内受压，易与臂丛神经血管卡压征神经根受压的表现相混淆，鉴别点：①颈椎病多见于40岁以上的男性；②颈椎病以颈肩背部疼痛为主；③无血管受压体征；④神经症状多呈节段性；⑤颈椎病少有大、小鱼际肌萎缩；⑥影像学有一定参考价值。

2. 运动神经元疾病（进行性肌萎缩）　由于运动神经元疾病也可使手内收肌萎缩，主要鉴别点：①肌萎缩呈进行性，由手部渐及整个上肢；②有"肉跳"现象，无感觉障碍；③无血管受压体征；④男性多于女性；⑤肌电图检查有广泛性的神经源性损害，但神经传导速度正常；⑥颈部局部封闭无效。

（二）正中神经

腕管综合征是神经卡压综合征中最常见的一种，由于正中神经在腕部受到压迫而造成鱼际肌无力和手部正中神经支配区的疼痛、麻木及进行性的鱼际萎缩。常见病因有腕横韧带增厚、腕关节滑膜增厚、腕管内腱鞘炎、腕管内占位病变、腕部的骨折脱位或结构变异等。

声像图显示正中神经走行过程中突然受压变细，受压处两端增粗，回声减低，神经束界限模糊，神经干内血流信号增多，还可出现神经外膜增厚，回声增强，与周围组织分界不清等（图4-3-1）。另外，超声常常还能发现导致腕管综合征的原因，如滑膜增厚、腱鞘炎等。

（三）尺神经

肘管综合征是肘部尺神经卡压综合征。常见病因有：①肘关节骨折肘外翻畸形愈合，尺神经受牵拉；肱骨内上髁骨折、骨折复位不良或骨质增生，尺神经磨损；②免疫性或代谢性病变肘关节炎性病变，如类风湿关节炎、痛风性关节炎等；③肘管内占位病变；④频繁过度屈伸肘关节，三角韧带可压迫尺神经；⑤习惯性尺神经脱位等。

声像图显示肘部神经卡压处尺神经变细，近端及远端神经水肿增粗、神经束状回声消失，呈低回声，边界模糊，神经走行基本正常，部分形成神经瘤，神经内血流信号可增多（图4-3-2）。

（四）桡神经

桡神经在肘部区域受到各种原因的卡压主要引起两种临床卡压综合征，即桡管综合征和骨间后神经卡压综合征，两者的病因相似，卡压部位也接近，病理解剖学上也鉴别困难，但其临床表现有差异，桡管综合征以感觉障碍为主，骨间后神经卡压综合征以运动障碍为主。常见病因：①解剖变异；②上肢剧烈运动后，局部水肿压迫桡神经，有人称之为奋力综合征；③压迫因素，如长时间昏睡、昏

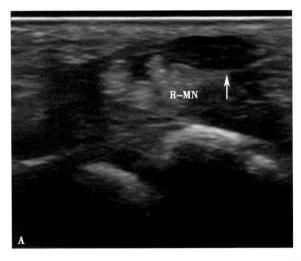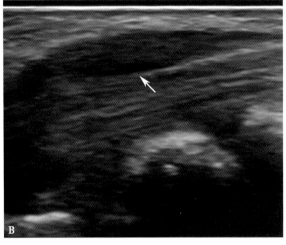

图 4-3-1 腕管综合征声像图

图 A. 正中神经短轴,显示神经横截面积增大(箭头),神经正常线样结构消失;图 B. 正中神经长轴,显示受压近端增粗,回声减低;R-MN:右侧正中神经

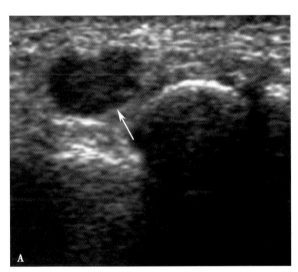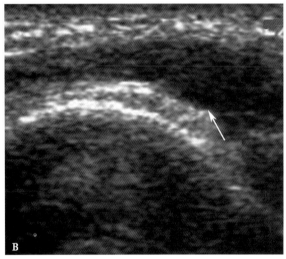

图 4-3-2 肘管综合征声像图

图 A. 短轴切面示尺神经横截面积增大(箭头);图 B. 长轴切面显示肘管内尺神经局部水肿、增粗,回声减低(箭头)

迷时压迫患肢;④手术误伤,或注射药物伤害等;⑤炎症刺激。

　　声像图能准确显示卡压部位,超声表现与正中神经和尺神经卡压相似。卡压神经部位扁平,但相连的神经有肿胀现象(图 4-3-3)。长轴束状结构不连续,多有中断现象,横截面的直径和面积扩大。

（五）坐骨神经及腓总神经

　　坐骨神经卡压通常由梨状肌综合征(piriformis syndrome)引起,是由于坐骨神经在梨状肌下方或穿越梨状肌时受到卡压所引起的以下肢疼痛和无力为主要临床表现的综合征。梨状肌综合征可能梨状肌并无异常,检查时需关注坐骨神经周围软

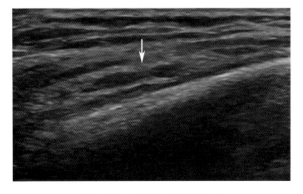

图 4-3-3 桡管综合征声像图

长轴切面示桡神经卡压处变细(箭头),两端增粗,回声减低,神经线样结构不清

组织。病因可能包括梨状肌肿胀、梨状肌纤维化、股方肌肿胀或腱性组织卡压、滑囊病变、解剖变异等。坐骨神经卡压的声像图与其他神经卡压相似（图4-3-4），超声还可发现坐骨神经卡压的原因，如梨状肌或股方肌增厚，形态异常，内部回声改变，或滑囊积液等表现。

腓总神经走行腘窝外侧沟后，在腓骨头的后外侧下行至腓管，当腓管的容积减少或内压增高，将引起腓总神经一系列麻痹症状，称为腓管综合征。超声检查可显示腓总神经走行的连续性及回声异常的改变（图4-3-5）。

除了上述常见周围神经卡压外，还包括腕尺管综合征、股总神经卡压、股外侧皮神经卡压、腓总神经卡压、胫神经卡压等，其超声表现均类似，超声能明确神经卡压，并能查找卡压的原因。

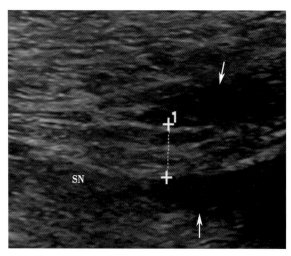

图 4-3-4 梨状肌综合征声像图
坐骨神经水肿增粗（标尺处）；箭头：炎性水肿反应；SN：坐骨神经

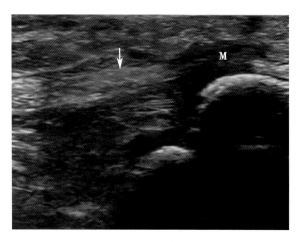

图 4-3-5 腓管综合征声像图
可见腓总神经水肿、增粗（箭头），M：腓总神经卡压处

二、周围神经外伤性病变

周围神经外伤后，需要观察神经干的连续性，神经外膜、神经束、神经束膜及其周围组织有无异常。常见周围神经外伤性病变如下：

（一）臂丛神经

臂丛神经根性损伤主要分为椎孔内的节前损伤和椎孔外的节后损伤两类，目前影像学检查主要为CT脊髓造影和MRI。声像图显示：早期臂丛神经节后损伤的横断面较正常侧臂丛神经明显肿胀、增粗，呈低回声，可与周围组织粘连，纵切面神经束状回声模糊消失。臂丛神经节前损伤于臂丛神经根发出处变细，连续性中断或消失，椎间孔外远端神经增粗，椎管旁可伴有脑脊液外漏形成的囊肿（图4-3-6）。

（二）正中神经

正中神经损伤在腕部多见，常因刀刺伤、砍伤、挤压引起正中神经扭曲或部分中断，致手功能障碍。声像图显示神经的连续性中断或部分中断，损伤处神经明显增粗，内回声减低，神经束分界模糊，神经损伤的两端部分可形成神经瘤（图4-3-7）。损伤早期可能出现神经内血流信号增多，损伤后1个月以后，可能内部会有纤维化或瘢痕化。

（三）尺神经

尺神经位置较表浅，钝性伤、刀刺伤或挤压伤等多种原因均可造成尺神经不同程度的损伤。声像图显示神经连续性完全或部分中断，中断区表现为紊乱的无回声或低回声结构（图4-3-8）。

（四）桡神经

桡神经于桡神经沟处走行紧贴于肱骨上段，当创伤、刀砍伤或医源性原因可能将桡神经牵拉或断裂、至不同程度损伤。超声检查可以早期发现断裂水平并评估术后神经在吻合处的连续性（图4-3-9）。声像图与正中神经损伤类似。

（五）坐骨神经及其分支

髋部外伤史引起坐骨神经损伤的一个重要原因，可分为外伤直接损伤或手术损伤，因此，臀部的坐骨神经是超声检查的重点；尤其当患者既往有髋臼骨折或股骨头后脱位、髋关节或股骨手术等病史时，除应观察神经本身的连续性、粗细、内部回声有无异常外，还需观察神经周围有无瘢痕组织、异常骨折片、骨痂、骨内固定位等。

坐骨神经损伤的声像图显示神经外膜增厚、回声增强，完全中断时显示神经走行连续性中断，内部线性回声不均并逐渐消失，神经走行弯曲（图4-3-10）。

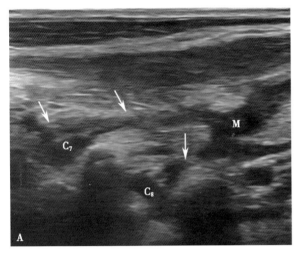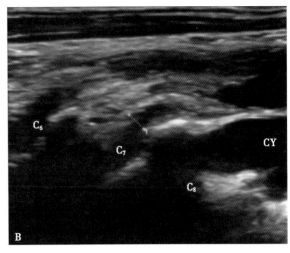

图 4-3-6 臂丛神经损伤声像图

图 A. C₇、C₈ 神经根连续性中断（箭头），M 处示臂丛神经呈瘤样改变；图 B. C₆、C₇ 神经根变细，C₈ 神经根断裂并脑脊液聚集（CY）；C₆、C₇、C₈ 分别代表第 6～8 颈神经

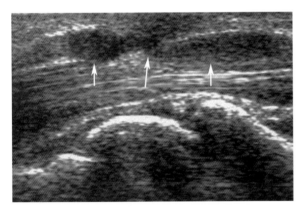

图 4-3-7 正中神经损伤声像图

正中神经损伤声像图，正中神经连续性中断（长箭头），局部回声减低，两端神经瘤形成（短箭头）

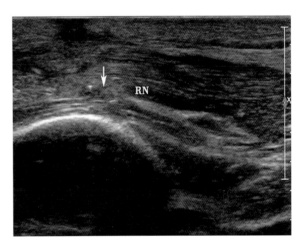

图 4-3-9 桡神经损伤声像图
箭头：桡神经连续性部分中断；RN：桡神经

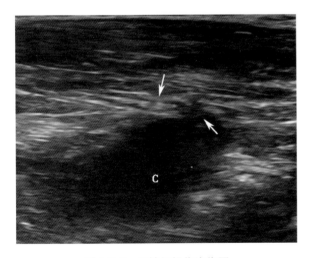

图 4-3-8 尺神经损伤声像图
箭头：尺神经连续性中断；C：损伤区血肿

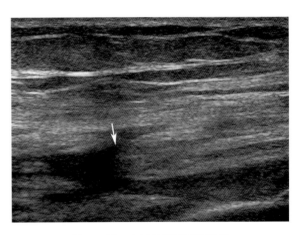

图 4-3-10 坐骨神经断裂声像图
箭头：坐骨神经断裂

与其他神经类似，坐骨神经的挫伤或断裂均较易形成创伤性神经瘤。

除了上述周围神经之外，超声可发现腓总神经、腓深神经、腓浅神经、胫神经、股神经、股外侧皮神经、腓肠神经、隐神经、肌皮神经、副神经等损伤病变，还可根据超声表现对损伤分型，并指导临床治疗。

三、周围神经占位性病变

（一）神经纤维瘤

神经纤维瘤根据临床和组织学上可分为局限性皮肤神经纤维瘤、弥漫性皮肤神经纤维瘤、局限性神经内神经纤维瘤、丛状神经纤维瘤、软组织巨神经纤维瘤和色素性神经纤维瘤等多种类型。神经纤维瘤伴有其他系统性疾病称为神经纤维瘤病，是一种良性的周围神经疾病，属于常染色体显性遗传病，分为两型，较常见的是Ⅰ型，主要累及周围神经，称为外周围型神经纤维瘤病，Ⅱ型较少见，累及中枢神经系统。

神经纤维瘤病病理组织学上分多发结节型、丛状型和弥漫型。多发结节型可以发生在大的神经

干，也可发生于小的皮神经，肿瘤为实性，出血和囊性变少见；丛状型好发于躯干部及上肢，常累及较大神经干的大范围并蔓延至其分支，形成大量沿神经走行的大小不一的不规则梭形膨大结节；弥漫型以头颈部多见，表现为神经组织在皮肤及皮下软组织内沿结缔组织间隙弥漫性生长并包绕正常组织结构，同时病变内部常见大量扩张的血管。

Ⅰ型神经纤维瘤病声像图表现分为多发结节型、丛状型和弥漫型3种类型：①多发结节型：表现为皮下多发性低回声结节，境界清晰，呈圆形、卵圆形，彩色血流检查各个结节内部血流信号稀少；②丛状型：一般累及较大范围神经干，声像图表现为肿胀增生的神经纤维扭曲变形，呈"串珠样"排列的低回声结节，中间有神经干相连，彩色血流检查显示结节内部血流信号均较丰富；③弥漫型：表现为病变区皮肤及皮下脂肪层明显增厚，回声弥漫型增高，典型表现为高低回声间杂有序的"羽毛状"排列或欠规整的"鱼鳞状"排列。彩色血流检查病变区域可见丰富血流信号伴局部血管瘤样扩张（图4-3-11）。

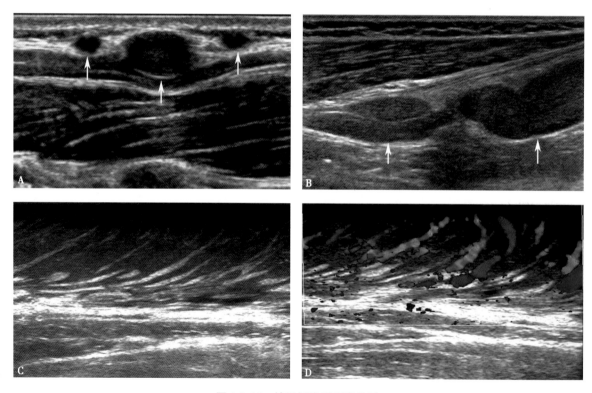

图 4-3-11　神经纤维瘤病声像图

图 A. 为多发结节型，可见皮下多发性低回声，呈结节样；图 B. 丛状型，肿胀增生的神经纤维扭曲变形，呈"串珠样"排列的低回声结节；图 C. 弥漫型，皮肤及皮下脂肪层明显增厚，呈"羽毛状"排列；图 D. 弥漫型，彩色多普勒显示明显增厚的皮肤及皮下脂肪层内血流信号丰富

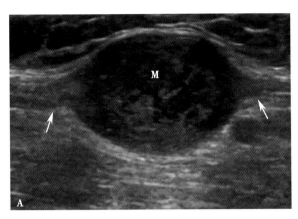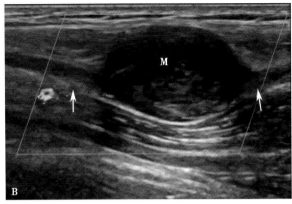

图 4-3-12　神经鞘瘤声像图

图 A. 神经鞘瘤声像图,可见团块(M)与神经(箭头)相连;图 B. 神经鞘瘤彩色多普勒声像图,可见团块(M)与神经(箭头)相连,团块内可见血流信号

(二)神经鞘瘤

神经鞘瘤又称施万细胞瘤,是源于施万细胞的良性肿瘤,可单发或多发于身体任何部位神经干或神经根,是周围神经最常见的肿瘤之一。肉眼观有完整的包膜,常压迫邻近组织,并与其发生的神经粘连在一起,有时伴有出血或囊性变。临床上神经鞘瘤多发生于头、颈及肢体的神经主干,其次是四肢屈侧,尤其靠近肘、腕和膝关节处。神经鞘瘤生长缓慢,常表现为无痛性软组织肿块,压迫神经时可引起相应的症状和体征。

超声表现椭圆形肿物、边界清晰光滑、内部为低回声(部分伴有囊性变)、后方回声增强;CDFI示:瘤内可见血流信号(图 4-3-12)。这些表现不具有特征性,只有在肿物一端或两端发现与神经相连时,方能与其他软组织肿物进行鉴别。因此,超声检查发现沿神经走行分布,有明显包膜的低回声肿物,并与其他软组织肿物进行鉴别排除后,应想到神经源性肿瘤,此时应在肿物两端尽可能仔细扫查,寻找与肿物相连的神经干,确定肿物与神经或血管的关系。但如果神经比较细小,例如皮肤、皮下浅筋膜的细小神经,超声可能难于显示。

神经鞘瘤与孤立性的神经纤维瘤声像图类似,既往报道神经纤维瘤更多是对称性生长,但实际上偏心性生长的肿块并不少见,因此该声像图征象并没有明显的特异性。实际上无论在二维还是彩色多普勒血流图上,孤立性神经纤维瘤均难以与神经鞘瘤区分,但神经纤维瘤较少发生囊性变。

(三)创伤性神经瘤

1. 神经离断性神经瘤　神经外膜的条状强回声及神经束线性强回声连续性完全中断、损伤区为紊乱的低回声结构,神经近端增粗、分布欠均匀,正常神经的回声消失。

2. 残端神经瘤　神经的末端局部膨出,呈梭状低回声(图 4-3-13)。

3. 不完全创伤性神经瘤　神经外膜的条状强回声及神经束线性回声连续或部分中断,内部点、线性回声不清,伴有不规则低回声,损伤的近端部分膨出,呈梭状低回声,不均匀,与周围软组织有粘连。

(四)神经脂肪瘤病

也称为神经纤维脂肪瘤病,是少见的周围神经良性病变,常发生在正中神经,多伴受累肢体的巨指(趾)症;超声表现:低回声的神经纤维与高回声的脂肪组织相间排列呈"莲藕状",神经束可增粗(图 4-3-14)。

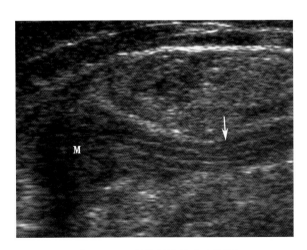

图 4-3-13　创伤性神经瘤声像图

箭头:桡神经水肿,M:桡神经残端神经瘤

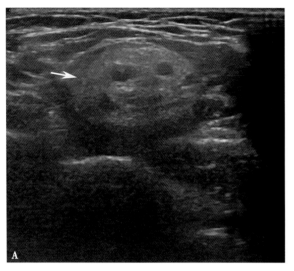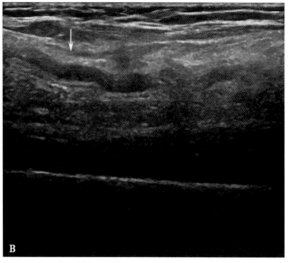

图 4-3-14 正中神经脂肪瘤病

图 A. 横断面低回声的神经纤维与高回声的脂肪组织相间排列（粗箭头）；图 B. 纵断面显示神经走行局部脂肪浸润（细箭头）

第四节 临床应用进展

高频超声不仅能够显示外周神经病变损伤的具体形态、走行、神经水肿、增粗、神经的连续性中断，而且可以进一步明确周围神经损伤及卡压原因、部位、压迫程度等，直观并准确定位病变部位，动态、细微地显示周围神经的分布、走行、粗细及其与周围组织的解剖关系，与传统的神经肌电图检查相比，超声更有无创、定位准确、部分可定性的特点，故对指导临床治疗有重要参考价值，已经成为周围神经损伤和病变诊断及鉴别诊断首选的影像学检查方法，超声具有无创、高分辨率、无辐射、轻便、廉价等优点，在临床上应用广泛。高频超声可为临床诊治提供更加详实和更有意义的参考依据。

由于超声分辨力的限制、无法突破骨骼遮挡的局限性，在显示臂丛神经时，T₁ 受到骨骼遮挡无法显示。以前的学者认为对椎间孔内神经节前损伤，超声无法显示椎间孔内的情况，神经根型颈椎病时，超声常无法显示神经受压的部位，但经过长时间的探索及临床检验，显示椎间孔内的病变已成为可能，因此超声检查结果对操作者的经验依赖度高，检查者应熟悉周围神经的走行和局部解剖关系。

已有学者研究利用超声弹性成像评估周围神经纤维化或瘢痕化、神经卡压后或神经炎导致的神经硬度改变，以及神经源性肿瘤的硬度评估，但还有待进一步的技术进步和研究。

思 考 题

1. 超声可显示周围神经哪些结构？

2. 超声显像外伤性周围神经损伤的形态学对于临床处理有何意义？

（陈定章）

参 考 文 献

[1] Fornage BD. Peripheral nerves of the extremities: imaging with US. Radiology, 1988, 167: 179-182.

[2] 朱家安. 周围神经超声显像 [M]. 北京：人民卫生出版社, 2017.

[3] Tawfik EA. Sonographic characteristics of the facial nerve in healthy volunteers. Muscle Nerve, 2015, 52（5）: 767-771.

[4] Zhu J. Ultrasound as the first choice for peripheral nerve imaging? Neurology, 2013, 81（18）: 1644.

[5] Jung Im Suk, Francis O. Walker, Michael S. Cartwright, et al. Ultrasound of Peripheral Nerves. Curr Neurol Neurosci Rep, 2013, 13（2）: 328.

第五章 骨及软骨

第一节 概　述

骨由骨细胞、骨胶原及骨基质组成，具有一定的位置、形态和功能，有丰富的血液供应和神经支配。骨外被骨膜，内含骨髓，骨基质中还有大量的钙盐和磷酸盐。骨髓具有造血功能。骨保持有创伤愈合、修复及再生的能力。骨在外伤或疾病时常常发生急剧的反应，其功能加强，可促进骨质增生，反之，骨质则变得疏松。

正常情况下，声束不能穿透致密坚硬的骨组织，不能接收到髓腔内的反射信号。成人在生理状态下的骨骼仅能显示骨骼表面的骨皮质。声像图为连续、光滑线状高回声，后方伴有声影。在正常情况下超声不能显示骨膜结构。当骨质由于炎症、肿瘤等原因破坏、骨皮质连续性中断、骨发生膨胀性改变导致骨皮质变薄时，声束可穿透病变区的骨皮质，获得髓腔内的声像图。

第二节　超声检查技术

一、超声应用解剖

人体一共有 206 块骨，除了 6 块听小骨外，可分为颅骨、躯干骨和四肢骨。人体每一块骨都有一定的形态和功能，由于功能不同，骨形态可分为四类，即长骨、短骨、扁骨和不规则骨。长骨呈长管状，分布四肢。骨干为中间较细部分，两端膨大的部分称为骺，上有被覆关节软骨的光滑关节面，骨干与骺相邻的部分称为干骺端。小儿长骨由骨干、干骺端、骨骺及骨骺板组成，骨骺在胎儿及儿童时期多为软骨，所以也称为骨骺软骨。当骨骺与干骺端不断骨化，它们之间的软骨逐渐变薄而呈板状，成为骺板。骨骼常见的变异为籽骨，主要发生在手腕及足踝区，与肌腱关系密切，常为卵圆形结节状，体积较小，最大的籽骨为髌骨。

骨由骨质、骨膜和骨髓构成。骨质分为骨密质和骨松质。骨密质，质地致密，耐压性较大，配布于骨的表面，如长骨的骨干、扁骨的内外板、短骨和长骨端表层。骨松质由许多片状骨小梁交织排列而成，配布于骨的内部，如长骨骨骺、干骺端和其他骨的内部。骨膜为一薄层致密的结缔组织膜，通过 Sharpey 纤维紧密固定于骨皮质的表面，被覆于关节面以外的骨表面，含有丰富神经、血管和淋巴管。骨膜参与骨的生长、再生和修复过程。骨髓填充于长骨的骨髓腔和松质骨的骨间隙内，有红骨髓和黄骨髓。红骨髓有造血功能。胎儿和幼儿骨髓全是红骨髓，5 岁后，长骨干内的红骨髓逐渐被脂肪组织取代，成为黄骨髓。在重度贫血和失血过多的情况下，黄骨髓可一定程度转化为红骨髓，恢复造血功能。

骨含有有机质和无机质两种化学成分组成。有机质主要包括骨胶原纤维束和黏多糖蛋白，使骨具有韧性和弹性。无机质主要为碱性磷酸钙等无机盐类，使骨具有硬度。因此骨具有较高的密度和声速，声阻抗比其他软组织高得多，超声难以穿透骨骼，绝大部分被反射和吸收。

二、适应证

1. 骨折。
2. 骨髓炎。
3. 骨侵蚀性病变　见于多种关节炎，例如类风湿关节炎、痛风性关节炎和骨性关节炎等。
4. 骨肿瘤及瘤样病变。
5. 软骨病变。

三、超声检查方法与声像图

超声探头以线阵为首选，通常选用 10MHz 高频线阵探头。在关节屈侧或特殊部位需换用凸阵探头。检查长骨、髋、膝、肘关节屈侧等时，可采用接触探测法。对于表浅或凹凸不平的部位，可在探头与患处之间加垫水囊、涂较厚的偶合剂或使用导声垫。检查肢体病变时，探头应平行于肢体长轴切面与垂直于肢体短轴切面相结合，对病变部位进行纵、横、冠状及矢状等多切面扫查。

超声声像图：

（一）骨

超声表现为表面完整、连续、光滑的高回声，后方伴声影（图5-2-1）。骨骺端超声表现为走行弧度自然的高回声。

（二）软骨

1. **透明软骨** 包括关节软骨、肋软骨、喉软骨、气管软骨及骨骺软骨等，超声显示为均匀低 - 无回声，骨骺软骨中央往往存在高回声的骨化中心，部分成人肋软骨内可见骨化，均表现为不规则斑片样高回声伴声影（图5-2-2）。

2. **纤维软骨** 包括半月板、关节盘、椎间盘及耻骨联合等，超声表现为均匀高回声结构（图5-2-3）。

3. **弹性软骨** 包括耳廓、外耳道、咽鼓管及会厌软骨等，超声表现为均匀的低 - 无回声结构（图5-2-4）。

四、超声检查注意事项

1. **检查前仔细询问病史** 典型或特殊的病史有助于病因诊断；如骨、关节和脊椎疾病的患者，应提供已检查过的全部影像资料，以便参考佐证。

2. 检查时，根据病变部位需要，采取不同体位和肢体动作，充分暴露受检部位，以便医生操作。

3. 探查过程中，注意骨皮质的完整性有无破坏、缺损或变薄，骨膜有无增厚，骨膜下及骨膜周围有无异常回声，相邻的关节结构和软组织内有无异常。

4. 检查时注意双侧对比检查与动态扫查，以发现微小病变。

5. 超声对骨系统疾病的整体显示不如X线和CT。对于典型的声像图，可作出明确或部分明确的超声诊断，但大多数疾病的声像图表现为非特异性的，超声虽不能确诊，但可提供有价值的诊断信息。

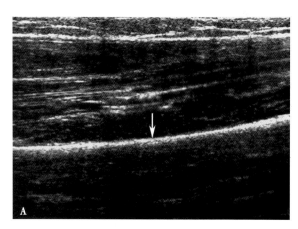
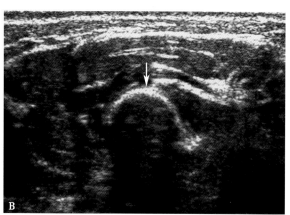

图 5-2-1 正常骨皮质超声声像图

图 A. 长骨纵断面；图 B. 长骨横断面；可见骨皮质为连续、光滑的高回声，后方伴声影（箭头）

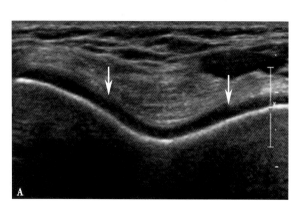
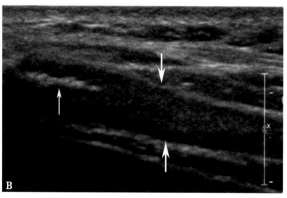

图 5-2-2 正常透明软骨超声声像图

图 A. 股骨滑车关节软骨，显示为均匀低 - 无回声（粗箭头）；图 B. 肋软骨伴骨化，在低回声（粗箭头）内见斑片状高回声（细箭头）

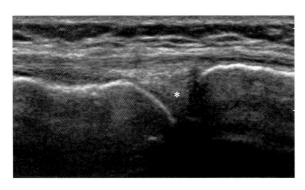

图 5-2-3　正常半月板超声声像图

内侧半月板显示为均匀的倒三角形高回声（*）

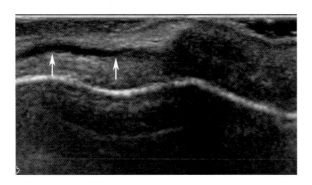

图 5-2-4　正常耳廓软骨超声声像图

耳廓软骨显示为均匀的低 - 无回声结构（箭头）

第三节　骨及软骨常见病变的诊断与鉴别诊断

一、骨折及肋软骨骨折

骨折（fractures）是指骨的连续性中断，包括骨小梁和骨皮质的断裂。根据作用力的方式和骨本身的情况，骨折可分为创伤性骨折、疲劳性骨折和病理性骨折三类。骨折后骨折端可发生各种形式的移位，骨髓、骨膜及周围软组织内血管破裂出血，形成局部血肿和软组织水肿，阻碍静脉回流，严重时可形成骨筋膜综合征。

声像图表现：直接征象为骨折处骨皮质连续性中断，断端可无明显对位异常，也可错位、分离；间接征象表现为骨折断端周围及骨膜下可见血肿低或无回声区。关节内骨折时，表现为关节面不光滑、断裂或缺损，关节腔扩大，有时可探测到游离的骨 - 软骨碎片。在骨折早期断端周围组织充血时可出现较多的彩色血流信号。肌腱断裂时，有时可合并附着处的撕脱骨折。肋软骨骨折（costal cartilage fracture）时，低回声肋软骨连续性中断，断端可无明显对位异常，也可错位、分离（图 5-3-1）。超声

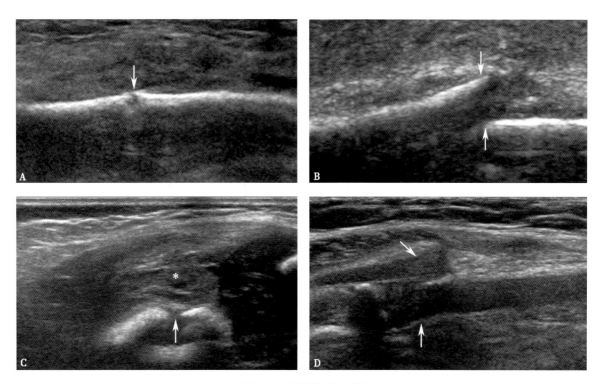

图 5-3-1　骨折超声声像图

图 A. 肋骨裂缝骨折，可见骨皮质连续性中断，对位未见明显异常（箭头）；图 B. 肋骨骨折，可见骨皮质连续性中断，断端错位（箭头）；图 C. 骨折断端（箭头）周围低或无回声血肿（*）；图 D. 肋软骨骨折，可见肋软骨连续性中断，断端错位（箭头）

可观察胫骨、腓骨、足部跗骨及距骨等处的疲劳骨折,表现为局部骨皮质粗糙、骨膜反应所致的轻度骨膜增厚及骨皮质周围软组织水肿。超声还可观察骨折后的骨膜反应及愈合过程中的骨痂形成。

儿童的骨骼中含有较多的有机物,外面包裹的骨外膜又特别的厚,因此在力学上具有很好的弹性和韧性,不容易折断,遭受暴力发生骨折就会出现与植物青枝一样折而不断的情况,骨科医生把这种特殊的骨折称之为青枝骨折。小儿的青枝骨折的超声表现为骨皮质局部不光滑,可成角,而连续性未见中断(图5-3-2)。

小儿骨骺滑脱,又称为骺离骨折,是指小儿远端骨骺与骨干脱离,位置关系改变,好发于股骨、

胫骨及肱骨等。超声表现为骨骺低回声与骨干高回声位置关系改变,对位异常,距离增大,骨骺可向前或向后移位(图5-3-3)。

二、骨髓炎

化脓性骨髓炎(suppurative osteomyelitis)是指涉及骨髓、骨和骨膜的化脓性炎症,致病菌以金黄色葡萄球菌最多见,可经过血行播散、邻近软组织感染或开放性骨折导致细菌侵入骨髓。

超声表现:

(一)急性骨髓炎

早期表现为骨膜下脓肿带状无回声区,骨膜抬高。这种改变最早可在症状出现后24小时内出

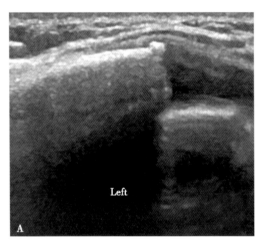
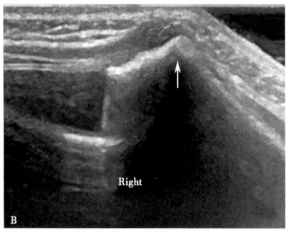

图5-3-2 小儿青枝骨折超声声像图

图A. 左侧正常肋骨,可见骨皮质光滑连续;图B. 右侧青枝骨折肋骨,可见骨皮质局部不光滑,成角,连续性未见中断(箭头);Left:左侧;Right:右侧

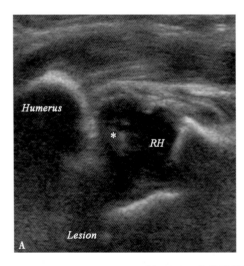
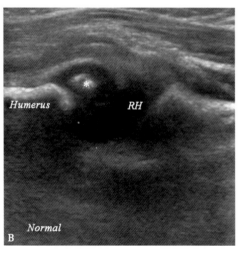

图5-3-3 小儿肱骨骺离骨折超声声像图

图A. 肱骨小头骨骺(*)与肱骨骨干对位异常,距离增大,与桡骨小头对位未见异常;图B. 正常侧;Humerus:肱骨骨干;RH:桡骨小头;Normal:正常侧;Lesion:损伤侧

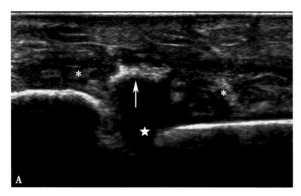 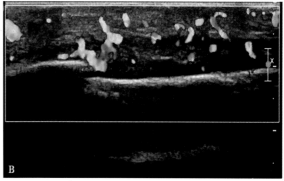

图 5-3-4 骨髓炎超声声像图

图 A. 骨皮质局限性缺损（五角星），死骨形成（箭头），周边可见低回声脓肿（*）；图 B. 彩色多普勒显示局部血流信号增多

现，比 X 线显示骨内破坏病变早 7～10 天。在进展期，超声可见病变骨周围软组织肿胀，软组织充血，CDFI 和 PDI 血流信号丰富。

（二）慢性骨髓炎

骨皮质侵蚀，表现为不规则浓密高回声，表面凹凸不平，骨皮质局限性中断或缺损，死骨形成；周围软组织肿胀显示为低回声或无回声的脓肿，探头加压可见脓液流动。CDFI 显示局部血流增多（图 5-3-4）。

骨侵蚀性病变（详见第十七章）、骨肿瘤及瘤样病变（详见第十四章）、软骨病变（详见第十八、十九章），请参考相关章节。

第四节 临床应用进展

1. **肋骨隐匿性骨折** X 线检查是肋骨骨折诊断的首选方法，与其他影像学检查手段相比具有暴露视野大，直观、快捷、经济等优点。但其分辨率低，易受胸部复杂组织结构、投照角度等影响，尤其是对隐匿性肋骨诊断精度不高。超声在诊断 X 线不能显示的肋骨隐匿性骨折中具有明显的优势。高频超声可分辨骨折断端错位 >0.5mm 的骨折，这是 X 线难以发现的。高频超声分辨力极高，并且具有重复检查，无辐射、方便、快捷的优点，可作为肋骨隐匿性骨折的常规检查手段推广。

2. **肋软骨骨折** 肋软骨骨折好发在肋骨与肋软骨交界处。超声穿透肋软骨的能力良好，不仅能显示肋软骨的前后缘软骨膜的两条高回声光带，还能清晰显示其内部软骨结构。因此高频超声能够清楚指示出肋软骨骨皮质连续性是否已经中断。而肋软骨在 X 线中几乎不显像，故 X 线检查难以诊断肋软骨骨折。对于肋软骨骨折超声检查具有一定临床局限性，例如气胸和肺部损伤的患者。临床医生应将这两种检查相互结合，做到优势互补。

3. **骺离骨折** 小儿的骨骺软骨在 X 线片下不能显示，X 线片可能将骺离骨折误诊为关节脱位或骨折，MRI 可显示骺离骨折，但检查时小儿需麻醉或镇静，临床上并不适用。超声能够明确骨骺软骨和骨干的关系，能准确地诊断骺离骨折。

思 考 题

骨及软骨的哪些病变可以使用超声检查？

（郭瑞君）

参 考 文 献

[1] Bencardino JT, Stone TJ, Roberts CC, et al. ACR Appropriateness Criteria® Stress（Fatigue/Insufficiency）Fracture, Including Sacrum, Excluding Other Vertebrae. J Am Coll Radiol, 2017, 14（5S）: S293-S306.

[2] Maeda M, Maeda N, Takaoka T, et al. Sonographic Findings of Chondral Avulsion Fractures of the Lateral Ankle Ligaments in Children. J Ultrasound Med, 2017, 36（2）: 421-432.

[3] Beaman FD, von Herrmann PF, Kransdorf MJ, et al. ACR Appropriateness Criteria® Suspected Osteomyelitis, Septic Arthritis, or Soft Tissue Infection（Excluding Spine and Diabetic Foot）. J Am Coll Radiol, 2017, 14（5S）: S326-S337.

第六章　肌肉病变的超声检查

第一节　概　　述

超声检查可用于人体大部分肌肉组织结构的显像,其实时动态多平面成像方式还有助于评价肌肉的运动功能。早在 1980 年就有文献报道病变肌肉与健康肌肉回声不同。随着超声仪器分辨力的提高和高频探头技术的改进,超声检查在肌肉骨骼系统疾病中的临床应用价值日益增加,目前已成为评价肌肉疾病首选的影像学检查方法。

传统的 X 线平片对于评价肌肉病变缺乏足够的对比分辨率,价值很小。CT 检查肌肉疾病时,空间分辨率不足,不能很好地分辨肌肉细微结构。即使进行增强扫查,对改善分辨率的作用也很有限。此外,CT 通常是横断面图像,而肌肉损伤时沿长轴回缩,这种改变在横断面图像上很难发现,不适用于评价肌肉损伤。

磁共振(MRI)具有多平面成像能力和较 CT 更好的组织分辨力,适用于评价肌肉疾病,特别易于显示外伤及缺血性损伤,但是 MRI 无法进行实时动态检查,对于那些只有在运动时或某种特殊姿势下才能表现出来的肌肉病变,MRI 也无能为力。超声检查对肌肉细微结构的分辨能力优于 MRI,可以提供较 MRI 更详尽的诊断信息。特别是在运动过程中或在特殊姿势下用超声进行实时动态检查,能敏感地发现那些隐匿性的肌肉病变。通过实时超声检查还可以详细评估因肌肉纤维化、肌肉囊肿或骨化引起的功能受损及其程度。此外,由于超声检查操作方便且成本低廉,较 MRI 更为实用。这些有别于其他影像学方法的独特功能,使超声在肌肉疾病的诊断及在疾病进展和治疗效果的随访中显示出非常明显的优势和重要价值。

第二节　超声检查技术

一、超声应用解剖

骨骼肌(skeletal muscle)为横纹肌,可随意志收缩。肌一般跨越一个或数个关节,两端分别各附着于一块或几块骨,也有一些肌附着于韧带、筋膜或皮肤。肌收缩时牵动骨,使两骨接近。一般而言,两块骨中有一块位置相对固定,另一块相对移动。肌在固定骨上的附着点称定点或起点,在移动骨上的附着点称为动点或止点。

肌的形态大小各异,可大概分为长肌、短肌、阔肌和轮匝肌。长肌的纤维束与肌的长轴平行,收缩时肌肉显著变短。

每块肌都由肌性和腱性两部分构成,肌性部分为收缩部分,由肌细胞即肌纤维构成。每条肌纤维外面包绕的薄层结缔组织膜称为肌内膜。若干肌纤维聚集成群,形成肌束,被肌束膜包裹。肌束进一步汇聚成群,形成整块肌肉,由致密结缔组织包裹形成肌外膜。腱性部分即肌腱,由规则排列的致密结缔组织构成,不能收缩,可传导力。长肌两端的腱一般较长,呈索状或带状。扁肌的腱呈膜状,称为腱膜。

二、适应证

1. 肌肉占位性病变。
2. 肌肉外伤与疼痛。
3. 免疫、代谢性、感染性、神经元性等病变所致肌肉病变。

三、超声检查方法与声像图

(一)仪器与体位

在超声检查前,应仔细询问病史,特别是运动及外伤史。触诊所扫查肌肉有无肿物、压痛点和质地等。不同的肌肉采取不同的超声扫查体位,一般取平卧位或坐位。相应的肢体自然放松,中立位进行扫查。根据患者肌肉发达程度选择探头,对于表浅者,选用 12MHz 及以上频率探头。若肌肉发达,位置深在,例如臀区,5～7MHz 探头更为适合。

(二)超声检查规范及正常声像图

肌肉的超声检查应包含整个肌腱和肌腹部分。采用连续短轴和长轴切面进行评估,观察肌束与肌腱、腱膜的连续性。通过双侧对比扫查、探头加压扫查、肌肉松弛与收缩状态下对比扫查等多种方法，进一步明确肌肉是否存在外形、内部结构、回声的异常。

正常肌肉整体呈现为中低水平回声，肌肉外周的肌外膜与深筋膜呈连续的薄层高回声包绕在肌肉周边。肌内的多发高回声分隔对应于肌束与肌束间的纤维脂肪隔，而低回声部分对应不同大小的肌束。肌肉肌腱连接处的形态及长短，不同的肌肉有所变化。长轴切面，低回声肌束与高回声纤维脂肪隔依次略呈平行状排列，逐渐融合或汇聚至腱膜、肌腱处（图6-2-1）。短轴切面，肌肉外形依据不同的部位呈圆形、椭圆形、凸透镜状或不规则形，低回声的肌束间隔短棒样高回声分隔，排列有序。

正常四肢肌肉的体积、回声与运动状态、年龄都有关。保持运动习惯者的相应肌肉体积增大，肌束增粗，肌肉整体回声偏低。老年人的肌肉体积缩小，肌肉内脂肪组织的沉积，使得肌肉回声有所增强。

与肌肉相比，肌腱呈高回声结构。长轴切面由纤细的线状高回声紧密排列而成，高回声线之间夹杂少许低回声。短轴切面肌腱呈多发点状高回声。肌腱的声像图形态与其解剖特征一致。对于有腱鞘包绕的肌腱，肌腱周围可能显示少许正常腱鞘内液体，一般厚度为1～2mm（图6-2-2）。

四、超声检查注意事项

1. 每块肌肉有各自的解剖特点，超声检查前应了解不同肌肉的解剖分布和功能。

2. 肌肉、肌腱，特别是肌腱的各向异性伪像突出，一般肌腱附着处的回声会明显减低（图6-2-3）。超声检查时应随时调整探头声束与所扫查肌肉、肌腱之间的角度，避免因各向异性伪像带来错误诊断。

3. 对于肌肉、肌腱的病变，超声扫查过程中可

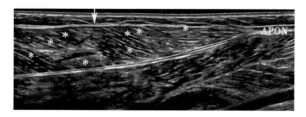

图 6-2-1　正常腓肠肌内侧头长轴切面声像图
显示肌肉的声像图解剖特点，肌肉周边为高回声肌外膜及深筋膜（↓），肌束呈带状低回声（*），肌肉远端延续为腱膜（APON）

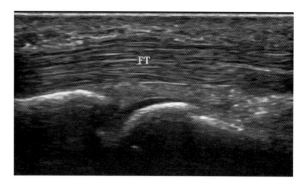

图 6-2-2　正常第三指屈肌腱长轴切面声像图
显示屈肌腱（FT）由纤细高回声线紧密排列构成

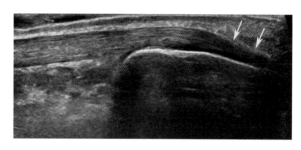

图 6-2-3　跟腱远端长轴切面声像图
显示跟腱附着处（↓）回声明显减低，为各向异性伪像所致，不要误认为肌腱末端病

以使肌肉和肌腱主动或被动运动，观察其活动度，有助于判定有无撕裂、撕裂程度、局部有无瘢痕粘连等。

4. 检查表浅、细小的肌腱时，可以涂抹多量偶合剂或加用导声垫。

第三节　肌肉常见病变的诊断与鉴别诊断

一、肌肉损伤

（一）病因及病理

按照肌肉损伤的病因和机制，可分为外源性损伤和内源性损伤。外源性损伤指肌肉受到外来撞击、切割所致，其中以接触性、钝性闭合损伤最常见，在外力撞击的作用下，肌腹纤维脂肪隔内的小血管发生破裂，形成肌内血肿和继发水肿。内源性损伤则指肌肉突然牵拉收缩时所致的牵拉伤，多造成肌肉撕裂或肌腱撕脱，肌肉撕裂的部位一般为肌肉肌腱连接处或肌肉筋膜连接部。牵拉损伤最容易发生在跨越两个关节的肌肉，以下肢的腓肠肌、腘绳肌最常见。

（二）临床表现

肌肉损伤时局部疼痛明显，肌肉功能的丧失与损伤程度有关，完全断裂者肌肉收缩功能彻底丧失。出血后，受到重力作用影响，皮肤的瘀斑低于损伤区域。

（三）超声表现

肌肉损伤的超声表现取决于病变的严重程度和发展阶段。

1. **肌肉挫伤** 受累肌肉肿胀，由于出血和水肿，局部肌肉回声不均匀增强，边界不清。但肌束走行基本清晰，无断裂表现（图6-3-1），彩色多普勒显像（CDFI）可见局部血流信号增多。

2. **肌肉撕裂** 根据撕裂的严重程度可以分为4级。0级者，声像图无异常发现。Ⅰ～Ⅲ级是按照撕裂肌肉占整块肌肉体积的百分比分类，Ⅰ级撕裂肌肉所占体积＜5%，Ⅱ级撕裂体积增多，Ⅲ级则为完全撕裂。无论撕裂范围如何，声像图均需显示肌肉内不规则的低至无回声区，代表出血。局部肌肉的正常结构消失，肌束连续性中断（图6-3-2）。撕裂范围较大时，肌肉内可见撕裂的肌肉断端，断裂间隙为低至无回声血肿填充，探头加压扫查时可见肌肉断端在血肿区域自由漂浮，称作"垂铃征"。完全撕裂时，肌肉断端回缩类似软组织肿块（图6-3-3）。

（四）鉴别诊断

肌肉损伤的超声诊断并不困难，结合病史多能获得明确诊断。值得注意，小腿腓肠肌内侧头的牵拉损伤，临床表现与急性小腿深静脉血栓形成、腘窝囊肿破裂后表现相似。三者又可能具有相同的运动病史，容易漏诊和误诊。因此，超声扫查时应注意双侧对比，并对患者疼痛处重点扫查。

（五）临床意义

超声检查可以敏感地发现肌肉有无损伤及程度如何。对于肌肉完全撕裂后，临床表现为软组织肿块的患者，可以有效地进行鉴别。如果肌肉撕裂后血肿较多，还可以在超声引导下进行抽吸治疗。

二、肌肉炎性病变

（一）特发性炎症性肌病

1. **病因、病理及临床表现** 根据临床表现、组织病理学特征，特发性炎症性肌病又可分为三种主要类型：多发性肌炎、皮肌炎和散发性包涵体肌炎。多发性肌炎女性好发，临床表现为肢体近端对称性肌无力，组织学检查显示肌纤维坏死、变性，伴有单核细胞浸润。皮肌炎患者同时合并皮疹，典型皮疹分布在面部、胸壁和四肢伸侧。

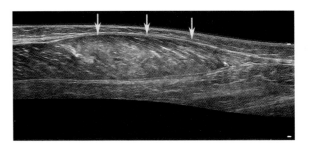

图6-3-1 肌肉踢踏后挫伤表现声像图

显示腓肠肌内侧头局部明显肿胀，肌肉内片状回声增强（↓），边界不清晰

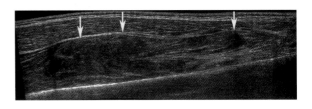

图6-3-2 肌肉部分撕裂声像图

股四头肌纵断面声像图显示股中间肌部分撕裂，局部肌束纹理中断，可见低回声区（↓）

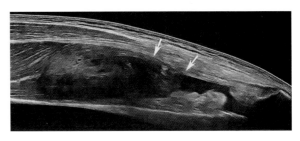

图6-3-3 肌肉完全撕裂声像图

股四头肌纵断面声像图显示股中间肌完全撕裂，局部肌肉挛缩呈肿块样（↓），远端髌上囊内可见积液

2. **超声表现** 炎症性肌病时，受累肌肉回声增强，但无特异性（图6-3-4）。肌肉内的血流信号显示能够反映肌肉炎性活动程度，可进行病情随访。早期使用能量多普勒进行定量分析，还可进行血流速度和阻力指数的随访比较，但是这些血流参数受超声设备和扫查切面影响，灰阶超声造影定量分析可能更有帮助。

3. **鉴别诊断与临床意义** 特发性炎症性肌病的超声表现无特异性，根据受累肌肉数量较多且结合病史，可以作出提示诊断。超声检查的临床意义在于随访病情变化。超声弹性成像和超声造影血流灌注评估肌肉的功能状态值得深入研究。

（二）增生性肌炎

1. **病因、病理** 增生性肌炎是一种罕见自限性肌内炎性病变，好发于50岁左右的中年患者。大

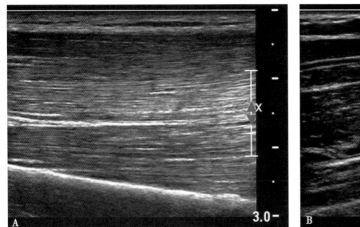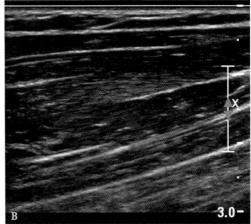

图 6-3-4 多发性肌炎患者肱二头肌长轴切面声像图

图 A 显示患者的肱二头肌回声弥漫性增强,肌束纹理隐约可见;图 B 为正常志愿者同一块肌肉的对比显示

体病理呈肌肉内瘢痕样硬结,镜下可见肌束间大量增生的细胞,这些细胞很像神经节细胞或横纹肌母细胞。

2. 临床表现 本病临床表现为肌肉内快速增长的肿块,容易误诊为恶性肿瘤。好发于肩、胸、大腿处的肌肉。

3. 超声表现 受累肌肉内混合回声团块,典型者长轴切面显示团块内为多发肿胀肌束,回声增强,周边为低回声包绕,短轴切面呈地图状外观(图 6-3-5)。

4. 鉴别诊断与临床意义 增生性肌炎临床表现酷似肿瘤,但本病具有自限的特点。声像图具有一定的特征性,可避免不必要的手术。对于某些诊断困难的患者,还可进行超声引导下穿刺活检。

三、骨筋膜室综合征

(一)病因、病理

骨筋膜室指骨、骨间膜、肌肉间隔和深筋膜围成的区域。各种原因导致骨筋膜室内容物体积增加,如肌肉损伤所致水肿,或者骨筋膜室容积骤减,如敷料包扎过紧,局部严重压迫等,引起骨筋膜室内肌肉和神经急性缺血的一系列症状和体征称为骨筋膜室综合征(osteofascial compartment syndrome)。

其病理变化主要是骨筋膜室内压力增加,超过动脉压后,造成血液循环阻断,进而引起组织缺血水肿,压力进一步增加,形成缺血-水肿的恶性循环。

(二)临床表现

早期以局部症状为主,表现为持续性剧烈疼

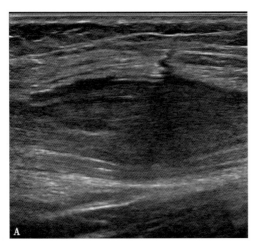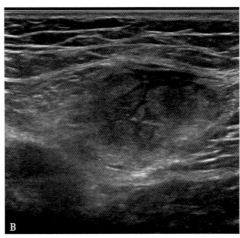

图 6-3-5 增生性肌炎声像图

左侧缝匠肌增生性肌炎:图 A 为长轴切面,显示肌肉局部肿胀,回声减低,肌束结构存在;图 B 为短轴切面,可见肌束间低回声带,呈地图样

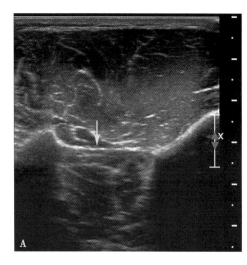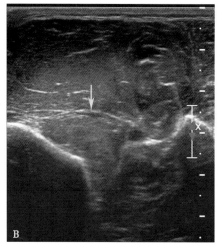

图 6-3-6 骨筋膜室综合征声像图

双侧对比扫查，图 A 显示为左侧小腿后筋膜室压力增高，胫腓骨间膜（↓）较图 B 右侧明显凸向前方

痛，进行性加剧。患处皮肤红，皮温高，触痛明显。虽然肢体远端动脉搏动仍可触及，但并不说明肌肉内血运良好。一旦诊断明确应及时进行筋膜切开减压术，恢复血液循环，防止肌肉坏死。

（三）超声表现

患侧肌肉体积增大，肌外膜隆起，明显突出。位于纤维脂肪隔旁的肌束回声可正常，其余的肌纤维回声可增强（图 6-3-6）。双侧对比检查，可估计患侧肌肉的肿胀程度。当肌肉由缺血向坏死进展时，肌肉失去正常结构，肌内可出现渗液表现为不规则无回声，随病情进展，无回声区域由于肌肉溶解坏死可出现高回声碎屑。

（四）鉴别诊断与临床意义

骨筋膜室综合征没有特定的声像图特点，诊断需结合病史。超声检查的价值在于除外其他需要与骨筋膜室综合征进行鉴别的疾病，如肌肉内巨大血肿、急性深静脉血栓及腘窝囊肿破裂等。

四、横纹肌溶解

（一）病因及病理

横纹肌溶解症最常见的原因是创伤、缺氧（包括骨筋膜室综合征），较少见的如感染、药物、毒素及其他因素均可引起横纹肌溶解。创伤见于运动员、新兵等劳累性横纹肌溶解和肌肉挤压损伤，缺氧多由急性外周动脉阻塞所致。药物成瘾者，特别是吸毒者中，严重的横纹肌溶解症显著增加。

（二）临床表现

横纹肌溶解症的临床表现有肌痛、肌红蛋白尿及血清肌酐水平升高。由于横纹肌溶解会导致急性肾衰竭、继发高钾血症及弥散性血管内凝血，因此及时诊断非常重要。

（三）超声表现

横纹肌溶解症的声像图表现为病变肌肉弥漫性肿大，肌束结构可模糊不清晰，肌间出现多发低或高回声区（图 6-3-7）。在药物成瘾者及癫痫患者中，臀肌最常受累。

（四）鉴别诊断及临床意义

横纹肌溶解症的声像图表现可类似脓肿，后者多伴发热和白细胞增高，结合临床病史有助于鉴别。横纹肌溶解合并感染也可引起发热，当诊断不明确时应尽早对病变进行穿刺抽吸，对于无并发症的横纹肌溶解症，抽吸物为清澈的浆液性液体。外

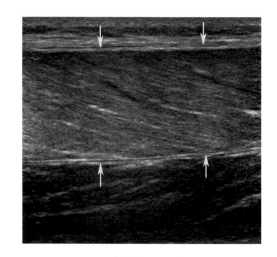

图 6-3-7 运动性横纹肌溶解症声像图

股四头肌纵断面声像图，显示股直肌（↓）明显肿大，肌束结构欠清晰，回声增强，肌束间隙可见低回声

伤后血肿的表现也可类似横纹肌溶解，但血肿通常与肌红蛋白尿和血清中肌酶水平增高无关。外伤后动态观察血肿声像图的短期变化可明确诊断。

五、肌疝

（一）病因及病理

肌疝（myocele）指部分肌肉组织自筋膜薄弱处突出，常与肌肉萎缩或肌间隔压力增高有关。肌疝也可由创伤、外科手术或先天因素引起。

（二）临床表现

多无明显症状，患者常诉局部软组织膨出，在肌肉收缩时明显。当疝出的肌肉缺血或刺激邻近的神经时，可引起疼痛、肌肉痉挛或局部压痛。肌疝好发部位为小腿下 1/3 处的前部骨间膜。临床上，肌疝常常只在剧烈运动时发生，休息后恢复。

（三）超声表现

超声可以显示肌筋膜的缺损以及肌肉疝出的范围。大部分情况下，超声显示肌外膜局限性膨出，局部肌束走行偏离，轻者探头加压可恢复正常（图 6-3-8）。如果肌疝突然形成，由于疝出的肌肉纤维脂肪隔聚集而表现为高回声。如果肌疝嵌顿，受累的肌肉发生水肿坏死，将表现为低回声，但这种情况很少发生。

（四）鉴别诊断及临床意义

肌疝较小时，疝出的少许肌肉可能与周围低回声的脂肪组织相似，此时超声诊断的关键是发现肌外膜缺损，缺损一般显示为筋膜高回声连续性中断。怀疑存在肌疝时，超声检查探头不要施加太大的压力，加压有可能使肌疝复位而得到假阴性结果。另外，受累肌肉用力收缩可以使肌疝更加明显。超声检查可以明确地除外局部有无软组织肿物。

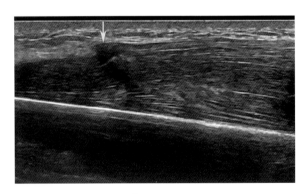

图 6-3-8　肌疝声像图
患者男性，28 岁，自述右前臂肿物 3 年，手用力握持时明显；超声轻置探头局部扫查，可见肌肉外膜膨隆，局部肌束向外隆起（↓），但结构清晰

六、先天性肌性斜颈

（一）病因及病理

本病为常见的婴幼儿肌肉骨骼系统先天性病变之一，据报道发生率为 0.3%～1.9%。确切病因并非清楚，常见诱因包括难产、产钳助产或臀位产。目前普遍认为产时颈部牵拉及压迫创伤可能引起胸锁乳突肌的损伤、肌内小静脉闭塞、肌肉部分坏死、继发肌纤维变性和纤维化。

（二）临床表现

患儿表现为颈部歪斜、下颌偏转侧颈部触及质硬肿物。以单侧、右侧多见。常见于生后 2～6 周婴儿，多数患儿在 4～8 个月内逐渐自愈。

（三）超声表现

患侧胸锁乳突肌呈梭形增厚，局限型者酷似肿物，也可弥漫分布。局部回声多均匀，肌束结构不清晰，病变周边可见薄层低回声包绕（图 6-3-9），CDFI：局部血流信号常增多。纤维化明显时，胸锁乳突肌内可见条索状高回声区。

（四）鉴别诊断及临床意义

婴幼儿颈部肿物包括肿大淋巴结、鳃裂囊肿、来自甲状腺及颌下腺等腺体的病变等。超声检查能够判断病变的来源，帮助明确病变性质。对于先天性肌性斜颈的患儿，通过双侧对比扫查，能够确定诊断并可进行随访观察。

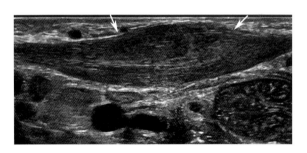

图 6-3-9　先天性肌性斜颈声像图
患儿 40 天，家长发现左侧颈前肿物；胸锁乳突肌长轴切面声像图显示肌肉局部梭性增厚，回声减低，肌束结构不清晰（↓）

七、肌肉占位性病变

见第十四章。

第四节　临床应用进展

高频线阵探头提高了肌肉组织的细微分辨力，特别是近十余年来，超声在肌肉病变的诊断和评估

方面有了很多应用。应用超声检查不仅可以获得肌肉形态、结构的信息，还可以在主动及被动情况下观察肌肉的动态特征，这是超声检查较其他影像学方法无法比拟的优势。此外，彩色多普勒超声成像能够评估肌肉组织的血流分布，通过半定量的方法评估肌肉内血流灌注的信息。

值得注意的是，肌肉和肌腱的超声扫查具有明显的操作者依赖性，特别容易出现各向异性伪像，所以通过回声强弱进行病变判断时要非常注意，检查者应随时调整声束与肌肉之间的角度。

目前超声弹性成像和灰阶超声造影技术从组织硬度和微循环灌注两个角度进行定量评估，虽然受很多因素影响，但在肌肉功能评估中具有潜在的应用价值，是今后研究的重点。

思　考　题

超声检查肌肉病变有哪些优势？

（崔立刚）

参 考 文 献

[1] Yi PinChiang, Ting GuayWang, Shiau-FuHsieh. Application of Ultrasound in Sports Injury. Journal of Medical Ultrasound, 2013, 21（1）: 1-8.

[2] Lutterbach-Penna RA, Kalume-Brigido M, Morag Y, et al. Ultrasound of the thigh: focal, compartmental, or comprehensive examination? Am J of Roentgenol, 2014, 203（5）: 1085-1092.

[3] Michael S. Cartwright MD, Samantha Demar BS, Leah P. Griffin MS, et al. Validity and reliability of nerve and muscle ultrasound. Muscle Nerve, 2013, 47（4）: 515-521.

[4] Lee SC, Endo Y, Potter HG. Imaging of Groin Pain: Magnetic Resonance and Ultrasound Imaging Features. Sports Health, 2017, 9（5）: 428-435.

第七章　肩　关　节

第一节　概　　述

由于年龄的增长和运动的过度，肩关节疾病发病率逐渐增高，尤其是肩袖病变。随着超声技术的发展，高分辨率超声已经成为评价肩袖及肩关节周围结构病变有效准确的影像学方法之一，并被广泛应用，肩关节是目前肌肉骨骼系统超声检查最多的部位之一。

超声检查可用于诊断肩袖病变（肩袖撕裂、炎症等），也可评价肩关节其他结构病变（关节不稳定性、关节滑膜炎、滑囊炎等）。超声评价肩袖完全撕裂准确度可达 100%，诊断部分撕裂的准确度也可达 90% 以上，敏感性与特异性可以与 MRI 相媲美，并且在某些方面优于 MRI，例如超声可以在患者不同体位下静态、动态及静动结合地进行检查。

本章内容主要包括肩关节重要结构解剖学知识、正确的扫查技术方法、正常声像图表现及肩关节病变超声声像图表现，并且阐述了肩关节超声检查适应证、注意事项及其局限性。

第二节　超声检查技术

一、超声应用解剖

（一）上肢带骨

上肢带骨（肩带骨）是由肩胛骨、锁骨、肱骨近端组成，主要包括 3 个关节：盂肱关节、肩锁关节和胸锁关节。

1. 盂肱关节　即狭义上的肩关节。盂肱关节是球窝关节，由肱骨头与关节窝组成。由于肱骨头大而圆，关节窝相对小而平坦，关节盂唇只能覆盖肱骨头小部分（为 1/4～1/3），关节囊又相对松弛，所以盂肱关节是人体运动范围最大而又最灵活的关节，它可以做前屈、后伸、内收、外展、内旋、外旋以及环转等运动，但同时又造成了自身的相对不稳固，很容易发生前下半脱位及脱臼现象。肱骨头与关节盂表面均覆盖一层透明软骨，肱骨头上的透明软骨中间厚周边薄，而关节盂的透明软骨中央薄周边厚。盂肱关节腔前面共有三处往外延伸：前方的肱二头肌长头肌腱腱鞘，内侧的肩胛下肌隐窝及下面的腋隐窝。

2. 肩锁关节　肩锁关节（acromioclavicular joint）是小滑液关节，位于肩峰的内侧端和锁骨的外侧端。由肩胛骨肩峰关节面与锁骨肩峰端关节面构成，活动范围有限，大约 20°。肩峰关节面和锁骨的关节面被覆一层透明软骨，两关节面之间有一楔形纤维软骨盘将关节腔部分或完全分开。肩锁关节的关节囊附着于关节的边缘，由上、下韧带加固。关节的头侧端接受来自喙肩韧带的纤维融合于关节囊的表面。从生理学角度看，肩锁关节分担由肌肉活动产生的头侧端向尾侧端传导的力。肩锁关节囊位于肩锁关节与肩峰下 - 三角肌下滑囊之间，肩袖撕裂时，肩关节腔、肩峰下 - 三角肌下滑囊及肩锁关节囊可互相交通。

3. 胸锁关节　胸锁关节是上肢骨（肩带骨）与胸廓相连的唯一的关节。它是一浅鞍形关节，由锁骨的胸骨端与胸骨柄的锁骨切迹和第 1 肋骨构成。胸骨柄和锁骨的关节面，至少有一部分是不一致的，锁骨的关节面比胸骨柄的关节面宽。胸锁关节内的纤维软骨关节盘将关节腔分成内侧、外侧两个关节腔，每个关节腔衬有各自的滑膜。肋锁韧带和锁骨间韧带增强了关节稳定性，对抗胸锁关节前后不稳的趋势。

（二）肩部韧带

1. 喙肩韧带　喙肩韧带起自肩峰前缘，向前下方走行，止于喙突后面，与肩峰、喙突共同构成喙肩弓，是限制肩关节前方移位的稳定结构。

2. 喙肱韧带　起自喙突外侧缘，向下向外斜行与冈上肌肌腱混合走行于大结节前方。它包括前部和后部两部分，分别止于肱骨小结节和大结节。该韧带后缘和下缘与关节囊紧密联合；而其前侧缘和上缘为游离边缘，覆盖于关节囊肱二头肌长头肌腱关节囊内部分表面，加强了关节囊的稳定性。

3. 肩锁韧带 肩锁韧带位于肩锁关节上方，两端分别附着肩峰及锁骨外侧端，肩锁韧带与喙锁韧带的作用是维持肩锁关节的稳定性，抵抗锁骨向上脱位的力。

4. 盂肱韧带 解剖学上下盂肱韧带由3部分组成：前束、腋袋和后束，起于盂唇下方2/3，像吊床样将肱骨头固定在关节盂的前、下、后方，有约束肩关节外旋的作用。盂肱上韧带自盂上结节发出之后，盂肱上韧带大部分纤维附着在小结节表面，肱二头肌腱鞘的内侧为喙肱韧带和盂肱上韧带复合体，在内侧加强了肱二头肌长头肌腱，对其结构的稳定有重要作用。

(三) 肌肉肌腱及其支持带

1. 肌肉和肌腱 肩部的肌肉主要分为两组：一组是肩关节肌内群（肩胛下肌、冈上肌、冈下肌、小圆肌、大圆肌和三角肌），它们的起点和附着点都在上肢骨骼；另一组是肩关节肌外群，它们附着于脊柱（斜方肌、背阔肌、肩胛提肌和菱形肌）或胸壁（前锯肌、胸小肌和胸大肌）。与临床密切相关的是内在肌，尤其是肩袖的肌肉和肌腱。

(1) 肩袖：肩袖由冈上肌、冈下肌、小圆肌、肩胛下肌的肌腱组成，覆盖于肱骨头的前、上、后面，肩袖在上臂运动中，是关节窝内肱骨头的稳定装置，在保持肱骨头的稳定方面起了重要的作用。

1) 冈上肌：起自肩胛骨的冈上窝，肌腱在喙突肩峰韧带及肩峰下滑囊下面、肩关节囊上面的狭小间隙通过，止于肱骨大结节上部。肩峰下-三角肌下滑囊将冈上肌、肩峰、喙肱韧带和三角肌分开，是肱骨内旋、关节外展运动起主要作用的部分。冈上肌肌腱的各个不同层次有着不同的机械特性，它们之间可以相互分担力的作用，在肩部运动时，交替紧张和松弛。

2) 冈下肌：在肩部后方起自冈下窝，向外走行止于肱骨大结节，位于冈上肌腱的后方和下方。冈下肌的作用是使上臂外旋。

3) 小圆肌：是肩袖最小的肌肉，以窄条状起自肩胛骨的外侧缘，在冈下肌的后下方止于大结节。小圆肌和冈下肌的后部的作用是使上臂外旋，与冈下肌为协同肌。

4) 肩胛下肌：起自肩胛骨的前面，从肌腹发出2~3条肌内腱向外走行结合在一起形成肩胛下肌肌腱，附着于肱骨小结节，肩胛下肌的作用使上臂内收和内旋。

(2) 肱二头肌长头肌腱：肱二头肌（musculus biceps brachii）长头肌腱起自于肩胛骨盂上结节，于肱骨头的前上面，穿过冈上肌肌腱和肩胛下肌肌腱之间，下行至结节间沟。沿着肱骨头上方走行区，肱二头肌肌腱横断面呈椭圆形，越近足侧端其横断面形状越圆。肱二头肌肌腱在结节间沟内被覆一滑液鞘，是肩关节滑膜层的延伸。肱二头肌长头肌腱的作用是屈肩、屈肘及使前臂旋后。当上肢在外展位屈肘时，肱二头肌长头肌腱容易磨损，长期的摩擦或过度活动可引起腱鞘充血、水肿、增厚，造成腱鞘滑膜层急性水肿或慢性损伤性炎症。肱二头肌肌腱腱鞘与肩关节相通，因此，腱鞘内的积液常常反映出肩关节疾病，而不是仅仅局限在肌腱的病变。

2. 滑膜间隙 围绕肩部周围区域有3个滑膜间隙：肩关节腔、肩锁关节腔和肩峰下-三角肌下滑囊。正常情况下，这些间隙互不相通，在某些病理状态下，如肩袖撕裂或肩锁关节下关节囊缺陷，这些间隙可相互交通。

肩峰下-三角肌下滑囊包括肩峰下滑囊与三角肌下滑囊，成人两个滑囊往往融合为一个，为2mm厚的复合结构，位于肩峰和喙肩韧带的下方，覆盖于冈上肌肌腱的上方，内衬滑膜结构，正常情况下，超声不能探查囊内的滑膜。滑囊向前延伸覆盖肱二头肌肌间沟，向下延伸至大结节以下约3cm处，向内侧延伸至喙突（喙突下囊）。正常滑囊内有微量液体，其主要作用是减少上臂运动时的肩袖与喙肩弓和三角肌的摩擦，滑囊炎症时，囊内液体增多和集聚。

3. 大圆肌、三角肌和肩关节肌外群 除肩袖肌肉和肱二头肌，肩关节肌内群还包括大圆肌和三角肌。大圆肌起于肩胛骨背侧面的肩胛下角和近外侧缘的卵圆区，止于肱骨体结节间沟的内侧唇。作用是使肱骨内收和内旋。三角肌是一块厚而有力的肌肉，起自于锁骨外1/3、肩峰和肩胛冈，止于上臂肱骨中1/3的前外侧面。主要作用是使肱骨外展，也可以使肱骨前屈、内旋、外展、后伸和外旋。肩关节肌外群连接上肢和脊柱，有斜方肌、背阔肌、肩胛提肌和菱形肌。

二、适应证

1. 肩部疼痛。
2. 肩关节外伤。
3. 免疫或代谢性病变所致的肩关节病变。
4. 肩部占位性病变。

三、超声检查方法与声像图

(一) 仪器与体位

在检查前，应仔细询问病史。进行检查时，通常情况下患者取坐位，面对检查者，上臂保持放松，自然下垂。一般使用5～12MHz以上频率的高频探头。检查内容包括肩关节、肩袖、肱二头肌长头肌腱、喙肩韧带、喙肱韧带、肩峰下-三角肌下滑囊等结构。

（二）超声检查方法及正常声像图

1. 肱二头肌长头肌腱及肩袖 肱二头肌长头肌腱走行于结节间沟内，即位于肱骨大小结节之间，体表上比较容易辨识，所以肱二头肌长头肌腱可以作为进行肩关节检查的首选结构和肩胛下肌腱与冈上肌腱的鉴别标志（图7-2-1），以肱二头肌长头肌腱为参考标志完成肩袖等其余结构的检查。

（1）肱二头肌长头肌腱：患者取坐位，面对检查者，上臂下垂并轻微内旋，肘关节屈曲90°，手掌向上，体表上确定结节间沟位置，将探头置于此处，即可探及肱骨大结节及小结节，两者形态不同，大结节圆钝，位于外侧；小结节尖而突出，位于内侧，两者之间即为结节间沟，其内可探及肱二头肌长头肌腱及周围脂肪组织（图7-2-2），通常由于各向异性的存在，肱二头肌长头肌腱短轴切面表现为椭圆形低回声区，上下滑动探头并轻轻加压，可较好显示的肌腱内部纤维结构，之后保持探头方向上下移动，短轴扫查是评价肱二头肌长头肌腱疾病的最佳切面。然后探头旋转90°，侧动探头即显示肌腱长轴切面（图7-2-3），长轴动态扫查有助于观察肌腱的完整性。

（2）肩胛下肌腱：在检查肱二头肌长头肌腱后，患者保持体位不变，肘关节屈曲90°，并紧贴外侧胸壁，探头横切显示肱二头肌长头肌腱关节内部分，然后向内侧移动，置于肱骨头小结节内侧，即

可显示肩胛下肌腱长轴切面（图7-2-4），此体位下肌腱显示范围较局限，而且存在明显各向异性伪像，此时嘱患者上臂外旋，可显示更大范围的肩胛下肌腱（图7-2-5）。然后探头旋转90°，显示肩胛下肌腱短轴切面，可见正常肩胛下肌腱纤维插入肌束内，出现高低回声相间的声像图，注意不要与肌腱撕裂混淆（图7-2-6）。

（3）冈上肌腱：检查冈上肌腱时可采用两种体位：第一种令患者手臂后伸、手掌放在髂嵴上缘，肘关节屈曲向后指向正中线，此种体位可以使冈上肌腱向前移动，与肩峰分开，更大范围地显示冈上肌腱，甚至全部肌腱。第二种体位令患者上臂用力往内侧旋转，屈肘同时前臂后伸，手背贴在对侧的后背上，肘关节紧贴外侧壁，肘窝与胸壁不留空隙，由于在肩关节最大内旋时冈上肌腱处于被拉直的强张力状态，所以此体位下更容易发现微小撕裂，而且可以使滑液远离撕裂部位以更好地显示撕裂的宽度。但是此种体位有些患者不能耐受，更难做到该体位的要求。探头横切显示肱二头肌长头肌腱关节内部分，向后外方向移动，即可显示冈上肌腱短轴切面（图7-2-7）；探头旋转90°，显示冈上肌腱的长轴切面（图7-2-8），上臂外展，冈上肌腱回缩至肩峰下，超声仅显示极小部分冈上肌腱（图7-2-9）。

（4）冈下肌腱及小圆肌腱：患者体位坐位，手掌向上将前臂置于同侧的大腿上或对侧肩部，检查者可在体表触及肩胛冈，在矢状面方向，探头置于肩胛冈下方，即可显示冈下肌及小圆肌（图7-2-10）。小圆肌呈圆形，冈下肌呈椭圆形，比小圆肌大。然后探头旋转90°，沿肌腹向肱骨头方向追踪，即可

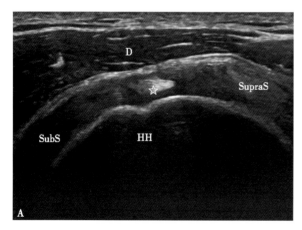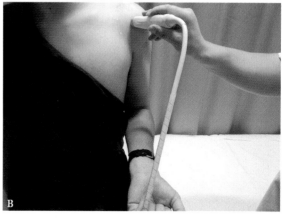

图7-2-1 正常肱二头肌长头肌腱（关节内）短轴切面声像图及体位

图A. 肱二头肌长头肌腱短轴切面声像图（五角星），呈椭圆形回声结构。SubS：肩胛下肌腱；SupraS：冈上肌腱；HH：肱骨头；D：三角肌；图B. 体位及探头位置

分别显示冈下肌腱（图 7-2-11）及小圆肌腱长轴切面（图 7-2-12）。

2. 喙肩韧带和喙肱韧带

（1）喙肩韧带：检查者在体表辨识出患者肩峰和喙突解剖标志，将探头置于两者表面，即可显示喙肩韧带长轴（图 7-2-13），正常表现为薄层条索样结构。

（2）喙肱韧带：将探头置于肱骨结节间沟处，然后往头侧移动，显示关节内肱二头肌长头肌腱短轴切面，在其上方显示薄层条索样结构，即为部分喙肱韧带长轴声像图（图 7-2-14）。

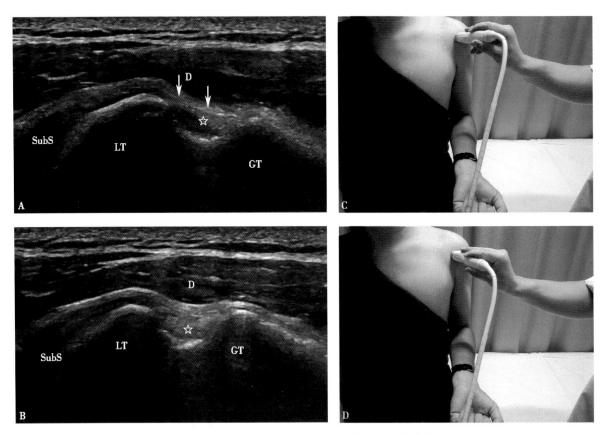

图 7-2-2　正常肱二头肌长头肌腱短轴切面声像图及体位

图 A. 肱二头肌长头肌腱短轴切面声像图（五角星），呈椭圆形回声结构，由于各向异性伪像造成肱二头肌长头肌腱显示为低回声；图 B 示探头稍往上倾斜，肱二头肌长头肌腱即显示为高回声。SubS：肩胛下肌腱；LT：肱骨小结节；GT：肱骨大结节；D：三角肌；箭头：肱横韧带。图 C、图 D 分别为 A 图、B 图相应体位及探头位置

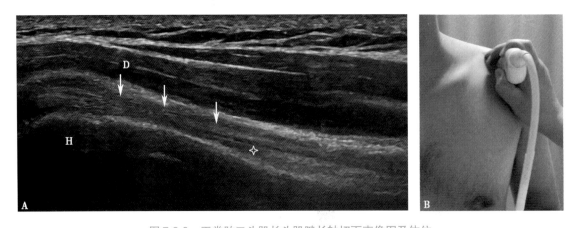

图 7-2-3　正常肱二头肌长头肌腱长轴切面声像图及体位

图 A 为肱二头肌长头肌腱长轴切面声像图（箭头所指），D：三角肌；H：肱骨；四角星示肱二头肌长头肌腱腱鞘最低点；图 B 为体位及探头位置

3. 肩峰下 - 三角肌下滑囊 肩峰下 - 三角肌下滑囊是人体最大的滑囊，覆盖肩关节大部分区域，超声声像图表现为厚度约 2mm 的低回声，为微量的液体回声；位于滑囊外周两层线状高回声为脂肪组织表现（图 7-2-7），正常情况下超声不能探查滑囊内的滑膜。

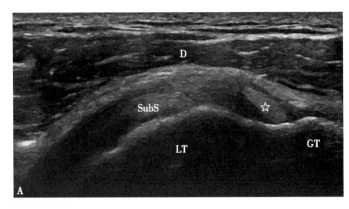
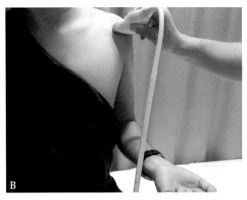

图 7-2-4　上臂中立位时正常肩胛下肌腱长轴切面声像图及体位
图 A. 上臂中立位时正常肩胛下肌腱长轴切面声像图，肱二头肌长头肌腱短轴切面声像图（五角星）。SubS：肩胛下肌腱；LT：肱骨小结节；GT：肱骨大结节；D：三角肌。图 B. 体位及探头位置

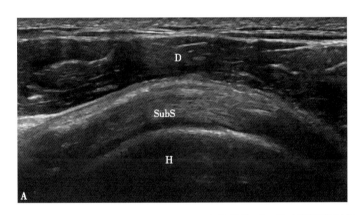
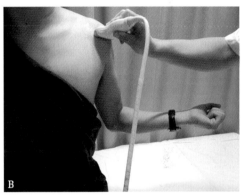

图 7-2-5　上臂外旋时正常肩胛下肌腱长轴切面声像图及体位
图 A 为上臂外旋时正常肩胛下肌腱长轴切面声像图。SubS：肩胛下肌腱；H：肱骨头；D：三角肌；图 B 为体位及探头位置

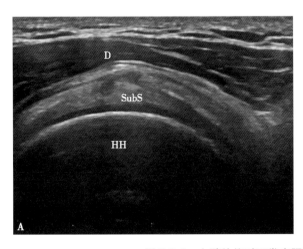
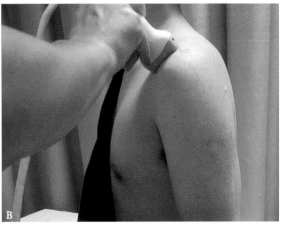

图 7-2-6　上臂外旋时正常肩胛下肌腱短轴切面声像图及体位
图 A. 上臂外旋时正常肩胛下肌腱短轴切面声像图。SubS：肩胛下肌腱；HH：肱骨头；D：三角肌；图 B. 体位及探头位置

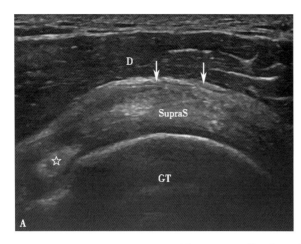
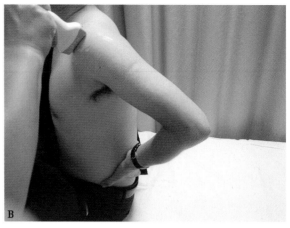

图 7-2-7　正常冈上肌腱短轴切面声像图及体位

图 A. 为正常冈上肌腱短轴切面声像图。SupraS：冈上肌腱；GT：肱骨大结节；D：三角肌；五角星：肱二头肌长头肌腱；箭头：三角肌下滑囊；图 B. 体位及探头位置

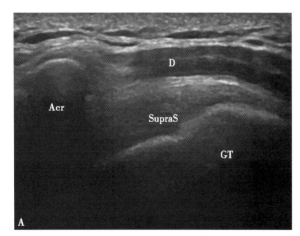
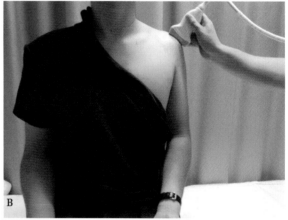

图 7-2-8　上臂中立位时正常冈上肌腱长轴切面声像图及体位

图 A. 上臂中立位时正常冈上肌腱长轴切面声像图，SupraS：冈上肌腱；GT：肱骨大结节；D：三角肌；Acr：肩峰；图 B. 体位及探头位置

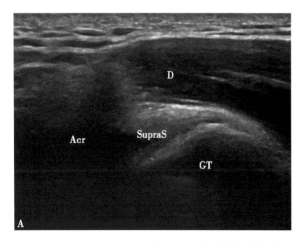
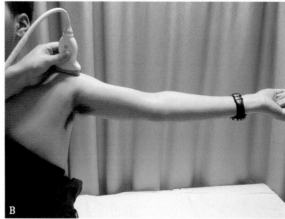

图 7-2-9　上臂外展时正常冈上肌腱长轴切面声像图及体位

图 A. 上臂外展时正常冈上肌腱长轴切面声像图。SupraS：冈上肌腱；GT：肱骨头大结节；D：三角肌；Acr：肩峰；图 B. 体位及探头位置

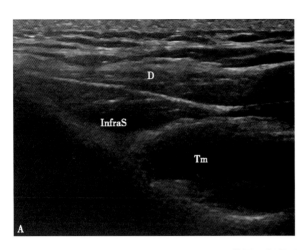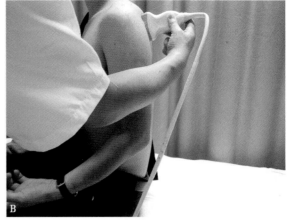

图 7-2-10　正常冈下肌及小圆肌短轴切面声像图及体位

图 A. 正常冈下肌及小圆肌短轴切面声像图。InfraS：冈下肌；Tm：小圆肌；D：三角肌；图 B. 体位及探头位置

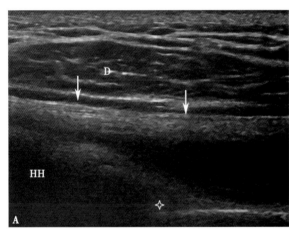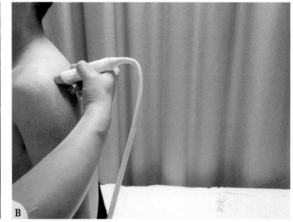

图 7-2-11　正常冈下肌腱长轴切面声像图及体位

图 A. 正常冈下肌腱（箭头）长轴切面声像图。HH：肱骨头；D：三角肌；四角星示后盂唇；图 B. 体位及探头位置

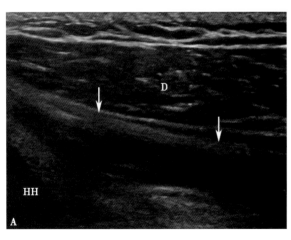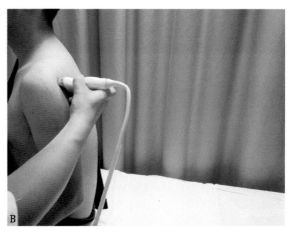

图 7-2-12　正常小圆肌腱长轴切面声像图及体位

图 A. 正常小圆肌腱（箭头）长轴切面声像图。HH：肱骨头；D：三角肌；图 B. 体位及探头位置

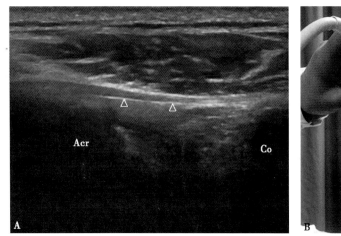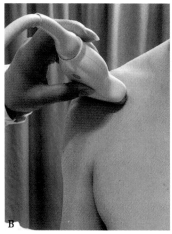

图 7-2-13　正常喙肩韧带长轴切面声像图及体位

图 A. 正常喙肩韧带长轴切面声像图。箭头端：喙肩韧带；Acr：肩峰；Co：喙突；图 B. 体位及探头位置

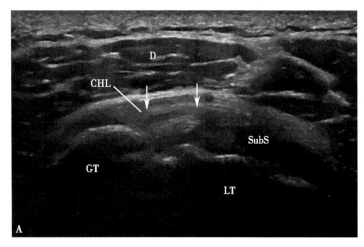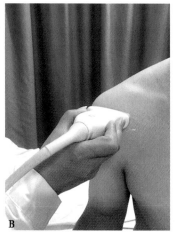

图 7-2-14　正常喙肱韧带长轴切面声像图及体位

图 A. 正常喙肱韧带长轴切面声像图。SubS：肩胛下肌腱；LT：肱骨小结节；GT：肱骨大结节；D：三角肌；箭头：喙肱韧带 CHL；图 B. 体位及探头位置

4. 肩锁关节　肩锁关节是肩关节常规超声检查的重要一部分，因为肩锁关节的病变与肩袖病变很类似。检查者将探头于冠状位置于肩关节顶部可显示肩锁关节（图 7-2-15）。检查肩锁关节时需要进行两侧对比。

四、超声检查注意事项

1. 检查者应该根据病史、简单的物理检查和既往的影像学检查进行临床评估，对受累肩关节的基本物理检查以评估肩袖病变是常规超声检查的一部分。

2. 肩袖超声检查需要熟悉解剖结构，严格规范标准，对每条肌腱进行系统、全面的评估，应分别对肩袖的每一条肌腱 - 肌肉和肱二头肌肌腱进行长轴和短轴扫查，扫查范围包括肌 - 腱结合处到骨骼的附着处。在肌腱伸展中，采取适当的体位，这样才能避免骨骼结构对超声的强反射，例如肩峰和喙突。

3. 由于超声存在各向异性伪像，检查时应旋转探头，使探头垂直于肩关节、肌腱，避免产生各向异性伪像而误诊。

4. 腱鞘回声较低时，采用探头轻压的方法可鉴别浑浊的积液和增厚的滑膜，因滑膜不能被压瘪，积液可以流动，可以被挤压到别处。

5. 超声在诊断肩袖撕裂具体类型时，有时可能会发生错误。如范围较小的全层撕裂由于仅有

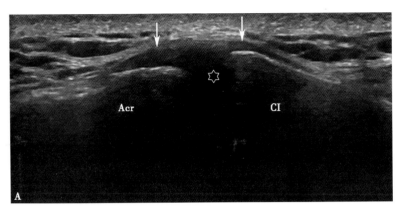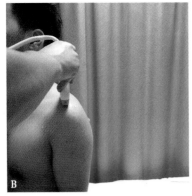

图 7-2-15　正常肩锁关节声像图及体位

图 A. 正常肩锁关节声像图。Acr: 肩峰; CI: 锁骨末端; 箭头: 肩峰锁骨上韧带; 六角星: 关节间隙; 图 B. 体位及探头位置

细小低回声裂隙连于肌腱的滑囊侧与关节侧, 断端收缩不明显, 肌腱浅侧的三角肌下滑囊均可无明显改变, 此时容易漏诊。但如发现肌腱浅侧的三角肌滑囊局部增厚或出现积液, 此时要提高警惕, 仔细检查肌腱有无异常。有时也可能将范围较广的部分撕裂误诊为全层撕裂。这是由于当肩袖发生广泛的部分撕裂时, 肩袖组织可显著变薄, 残余的少许肌腱组织可以被探头压扁, 从而容易被误诊为肩袖全层撕裂。

　　6. 肱二头肌长头肌腱纵行撕裂时应注意与肌腱的二裂变异相鉴别。肌腱二裂变异是肌腱的解剖变异, 如能发现 2 条肌腱分别有独立的腱系膜则有助于该断的确定。

　　7. 双侧对比与动态超声检查有助于病变的发现。

第三节　肩关节常见疾病诊断与鉴别诊断

一、肩袖病变

(一) 肩袖炎症性病变

肩袖炎症性疾病是肩关节前上撞击综合征的早期病变, 多累及冈上肌腱、肩胛下肌腱, 尤其是前者, 占肩袖炎症性疾病的 50%～70%。主要表现为受累肌腱的肿胀和肌腱内部结构紊乱。超声检查表现主要有三种类型。第一种类型: 受累肌腱弥漫性增厚肿胀, 内部回声不均匀性减低 (图 7-3-1), 内可见点状血流信号 (目前的超声技术, 正常肌腱内不能探及多普勒血流信号)。第二种类型: 肌腱

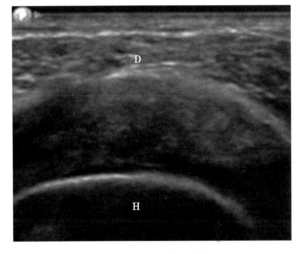

图 7-3-1　冈上肌腱炎声像图

图示冈上肌腱肿胀、回声不均匀。D: 三角肌; H: 肱骨头

局灶性增厚, 内部回声不均, 可见散在的点状或斑片状高回声或低回声 (图 7-3-2), 第三种类型为特殊的钙化型肌腱炎 (图 7-3-3), 表现为肌腱内可见点状、团块状或长条状高回声, 伴或不伴声影。部分可伴肱骨头表面毛糙。

多数肌腱炎症往往伴有周围其他结构的炎症, 尤其以肩峰下 - 三角肌下滑囊炎及肱二头肌长头肌腱腱鞘炎多见。当炎症较轻, 肌腱厚度肿胀不明显时, 必须进行双侧对比检查可提高诊断的敏感性及特异性。

(二) 肩袖撕裂

1. 肩袖损伤的病因　目前有血运学说、退变学说、撞击学说及创伤学说四种主要论点。肩袖损伤的内在因素是肩袖肌腱随增龄而出现的组织退

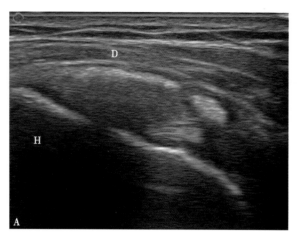
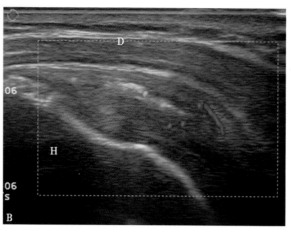

图7-3-2 冈上肌腱炎声像图

A图示冈上肌腱局部增厚,内见不规则强回声,B图示血流信号明显增多。D:三角肌;H:肱骨头

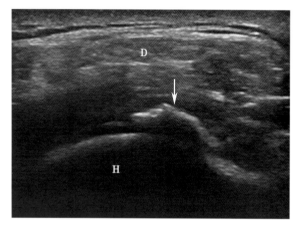

图7-3-3 钙化型冈上肌腱炎声像图

图示冈上肌腱内见团块状强回声(箭头)。D:三角肌;H:肱骨头

化,以及其在解剖结构上存在乏血供的薄弱区域,而创伤与撞击则加速了肩袖退化和促成了断裂的发生。所以这四种因素在不同程度上造成了肩袖的损伤过程,没有一种因素能单独导致肩袖的损伤,其中的关键性因素应依据具体情况分析得出。

2. 临床表现

(1)病史:急性损伤病史以及反复慢性损伤病史,有助于对本病的诊断。

(2)疼痛与压痛:急性期出现持续性剧烈疼痛;慢性期多为自发性钝痛。在肩关节活动时症状明显加重,疼痛多位于三角肌前方及外侧。压痛多见于肱骨大结节近侧,或肩峰下间隙部位。

(3)功能障碍:肩袖出现较大范围损伤时,发生病变的肌腱相应的功能会出现明显受限,尤其冈上

肌腱损伤,主动上举及外展功能均明显受限,范围小于45°。

3. 超声表现 肩袖损伤根据程度的不同分为部分撕裂与全层撕裂。

(1)部分撕裂声像图:根据撕裂位置可分为肌腱内部撕裂、滑囊面撕裂、关节面撕裂三种类型。

1)肌腱内撕裂:撕裂部位位于肌腱内部,未延伸至关节面或者滑囊面。多表现为肌腱内可见不规则低回声或无回声区,未超出肌腱的滑囊面和关节面(图7-3-4)。注意必须在长轴和短轴扫查以避免出现各向异性造成的误诊。

2)滑囊面撕裂:肌腱撕裂部位靠近滑囊面,并延伸至滑囊表面,多发生于靠近大结节处,此类型撕裂超声诊断较容易,多表现为肌腱内见边界较清晰的无回声或低回声区,延伸至肌腱滑囊面,有时可表现为肌腱滑囊面出现局部凹陷缺损(图7-3-5),

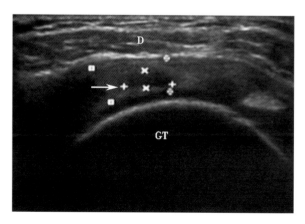

图7-3-4 冈上肌腱内部部分撕裂声像图

冈上肌腱内无回声区(箭头)。D:三角肌;GT:肱骨大结节

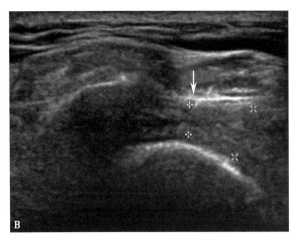

图 7-3-5　冈上肌腱滑囊面部分撕裂声像图

图 A. 冈上肌腱内见无回声区,延伸至肌腱滑囊面(箭头);图 B. 肌腱滑囊面出现局部凹陷缺损,缺损处可见低回声充填(箭头)。D:三角肌;GT:肱骨大结节

缺损处一般表现为低回声或混合性回声,这是由于滑囊积液或滑囊周围的脂肪组织常常填充缺损部位造成的。

　　3)关节面撕裂:此类型临床更多见,肌腱撕裂部位靠近关节面,并延伸至关节面,冈上肌腱近大结节附着处较多见,超声诊断较滑囊面撕裂困难,表现为肌腱的关节线不连续,肌腱内见不规则无回声或低回声区(图 7-3-6),可见关节腔积液,常伴有肱骨大结节处骨质表面不光整。

　　多数肩袖部分撕裂时常伴有肌腱附着处骨皮质破坏改变,表现为附着处骨皮质表面不光整或者骨碎片和骨赘形成。有时可见肱二头肌长头肌腱腱鞘内少量积液或三角肌下滑囊积液。肩袖部分撕裂在超声上有时与肩袖肌腱病鉴别比较困难,但因为两者在临床上均采用非手术保守疗法,所以两者的鉴别并不重要。

　　(2)全层撕裂声像图:肩袖全层撕裂是指肩袖撕裂累及肌腱全层(从滑囊面延至关节面),从而导致盂肱关节腔与三角肌下滑囊相通。全层撕裂可累及整个肌腱(短轴方向上整个宽度),或仅累及肌腱的部分宽度。根据撕裂程度的不同,超声声像图表现也不同。

　　当撕裂累及整个肩袖或绝大部分宽度时,声像图常表现为撕裂肌腱的缺失,三角肌直接覆盖于肱骨头上或仅可见少许肌腱组织存在,冈上肌腱撕裂最常见,撕裂前端常近肱二头肌长头肌腱,向后延伸可累及整个冈上肌腱甚至部分冈下肌腱,断端常回缩至肩峰下。肩胛下肌腱通常很少被累及。

　　如果撕裂仅累及部分肌腱,常表现为局部肌腱缺失,可见低回声或者无回声累及贯穿肌腱全层(图 7-3-7),撕裂多位于冈上肌腱前部靠近肱二头肌长头肌腱的易损伤区。当肌腱撕裂时,有时可伴有三角肌及三角肌下滑囊疝入撕裂部位,三角肌下滑囊呈现凹陷形状,肩袖撕裂处声像图多表现为低回声、高回声或混合性回声。有时与肌腱病鉴别较为困难,可用探头加压,若为肌腱撕裂,局部可被压缩而使三角肌与滑囊贴近肱骨头。

　　除以上直接征象外,有时可伴有一些间接征象,如肱骨头骨皮质表面不光整、肩峰下 - 三角肌下滑囊炎、肱二头肌长头肌腱腱鞘积液、盂肱关节内积液、"软骨界面征"(由于肌腱撕裂、局部积液导致肱骨头软骨浅侧界面呈线状高回声)等。

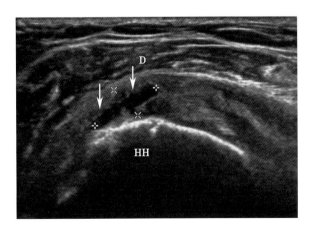

图 7-3-6　冈上肌腱关节面部分撕裂声像图

冈上肌腱内见不规则无回声区(箭头),肱骨大结节骨质表面不光整。D:三角肌;HH:肱骨头

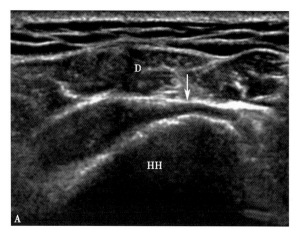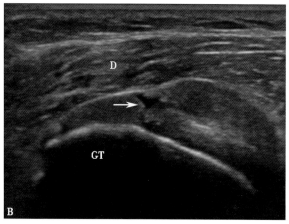

图 7-3-7　冈上肌腱全层撕裂声像图

图 A. 撕裂肌腱的缺失，三角肌直接覆盖于肱骨头上；图 B. 肌腱内可见无回声累及贯穿肌腱全层。D：三角肌；HH：肱骨头；GT：肱骨大结节

（雷凯荣）

二、非肩袖病变

（一）肱二头肌长头肌腱病变

1. 肱二头肌肌腱炎及腱鞘炎

（1）病因：当上肢在外展位屈肘时，肱二头肌长头肌腱容易磨损，长期的摩擦或过度活动可引起腱鞘充血、水肿、增厚，造成腱鞘滑膜层急性水肿或慢性损伤性炎症，从而导致肱二头肌长头肌腱在腱鞘内的滑动障碍，出现临床症状，称为肱二头肌长头肌腱炎或腱鞘炎。此外，由于肱二头肌长头肌腱腱鞘与肩关节腔相通，故任何肩关节的慢性炎症均可引起肌腱腱鞘炎。本病好发于 40 岁以上的中年人，多因外伤或劳损后急性发病，是肩痛的常见原因之一。

（2）临床表现：肩关节前部疼痛，可向上臂前外侧放射，夜间加剧，肩部活动后加重，休息后好转。急性期患侧不能卧位，穿、脱衣服困难。早期肩活动尚无明显受限，但外展、后伸及旋转时疼痛，病情逐渐加重，肩关节活动受限，患手不能触及对侧肩胛下角。查体肱骨结节间沟处压痛明显，肱二头肌抗阻力试验（Yergason 征）阳性，即在抗阻力情况下，屈肘及前臂旋后时，肱二头肌长头肌腱周围出现剧烈疼痛。合并其他肩部疾病时，疼痛范围广，可有肩关节僵硬及肌萎缩。

（3）超声表现：肱二头肌长头腱肌腱炎时肌腱增粗，回声减低，肌腱纤维样结构不清，腱鞘炎时，腱鞘内可见积液无回声区及增厚滑膜形成的低回声区，CDFI：炎症活跃时增粗肌腱及其腱鞘滑膜

组织内可见血流信号，积液内一般无血流信号显示（图 7-3-8，图 7-3-9）。部分慢性病例肌腱内出现强回声钙化灶（图 7-3-10），多位于肱骨头水平和结节间沟近端水平，一般在距离肌腱起点 3cm 以内。结节间沟骨赘形成，长期反复摩擦也可导致肌腱炎性改变，超声可见结节间沟周围骨质增生，骨赘形成（图 7-3-11）。

（4）鉴别诊断：肱二头肌长头肌腱炎性病变一般伴发腱鞘积液，当发现肱二头肌长头肌腱腱鞘积液时应当注意肌腱是否正常，如肌腱正常则不能诊断肌腱病，因为积液有可能是关节腔积液延伸所致。透声欠佳的积液需要与滑膜增生、腱鞘炎相鉴别，如彩色或能量多普勒于病变内可见血流信号显示，而探头加压时血流信号减少则提示后两者可能性大。正常情况下肱二头肌长头肌腱腱鞘上可见旋肱前动脉的一条分支血流信号，注意勿将该血管误认为异常的血流信号。肱二头肌长头肌腱在结节间沟内长期、反复摩擦最终发展成肌腱内纵向裂隙，这需要与双肌腱相鉴别，后者为解剖变异，诊断需要结合肌腱关节段全程超声检查，并结合临床症状，在这方面 MRI 诊断准确率较超声高。

（5）临床意义：超声检查可以实时动态观察肱二头肌长头肌腱病变，并可配合患者活动进行全面细致的检查，诊断准确率高，对于炎性病变，可在超声引导下进行介入诊断及治疗。研究表明，肱二头肌长头肌腱腱鞘出现积液诊断肩袖损伤的阳性预测值为 60%，如同时显示肩峰下 - 三角肌下滑囊积液，可将诊断的阳性预测值增加至 95%。

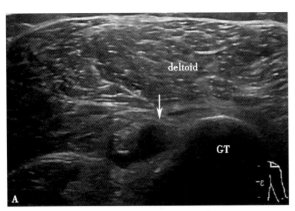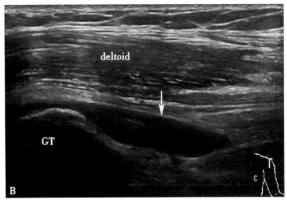

图 7-3-8　肱二头肌长头肌腱腱鞘积液声像图

图 A. 横断面显示肱二头肌长头肌腱腱鞘积液（箭头）；图 B. 纵断面显示肱二头肌长头肌腱腱鞘积液（箭头）；GT：大结节；deltoid：三角肌

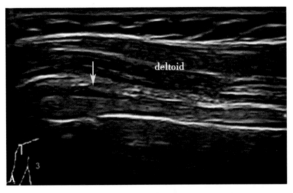

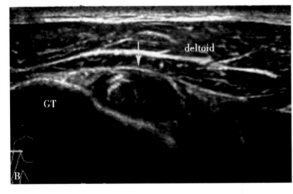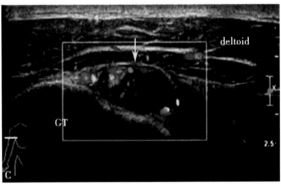

图 7-3-9　肱二头肌长头肌腱炎及腱鞘炎声像图

图 A. 肱二头肌长头肌腱纵断面，上段肌腱增厚，回声减低，腱鞘内见低回声区（箭头）；图 B. 肱二头肌长头肌腱横断面，呈圆形，腱鞘内见无回声及低回声区（箭头）；图 C. 肱二头肌长头肌腱横断面，肌腱及腱鞘内血流信号增多（箭头）；GT：大结节；deltoid：三角肌

2. 肱二头肌长头肌腱断裂

（1）病因：肱二头肌长头肌腱断裂病变部位多在肱骨结节间沟，多因长头肌腱在结节间沟内慢性磨损、反复局部封闭等引起肌腱变性，再因一次明显或不明显的肌腱收缩而将其拉断。腱肌结合部撕裂常常是由于突然急剧的、有力的收缩所致，此类损伤较少见。

（2）临床表现：部分患者症状不明显，部分患者肩前侧肿痛、不适、无力、屈肘力弱，肌肉收缩时双侧不对称，患侧上臂膨隆似肿块。

（3）超声表现：超声检查可以确诊肱二头肌肌腱断裂，全层撕裂通常发生于关节腔段的部分，远端回缩，结节间沟空虚，空虚区域由液性暗区及低回声增生滑膜和塌陷的腱鞘充填，超声可探及回缩

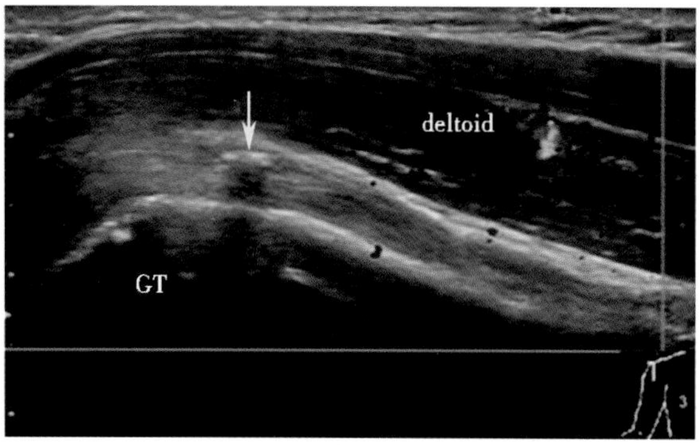

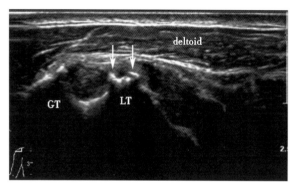

图 7-3-10 肱二头肌长头肌腱钙化声像图

肱二头肌长头肌腱内见团块状强回声钙化灶（箭头）。GT：大结节；deltoid：三角肌

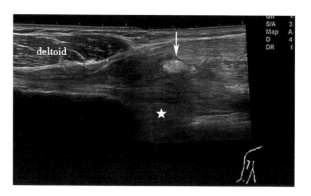

图 7-3-12 肱二头肌长头肌腱断裂声像图

纵切面显示肱二头肌长头肌腱断裂，断端回缩（箭头），断裂回缩肌腱后方出现轻度声衰减（星号）。deltoid：三角肌

图 7-3-11 肱骨结节间沟骨赘形成声像图

肱骨结节间沟横断面，结节间沟旁骨赘形成（箭头），肌腱横断面呈类圆形，腱鞘增厚。GT：大结节；LT：小结节；deltoid：三角肌

的肌腱断端，由于肌肉收缩，断端间隙增大。短轴切面因下方的肱二头肌肌腱缺失，喙肱韧带在肱骨头上呈凹面轮廓。急性损伤，断裂处可见无回声出血区及低回声血肿，回缩肌腹体积增大。慢性肱二头肌长头肌腱断裂病例，肌肉出现萎缩，肌腹体积可减小，回声增强。回缩的肌腱一般伴后方声衰减，此为肌腱全层撕裂的间接征象（图 7-3-12）。

（4）鉴别诊断：全层撕裂时结节间沟内可有低回声增生滑膜及塌陷腱鞘充填，容易误诊为肌腱组织，故应全程扫查肌腱以显示断裂回缩的肌腱断端，并观察有无肌腱的纤维样回声。部分病例断裂发生在腱肌结合部位，肌腱不出现回缩现象，结节间沟内可见肌腱显示正常，如忽视对肌腹的检查，容易造成漏诊。

（5）临床意义：超声可以动态扫查肌腱断端，并作出标记，可协助手术选择及定位，对于腱肌结合部位断裂因其肌腱及肌腹回缩不明显，较容易

漏诊，超声可配合患者体位及肌肉收缩，作出客观诊断。

3. 肱二头肌长头肌腱脱位

（1）病因：患者结节间沟多较浅，肱骨小结节发育不良，当肩关节过度外展外旋位，结节间沟上的肱横韧带断裂导致肌腱向前脱出。

（2）临床表现：肩前痛，肱骨内旋、外旋时局部弹动或弹响。

（3）超声表现：对于短轴切面显示结节间沟空虚，肱二头肌长头肌腱不位于结节间沟内者，应考虑有无脱位可能。肱二头肌长头肌腱脱位分为半脱位和完全脱位两种。半脱位时，肌腱向内侧移位，位于小结节浅面；如肱横韧带连续性中断或消失，长头肌腱移位至肱骨小结节与肩胛下肌腱的浅面，或位于肩胛下肌腱的内侧，则考虑完全脱位（图 7-3-13）。肱二头肌长头肌腱损伤常同时合并肩袖损伤。

（4）鉴别诊断：如果肱骨结节间沟显示不清晰，应留意是否为切面不正确或先天性发育异常所致。此外，部分病例脱位仅见于肩关节外旋时，肩关节内、外旋时肱二头肌长头肌腱来回在结节间沟内外移动，故配合肩关节的内、外旋的动态扫查有助于提高诊断准确率。

（5）临床意义：超声能够在患者体位配合下实时进行动态扫查，提高诊断准确率，这是其他影像学检查无法比拟的。

（二）肩关节主要滑囊病变

1. 肩峰下 - 三角肌下滑囊炎

（1）病因：直接或间接外伤、冈上肌腱损伤或退行性变、长期挤压和刺激是肩峰下 - 三角肌下滑囊炎的常见原因。

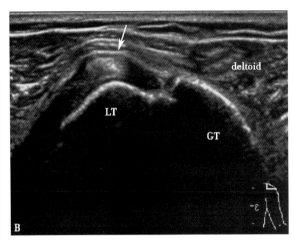

图 7-3-13　肱二头肌长头肌腱脱位声像图

图 A. 正常状态肱二头肌长头肌腱位于肱骨结节间沟内（箭头）；图 B. 肱二头肌长头肌腱脱位声像，肌腱位于肱骨小结节浅面（箭头）。GT：大结节；LT：小结节；deltoid：三角肌

（2）临床表现：肩关节疼痛、运动受限和局限性压痛是肩峰下 - 三角肌下滑囊炎的主要症状。疼痛为逐渐加重，夜间痛较著，运动时疼痛加重，尤其在外展和外旋时（挤压滑囊）。疼痛可向肩胛、颈部和手等处放射。肩关节、肩峰下、大结节等处有压痛点，可随肱骨的旋转压痛位置出现移位。当滑囊肿胀积液时，整个肩关节区域和三角肌部均有压痛。为减轻疼痛，患者肩关节处于内收和内旋位，以减轻对滑囊的挤压刺激。随着滑囊壁的增厚和粘连，肩关节的活动范围逐渐缩小。

（3）超声表现：正常肩峰下 - 三角肌下滑囊为 2mm 左右厚度的复合结构，两层高回声滑膜之间可见线状液性暗区。大部分肩关节疾病中肩峰下 - 三角肌下滑囊均可见增厚，囊内可见积液。单纯性积液表现为无回声或极低回声，混杂性积液或滑膜增生显示为低至高回声，彩色及能量多普勒超声有助于积液与滑膜增生的鉴别，当病变内出现血流信号，提示为滑膜增生（图 7-3-14～图 7-3-16）。

（4）鉴别诊断：滑囊内积液常因重力及上臂运动而移动，超声检查时应尽量轻放探头，以免探头加压导致积液消失而漏诊，并对滑囊低处位置进行扫查，重点在肱骨大结节位置。当肩关节腔与肩峰下 - 三角肌下滑囊同时出现积液时，横断面对两者具有鉴别意义，关节腔积液位于肩袖深面，肩峰

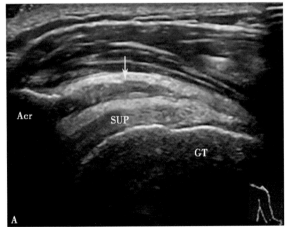

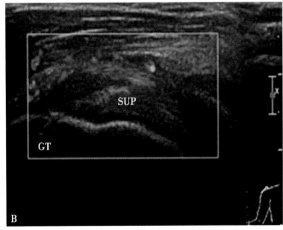

图 7-3-14　肩峰下 - 三角肌下滑囊炎声像图

图 A. 肩峰下 - 三角肌下滑囊增厚，呈低回声（箭头）；图 B. 增厚的肩峰下 - 三角肌下滑囊血流信号丰富。Acr：肩峰；GT：大结节；SUP：冈上肌腱

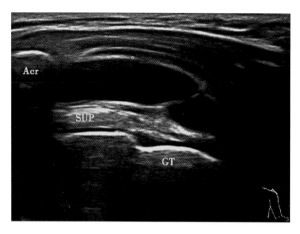

图 7-3-15 肩峰下 - 三角肌下滑囊积液声像图

肩峰下 - 三角肌下滑囊内见中等量无回声积液；Acr：肩峰；GT：大结节；SUP：冈上肌

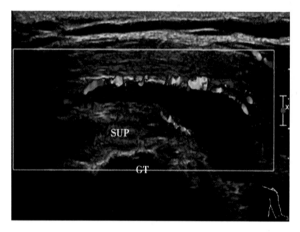

图 7-3-16 肩峰下 - 三角肌下滑囊炎伴积液声像图

肩峰下 - 三角肌下滑囊内可见低回声增厚滑膜及无回声积液（箭头），增厚滑膜内可见丰富血流信号；GT：大结节；SUP：冈上肌

下 - 三角肌下滑囊积液表现为三角肌深面新月形暗区，两者之间可见肩袖分隔，肩袖撕裂时两者可相通。

（5）临床意义：超声检查可动态评估肩峰下 - 三角肌下滑囊病变，因滑囊位置表浅、超声分辨力高，对于细微的病变均能详细检查。超声引导下对滑囊炎的介入治疗也具备精准、实时监控的优点。

2. **喙突下滑囊炎** 喙突下滑囊是指位于喙突深面、肩胛下肌前方的滑囊，其不与肩关节腔相通。需注意的是不要将紧邻肩胛下肌腱的盂肱关节前隐窝混淆为喙突下滑囊。超声检查喙突下滑囊时一般让患者手臂外旋，更好地暴露肩胛下肌腱和滑

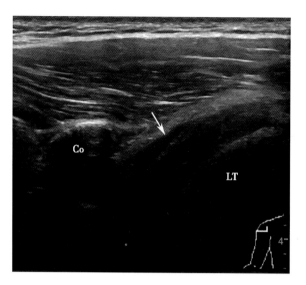

图 7-3-17 喙突下滑囊积液声像图

喙突下滑囊内见液性无回声区（箭头）；LT：小结节；Co：喙突

囊结构。喙突下滑囊炎可以是孤立存在，也可由肩袖损伤引起，患者常有肩关节疼痛症状或喙突撞击综合征阳性，超声检查可见积液及增厚滑膜回声（图 7-3-17）。

（三）肩关节周围主要韧带病变

1. **喙肩韧带** 超声检查可见喙肩韧带连接肩峰与喙突，长轴切面呈现为粗细较为均匀的细带状结构，中部可轻度隆起。肩袖撕裂或肩部外伤时可致喙肩韧带断裂或不同程度退变，且以滑囊侧肩袖撕裂的退变明显，超声表现为韧带增粗或连续性中断。

2. **肩锁韧带** 肩锁关节间隙正常宽为 3～5mm，声像图呈低回声，肩锁韧带位于关节囊壁深方，为纤细带状高回声，略呈膨隆状。直接或间接暴力自上而下冲击肩峰，或过度向下牵拉肩关节，或跌倒时肩峰撞击地面均可引起肩锁韧带损伤或撕裂导致肩锁关节扭伤或脱位，超声可见肩锁韧带肿胀或连续性中断，急性期可见关节囊内不规则低回声血肿或积液，关节囊膨出，肩锁关节间隙可增宽，肩锁关节脱位时可见锁骨抬高。需注意的是肩锁韧带损伤时，常伴有喙锁韧带损伤或撕裂。

3. **喙肱韧带** 正常喙肱韧带超声表现为纤细带状高回声，内可见纤维样结构，一端附着于喙突，一端附着于肱骨。原发性冻结肩是一种常见的困扰中老年人的慢性疾病，发病率为 2%～5%，病程长，给患者的工作生活及家庭带来巨大痛苦。有学者提出喙肱韧带增厚可用来作为诊断冻结肩的重要依

据，正常喙肱韧带厚度超声测量一般低于 3mm，冻结肩侧的喙肱韧带厚度一般超过 4mm。超声检查时需注意患者体位，肩关节处于前臂外展位时，喙肱韧带处于紧张状态，较中立位韧带处于松弛状态时测值减小，也可以采取双侧对比检查来评价韧带是否增厚。

4. 盂肱韧带 冻结肩患者由于长期关节僵硬，常继发下盂肱韧带挛缩，由于下盂肱韧带紧贴关节囊，因此其挛缩增厚时超声图像上可表现为盂肱关节下方关节囊的增厚。

（四）关节病变

1. 盂肱关节

（1）盂肱关节滑膜炎

1）病因：免疫系统疾病、外伤、感染、退行性关节病、退行性关节病等均可累及肩关节，造成盂肱关节滑膜炎。

2）临床表现：患肩肿胀疼痛，活动受限。

3）超声表现：盂肱关节腔内可见无回声积液或低回声增厚滑膜，炎症活跃时滑膜内可见丰富的血流信号（图 7-3-18）。当关节积液或滑膜增生较少时，应重点关注后关节囊区域。

（2）盂肱关节脱位

1）病因：肩关节的前、后、上部都有肌肉、肌腱与关节囊纤维层愈合，增强了其牢固性，只有关节囊的前下部没有肌肉、肌腱的增强，这是肩关节的一个薄弱区。另外肩关节的上方有肩峰、喙突及连于其间的喙肩韧带，可防止肱骨头向上脱位，因而肩关节脱位最常见的是向前下脱位。当上肢外展时，在外力作用下或跌倒时，如上肢外展外旋后伸着地，肱骨头可冲破关节囊前下方的薄弱区，移出到肩胛骨的前方，造成肩关节前脱位。

2）临床表现：患肩肿胀疼痛，活动受限，三角肌塌陷，呈"方肩"畸形，在腋窝、喙突下或锁骨下可触及移位的肱骨头，关节盂空虚，搭肩试验阳性。

3）超声表现：典型病例超声可见肱骨头脱出关节盂外，通常伴随关节腔积液，盂唇挤压变形，活动关节时可见肱骨头与关节盂间隙增大，肱骨头活动度增大。

4）临床意义：盂肱关节脱位临床症状及 X 线表现典型，根据患者症状及体征即可明确诊断。

（3）冻结肩

1）病因：冻结肩（frozen shoulder）也称为粘连性肩关节囊炎，指一种隐匿性的肩部疼痛综合征。多见于更年期女性，且与糖尿病、异烟肼和巴比妥类药物治疗，以及创伤术后肩关节制动时间长相关。其病理特点是多血管的关节滑膜增生，胶原沉积，关节囊粘连，导致关节腔容积变小。

2）临床表现：肩关节活动明显受限，肩关节向各方向活动均可受限，以外展、上举、内外旋更为明显，随着病情进展，由于长期失用引起关节囊及肩周软组织的粘连，肌力逐渐下降，加上喙肱韧带固定于缩短的内旋位等因素，使肩关节各方向的主动和被动活动均受限，当肩关节外展时出现典型的"扛肩"现象，特别是梳头、穿衣、洗脸、叉腰等动作均难以完成。

3）超声表现：超声检查可见盂肱关节下方关节囊增厚（图 7-3-19），喙肱韧带增厚，可超过 4mm。

（4）盂唇旁囊肿：正常盂唇超声显示为高回声

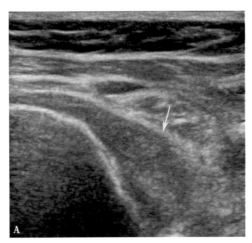
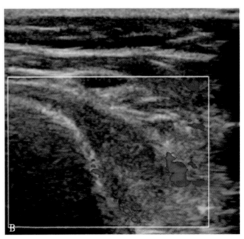

图 7-3-18 盂肱关节滑膜炎声像图

图 A. 可见盂肱关节内无回声及低回声区（箭头）；图 B. 彩色多普勒超声显示低回声区内可见血流信号

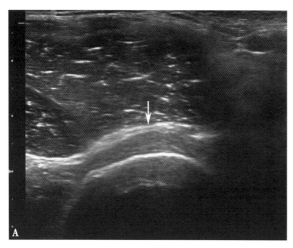
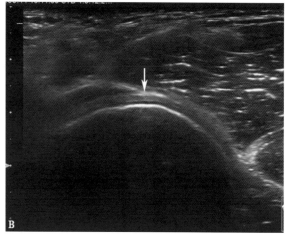

图 7-3-19　盂肱关节下方关节囊增厚声像图

图 A. 从腋下扫查,可见盂肱关节下方关节囊增厚(箭头);图 B. 同一被检者对侧正常盂肱关节下方关节囊声像图(箭头)

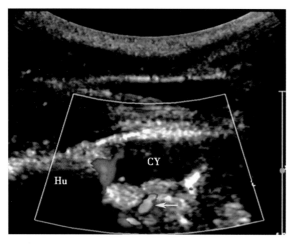

图 7-3-20　肩关节后盂唇旁囊肿声像图

Hu: 肱骨头;CY: 盂唇旁囊肿;箭头: 肩胛上动脉

的三角形结构,附着于骨性关节盂上。盂唇退行性变时可出现回声减低、不均匀,盂唇内出现边界清晰的无回声或低回声病变,提示盂唇撕裂可能,超声检查盂唇异常应进一步行 MRI 检查。盂唇周围探及的囊性暗区,应考虑盂唇旁囊肿的可能(图 7-3-20)。盂唇旁囊肿常继发于盂唇撕裂,因此应注意检查盂唇,超声表现类似于半月板囊肿。肩关节外旋时,肩胛上静脉在盂冈切迹处出现暂时性扩张,容易误诊为盂唇旁囊肿,此时应改变体位,并借助彩色或能量多普勒超声进行诊断。后盂唇囊肿常位于盂冈切迹处,由于肩胛上神经走行于冈盂切迹,后盂唇囊肿常常伴发肩胛上神经卡压。由于位置较深,肩胛上神经在超声下显示困难,可借助

与其伴行的肩胛上动脉进行定位。对于神经压迫明显、症状显著的盂唇旁囊肿,可在超声引导下进行穿刺抽吸治疗。

2. 肩锁关节

(1)病因:肩锁关节脱位较常见,多见于年轻人的运动创伤,当力作用于肩峰端,使肩胛骨向前、向下、向后错动而引起脱位。损伤轻者,仅有关节韧带撕裂或挫伤,不伴有畸形移位,严重者,肩锁韧带、喙锁韧带等断裂,肩锁关节出现脱位。其次肩锁关节端骨质增生可导致关节退行性改变,急性及慢性炎性病变均可引起关节不同程度的改变。

(2)临床表现:肩锁关节脱位可分成三型,Ⅰ型为肩锁关节囊与韧带扭伤,并无确切的韧带断裂,肩锁关节处有轻度肿胀与压痛;Ⅱ型为肩锁关节囊与韧带破裂,锁骨外侧端"半脱位",与健侧比较,锁骨外侧端比较高,用力按压有弹性感觉;Ⅲ型为肩锁韧带与喙锁韧带均已破裂,锁骨外侧端"真性脱位"。锁骨的外侧端已位于肩峰的上方,局部肿痛亦比上述两型重,肩关节活动亦受影响,肩关节任何动作都会加重肩锁关节处的疼痛。

(3)超声表现:肩锁关节脱位的患者多有创伤病史,Ⅰ型脱位仅表现关节囊水肿性改变;Ⅱ型脱位可见肩锁韧带撕裂,关节囊外凸,肩峰和锁骨出现轻度错位;Ⅲ型脱位肩锁韧带撕裂,关节囊外凸,锁骨上抬,错位明显。肩锁关节病变其次是退行性变,多见于 40 岁以上,声像图表现为关节囊扩张,骨皮质不规则、骨赘形成,关节间隙变窄,部分病例纤维软骨盘内回声增高或发生碎裂(图 7-3-21)。

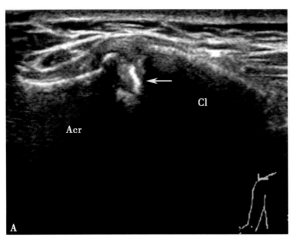 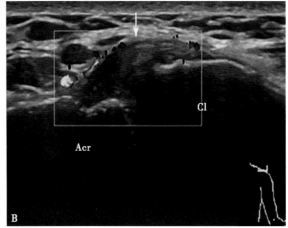

图 7-3-21　肩锁关节病变声像图

图 A. 肩锁关节退行性改变,关节端骨赘形成,关节间隙变窄;图 B. 肩锁关节炎性改变,滑膜增厚,回声减低,肩锁韧带增厚、外凸,血流增多;Acr:肩峰;Cl:锁骨

（刘红梅　雷凯荣）

第四节　临床应用进展

　　随着人口老龄化的趋势和全民运动意识的增强,肩袖疾病发病率逐渐增高。迄今为止,评估肩袖疾病的最常用影像学方法当属超声和 MRI。临床医师过去更倾向于用 MRI 来评估肩袖病变,原因归结于 MRI 具有较高的敏感性和特异性,且更擅长观察肩袖以外的肩关节结构,如骨髓、关节软骨、盂唇等。但由于 MRI 检查费用高并且不具有实时动态显像的特点,因此有一定应用局限性。近些年,随着高频超声探头的问世及技术革新,超声图像的质量得以提高,再加上肩部规范化超声检查方法在国内外的普及,超声在肩关节疾病中的诊断价值愈发彰显。此外,由于超声具备动态扫查的实时监测能力,可在超声引导下开展肩关节腔或肩周组织穿刺,因此高频超声在肩部疾病中的应用越来越受到临床医生的青睐。

　　在肩部疾病中,肩袖疾病是重点,亦是超声检查所擅长的部分。超声对肩袖全层撕裂的诊断准确率较高,但对部分撕裂的诊断准确性相对偏低。然而在临床上,部分撕裂的发病率较全层撕裂更高,对于解剖自愈率较低的撕裂肩袖而言,延期诊断将导致不良转归。以往研究侧重于利用常规超声的直接征象联合间接征象来提高肩袖撕裂的诊断准确率,虽总结出了具有意义的超声征象,可为分型诊断提供一定的参考价值,但由于该病声像图

表现错综复杂,易存在与肌腱病、滑囊炎诊断上的混淆。近来,有学者着眼于利用超声造影剂通过增加靶区与周围组织的信噪比以更清晰勾勒病损区轮廓,进而达到更直观且客观诊断肩袖撕裂亚型的目的。

　　除肩袖外,超声还可以检查许多肩部及肩周组织的异常,最常受累的是盂肱关节、肩锁关节和肩周软组织疾病。超声弹性成像技术出现后,许多学者开始将其用于检测肩袖肌腱的弹性,从而评价肌腱的生物力学特性。剪切波可通过测量其在组织中的传播速度或杨氏模量来评估肌腱的绝对硬度,借助这一技术可分析不同年龄人群、不同性别、优势手与非优势手的相关肩部疾病,如肩袖撕裂、冻结肩等肌腱的生物力学特性,为预防和治疗肩关节疾病提供参考。

思 考 题

　　1. 超声评估肩部疼痛的临床价值有哪些?

　　2. 超声与 MRI 评价肩关节病变各自的优缺点有哪些?

（刘红梅）

参 考 文 献

[1] Angelo Corazzaa, Davide Orlandi, Fabbro E3, et al. Dynamic high-resolution ultrasound of the shoulder: How we do it. European Journal of Radiology, 2015, 84: 266-277.

[2] Klauser AS，Tagliafico A，Allen GM，et al. Clinical indications for musculoskeletal ultrasound：a Delphi-based consensus paper of the European Society of Musculoskeletal Radiology. EurRadiol，2012，22（5）：1140-1148.

[3] Zappia M，Di Pietto F，Aliprandi A，et al. Multi-modal imaging of adhesive capsulitis of the shoulder. Insights Imaging，2016，7（3）：365-371.

[4] Jacobson JA. Shoulder US：anatomy，technique，and scanning pitfalls. Radiology，2011，260（1）：6-16.

[5] Zappia M，Carfora M，Romano AM，et al. Sonography of chondral print on humeral head. Skeletal Radiol，2016，45（1）：35-40.

[6] Sarmento M. Long head of biceps：from anatomy to treatment. Acta Reumatol Port，2015，40（1）：26-33.

第八章 肘 关 节

第一节 概 述

肘关节解剖结构相对简单，且肘部主要肌腱和韧带较为浅表，很适合超声检查。超声在诊断肘关节、肌腱、韧带和周围软组织病变中具有越来越重要的作用。超声可以清楚显示肘关节腔、屈肌总腱、伸肌总腱、内侧副韧带、外侧副韧带、肱三头肌远端肌腱、鹰嘴滑囊以及肘部的神经结构，可观察关节腔内有无积液、滑膜增生、骨侵蚀、骨赘等病变，可对肘关节周围的软组织病变准确地定位，并提出定性诊断。操作者应熟练掌握肘部各结构的正常解剖结构，掌握正确的超声检查方法以及各结构的正常声像图。

第二节 超声检查技术

一、超声应用解剖

（一）肘关节

肘关节（elbow）是全身最稳定的关节之一，由肱桡关节、桡尺近侧关节及肱尺关节组成，共同位于同一关节腔内。其骨性结构包括：尺骨、桡骨近端及肱骨远端。桡骨头凹和肱骨小头构成肱桡关节，尺骨半月切迹与肱骨滑车构成肱尺关节。尺骨桡切迹和桡骨环状关节面构成桡尺近侧关节。肱骨滑车、尺骨滑车切迹和桡骨头，除了前外侧部分，均覆盖关节软骨（图8-2-1）。

关节囊覆盖整个肘关节。在前方，关节囊附着于肱骨干冠突窝和桡窝上方，冠状突前面和环状韧带；在后面，关节囊附着于鹰嘴的上缘。肘关节的滑膜位于关节囊内面和环状韧带，它在桡骨和尺骨之间形成3个滑膜隐窝。最大的隐窝为鹰嘴隐窝，位于肱骨后面。冠状隐窝位于肘前方、肱骨前面，在肱骨的冠突窝和桡窝上延伸。环状隐窝位于桡骨周围，包绕桡骨颈。冠状隐窝和环状隐窝位于内外侧副韧带深面。肘关节的脂肪垫位于纤维关节

囊与滑膜之间，位于滑膜外，而非关节内。最大的脂肪垫位于肱骨冠突窝和桡窝及肱三头肌深面的鹰嘴窝内。任何关节内的膨胀性病变均可引起脂肪垫的移位和抬高。

（二）屈肌总腱与尺侧副韧带

屈肌总腱为致密的纤维带状结构，上端起自肱骨内上髁，下端止于尺骨。尺侧副韧带位于屈肌总腱深面，由3条相互连续的带状结构构成，包括前束、后束及斜束。前束最明显，起自内上髁附着于冠状突的内侧面，止于尺骨冠状突前内侧；后束起自内上髁后面，止于鹰嘴的内缘；斜束为最薄弱部分，连接前束和后束尺骨的附着处。

（三）伸肌总腱、桡侧副韧带与环状韧带

伸肌总腱起自肱骨外上髁的前外侧面，为一条厚的纤维条状结构。桡侧副韧带位于伸肌支持带深面，起自肱骨外上髁，止于尺骨桡切迹，与环状韧带的纤维交织在一起。环状韧带为一条包绕桡骨头的韧带，附着于尺骨桡切迹的前缘及后缘，使尺桡骨近端相关节。环状韧带使桡骨小头与尺骨紧密接触，防止其分开和向下脱位。

（四）肱二头肌远端肌腱

为一个扁平肌腱，由肱二头肌长头和短头的肌腹汇合而成。长约7cm，向外侧深面走行，附着于桡骨粗隆内侧面。

（五）肱三头肌腱

由肱三头肌的肌腹汇聚形成，为一条厚肌腱，附着于尺骨鹰嘴后面，距鹰嘴突尖端约1cm的远端。

（六）肘部主要神经

包括正中神经、尺神经和桡神经以及主要分支。在肘窝，正中神经走行于肱桡肌浅面，行至远端，走行于旋前圆肌的尺骨头和肱骨头之间。桡神经在肘关节近端，位于肱肌和肱桡肌之间，肱骨外上髁前方，向下分为两支，即浅支和深支，浅支为感觉支，深支为运动支，又称为骨间后神经，其穿过旋后肌，走行于旋后肌深、浅层之间。尺神经走行于肘关节后内侧尺神经沟内。尺神经沟为鹰嘴突和肱骨内上髁之间的骨纤维环形结构，由筋膜和

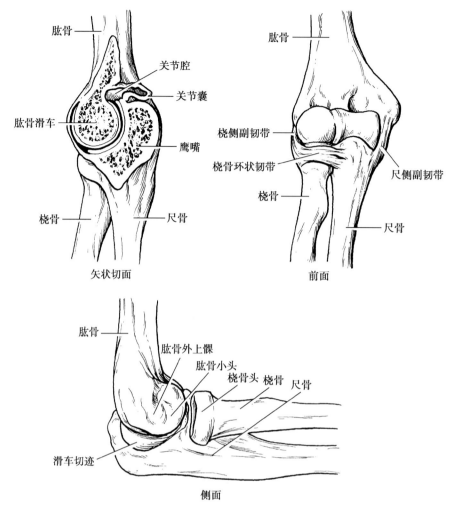

图 8-2-1　肘关节解剖

尺管支持韧带构成。弓状韧带位于尺神经沟浅面,韧带增厚可引起尺神经卡压(图8-2-2)。

二、适应证

1. 肘关节疼痛及障碍。

2. 肘关节外伤。

3. 免疫性、代谢性、退行性或感染性等病变所致的肘关节病变。

4. 肘部神经病变。

5. 肘部周围软组织病变。

三、超声检查方法与声像图

(一)仪器与体位

进行肘关节检查时,需要高性能彩色多普勒超声诊断仪,一般使用 7～10MHz 频率或更高频率的高频探头。在超声检查前,应仔细询问病史,检查肘关节活动范围并定位疼痛或不适点。检查时患

者取坐位,面对检查者,根据不同检查部位,肘部位置摆放不同。肘关节超声检查内容主要包括肘关节腔、肘关节周围的肌肉、肌腱、韧带、神经、滑囊、皮肤及皮下组织等。

(二)超声检查规范及正常声像图

肘关节的超声检查可分为前部、内侧、外侧及后方四个区域,也可根据患者的实际情况,针对性地检查相应部位。

1. 肘关节前部　患者取坐位,面对检查者,肘关节伸直,前臂旋后放在检查台,可在肘关节后方放置枕头以保持肘关节伸直。可分为尺侧纵向、桡侧纵向及横断面扫查。如果患者不能将肘关节完全伸直,如老年人或严重创伤者,可让患者仰卧位,将上臂沿身体长轴放置。横断面扫查范围应至少包括肘窝上、下 5cm 距离。

(1)前方关节腔:横切和纵切扫查肘关节前方,肱骨滑车和肱骨小头骨皮质表现为高回声,其表面

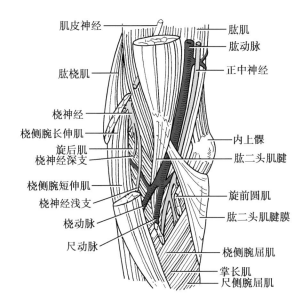

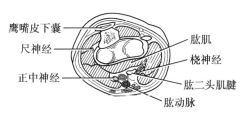

图 8-2-2　肘部神经结构解剖
上图所示为前面观，下图所示为冠状面观

可见低 - 无回声的关节软骨，肱骨滑车的表面为中间凹陷形，位于内侧，占肱骨宽度的 2/3，肱骨小头为凸形，位于外侧，占 1/3（图 8-2-3）。前关节囊为一薄的线状高回声覆盖在关节软骨上，肱肌走行于

关节囊的内前方，肱桡肌走行在外前方。肘关节前方尺侧纵切面检查时，可见冠突窝及肱尺关节（图8-2-4）。冠突窝为肱骨前面的凹状结构，其内可见高回声脂肪垫，呈三角形，位于肱肌的深面。正常人冠突窝内无或仅有少量液体。桡侧纵断面可见肱桡关节，桡骨头呈方形（图8-2-5）。

（2）肱二头肌远端肌腱：保持患者前臂最大程度旋后，纵向显示肱二头肌远端肌腱附着到桡骨粗隆处，由于肱二头肌远端肌腱的走行由浅到深，为避免各向异性伪像，探头远端应加压倾斜，保持声束与肌腱长轴垂直（图8-2-6）。

（3）肘部正中神经：呈筛网状结构，在肘部位于肱动脉的内侧（图8-2-7）。

（4）肘部桡神经：呈筛网状结构，在外上髁水平，走行于肱桡肌与肱肌之间，分为深、浅两支，浅支在内侧，深支在外侧（图8-2-8）。探头向下，在桡骨颈水平，桡神经深支位于旋后肌两层之间（图8-2-9）。

2. 肘关节内侧　检查屈肌总腱时患者肘关节轻度屈曲，手旋后，前臂用力外翻。检查尺侧副韧带时肩关节外展外旋，肘关节屈曲90°，检查其完整性可在手外翻并使肘关节做屈和伸，动态观察韧带的松弛和紧张状态。屈肌总腱上端附着于肱骨内上髁，呈致密的纤维带状稍高回声（图8-2-10）。内侧屈肌总腱的起点要比外侧伸肌总腱宽。尺侧副韧带显示为位于屈肌总腱深面的高回声纤维状结构，其走行与屈肌总腱略有不同（图8-2-11）。

3. 肘关节外侧　检查时患者拇指向上，双掌合

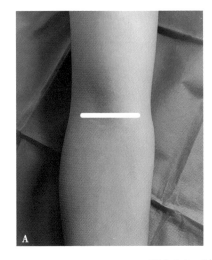

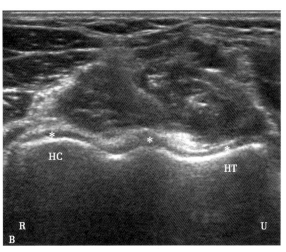

图 8-2-3　肘关节前方横断面体位及声像图
图 A. 体位及探头位置；图 B. 肘关节前方横断面声像图，星号所示为关节软骨；HT：肱骨滑车；HC：肱骨小头；R：桡侧；U：尺侧

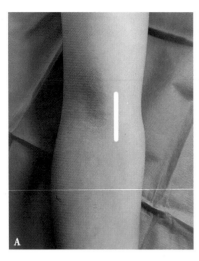
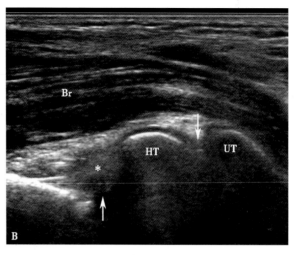

图 8-2-4　肘关节前方尺侧纵断面体位及声像图

图 A. 体位及探头位置；图 B. 尺侧纵断面声像图，向上箭头所示为冠突窝，向下箭头所示为肱尺关节，脂肪垫为高回声（*）；Br：肱肌；HT：肱骨滑车；UT：尺骨滑车

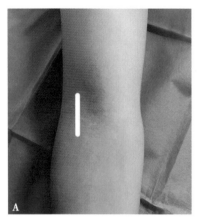
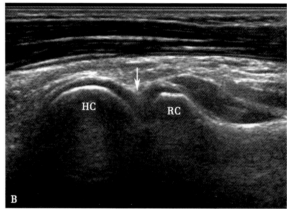

图 8-2-5　肘关节前方桡侧纵断面体位及声像图

图 A. 体位及探头位置；图 B. 桡侧纵断面声像图，箭头所示为肱桡关节；HC：肱骨小头；RC：桡骨小头

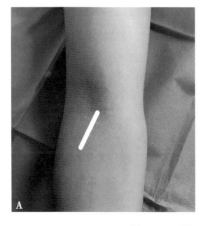
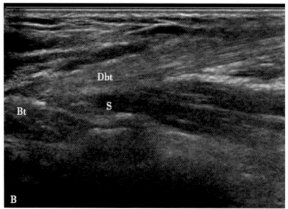

图 8-2-6　肱二头肌远端肌腱长轴体位及声像图

图 A. 体位及探头位置；图 B. 肱二头肌腱远端肌腱长轴声像图；Dbt：肱二头肌远端肌腱；S：旋后肌；Bt：桡骨粗隆

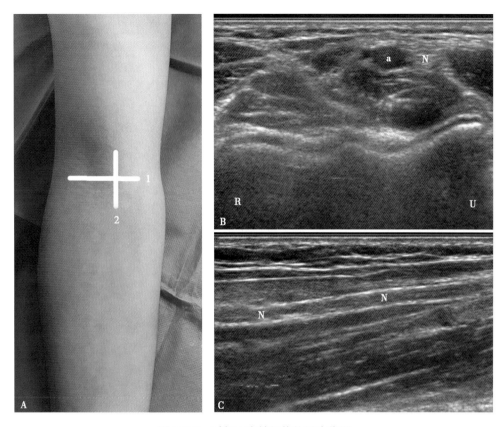

图 8-2-7 肘部正中神经体位及声像图

图 A. 体位及探头位置；图 B、图 C. 正常肘部正中神经横断面（切面 1）及纵断面（切面 2），可见肘部正中神经位于肱动脉内侧；a: 肱动脉；N: 正中神经；R: 桡侧；U: 尺侧

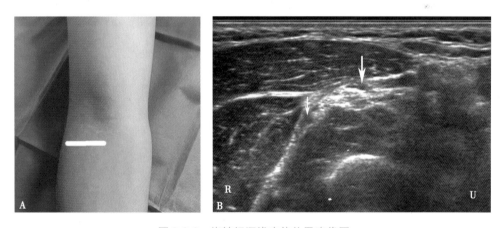

图 8-2-8 桡神经深浅支体位及声像图

图 A. 体位及探头位置；图 B. 粗箭头所示为桡神经浅支，细箭头所示为桡神经深支

拢，两肘伸展或者单侧屈位，前臂内旋。伸肌总腱显示为三角形的高回声结构，向上止于肱骨外上髁（图 8-2-12）。桡侧副韧带位于伸肌总腱深面，两者在声像图上不易区分。肘关节外侧，亦可显示肱桡关节（图 8-2-13）。探头置于桡骨头处横切，可显示环状韧带，呈条索样高回声覆盖于桡骨头、颈表面

（图 8-2-14）。被动地旋前旋后前臂，动态扫查桡骨头，可排除是否有闭合性骨折的可能。

4. 肘关节后方 检查时患者肘关节屈曲 90°，手掌向下平撑于检查床上。纵切面检查肱三头肌腱及其附着于尺骨鹰嘴处。肱三头肌肌腱为高回声结构，附着于鹰嘴骨皮质（图 8-2-15）。鹰嘴隐窝

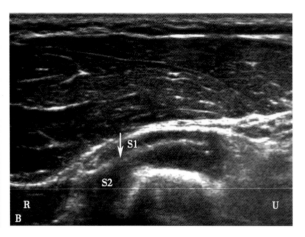

图 8-2-9 桡神经深支体位及声像图

图 A. 体位及探头位置；图 B. 箭头所示为桡神经深支，位于旋后肌两层之间；S1：旋后肌浅层；S2：旋后肌深层；U：尺侧；R：桡侧

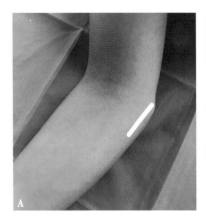
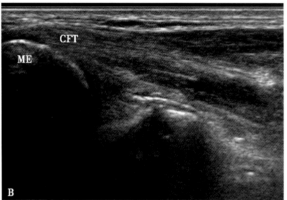

图 8-2-10 屈肌总腱体位及声像图

图 A. 体位及探头位置；图 B. 屈肌总腱声像图；ME：肱骨内上髁；CFT：屈肌总腱

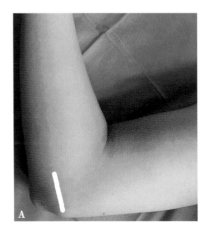
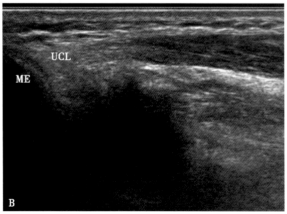

图 8-2-11 尺侧副韧带体位及声像图

图 A. 体位及探头位置；图 B. 尺侧副韧带声像图；ME：肱骨内上髁；UCL：尺侧副韧带

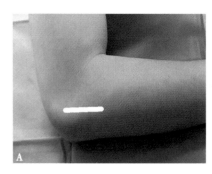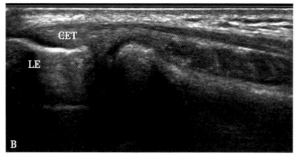

图 8-2-12　伸肌总腱体位及声像图

图 A. 体位及探头位置；图 B. 伸肌总腱声像图；LE：肱骨外上髁；CET：伸肌总腱

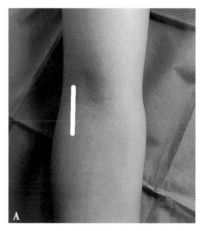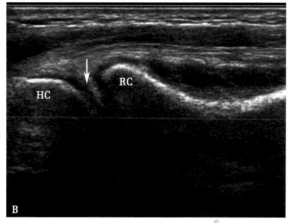

图 8-2-13　肱桡关节体位及声像图

图 A. 体位及探头位置；图 B. 箭头所示为肱桡关节；HC：肱骨小头；RC：桡骨小头

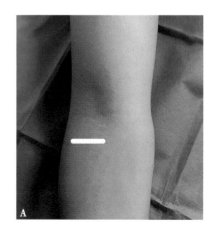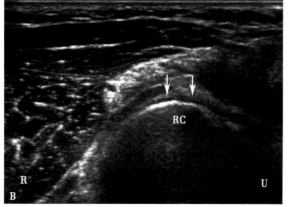

图 8-2-14　环状韧带体位及声像图

图 A. 体位及探头位置；图 B. 箭头所示为环状韧带；RC：桡骨小头；R：桡侧；U：尺侧

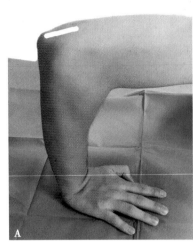
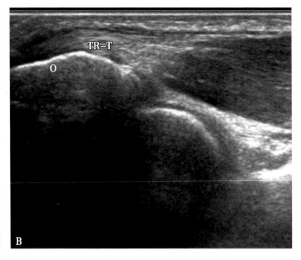

图 8-2-15 肘关节后方纵断面体位及声像图

图 A. 体位及探头位置；图 B. 肘关节后方纵断面声像图；TR-T：肱三头肌腱；O：鹰嘴

为位于肱骨远端后部的一个凹面结构，内充填脂肪垫，在鹰嘴窝的两侧，横断面可见肱骨内上髁和外上髁的后面（图 8-2-16）。鹰嘴后方皮下有个潜在的鹰嘴滑囊，正常人不能显示。肘管处尺神经为位于尺骨鹰嘴和肱骨内上髁两个骨性标志之间的筛网状结构（图 8-2-17）。

四、超声检查注意事项

1. 应熟练掌握肘关节解剖结构及其检查方法。

2. 检查时应旋转探头，使探头垂直于肌腱、韧带、关节囊等结构，避免因各向异性伪像而出现检查结果误判。

3. 双侧对比检查有助于细微病变的发现。

4. 检查鹰嘴滑囊炎时，探头要轻放，避免挤压滑囊。

5. 对于肘关节病变，特别是滑膜炎血流情况的评估，尽量选用对低速血流更为敏感的方式，如能量多普勒模式。

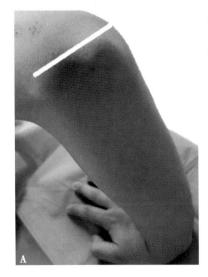
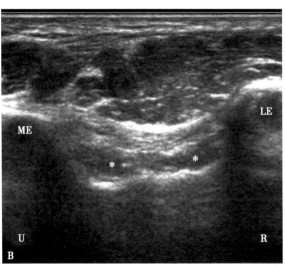

图 8-2-16 肘关节后方横断面体位及声像图

图 A. 体位及探头位置；图 B. 肘关节后方横断面声像图，可见肱骨内上髁和外上髁的后面，星号所示为鹰嘴窝内脂肪垫；ME：肱骨内上髁；LE：肱骨外上髁；R：桡侧；U：尺侧

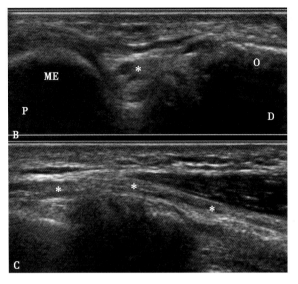

图 8-2-17　肘管处尺神经体位及声像图

图 A. 体位及探头位置，图 B、图 C. 肘管处尺神经横断面（切面 1）及纵断面（切面 2），星号所示为肘管处尺神经；ME：肱骨内上髁；O：尺骨鹰嘴；P：掌侧；D：背侧

（邱　逦）

第三节　肘关节病变的常见诊断与鉴别诊断

一、关节病变

（一）炎性关节病

炎性关节病是各种非化脓性炎症性关节炎的总称，累及肘关节的炎性关节病有许多种，其中最主要的是类风湿关节炎（rheumatoid arthritis，RA）和脊柱关节炎（spondyloarthritis，SpA），SpA 又包括强直性脊柱炎、银屑病关节炎、反应性关节炎、炎性肠病性关节炎等。其基本超声表现包括肘关节积液、关节滑膜增厚、滑膜内血供、骨侵蚀。在肘关节，我们以常见的炎性关节病 RA 进行举例。

类风湿关节炎为常见的自身免疫性疾病，属于炎性关节病的一种，可发生于全身各关节，肘关节也是较常累及的关节之一，有研究表明，肘关节病变的发生率约为 25.7%，低于指关节和腕关节。类风湿关节炎非特异性滑膜炎是主要病理改变。

1. 超声表现　超声表现取决于病变的阶段和严重程度。

（1）关节滑膜炎：表现为关节积液及滑膜增生。正常人肘关节可有少量液体，超过 2mm 的关节内无回声区可诊断肘关节积液。无回声积液周围可见低回声增生滑膜。炎症活跃时，可见滑膜内血流

信号丰富（图 8-3-1）。

（2）骨侵蚀及软骨病变：当病变侵犯骨及软骨组织时，超声表现为关节面骨皮质表面不光滑，连续性中断，关节软骨可出现变薄或消失（图 8-3-2）。

2. 鉴别诊断　滑膜炎的超声表现本身不具有特异性，多种病变都会出现。鉴别的主要疾病为痛风性关节炎，主要累及中老年男性，关节滑膜内可见尿酸盐结晶沉积所致点状高回声，典型的呈"云雾状"改变，关节软骨面与骨表面形成特征性的"双轨征"。但确诊仍需结合实验室检查及临床表现。

3. 临床意义　超声可发现 RA 多种病理改变，评价炎症活跃性及治疗效果，能发现亚临床的病变，能观察患者临床缓解后是否影像学缓解，已成为临床医师 RA 评估和选择治疗方式的重要参考。

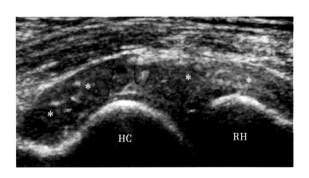

图 8-3-1　RA 患者肘关节滑膜炎声像图

肱桡关节长轴切面；* 为增生滑膜，其内可探及血流信号；HC：肱骨小头，RH：桡骨头

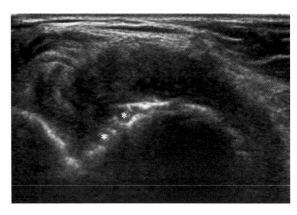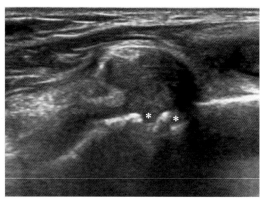

图 8-3-2　RA 患者肘关节骨侵蚀及滑膜增生声像图

＊为骨侵蚀,可见骨皮质连续性中断,周边可见滑膜增生

(二)退行性关节病

退行性关节病,又称骨关节炎、退行性关节炎、老年性关节炎等,肘关节并非骨关节炎好发关节,但也可受累。

1. 超声表现

(1)肘关节面软骨厚度改变,主要观察肱骨滑车及肱骨小头关节面,早期表现为软骨表面轮廓不清,内部回声增强,后期软骨变薄、厚薄不均甚至消失(图 8-3-3)。关节面软骨磨损后可变成膜状,并可脱离形成游离体。

(2)肘关节滑膜炎,部分患者可出现,表现为肘关节积液及滑膜增厚。

(3)骨赘形成,在声像图上表现为自骨表面突出的高回声,容易出现在骨端边缘(图 8-3-4)。

(4)骨侵蚀,由于软骨下骨囊性变,导致骨皮质表面不光滑,连续性中断。

2. 鉴别诊断　超声诊断骨关节炎时,应注意与炎性关节病等鉴别,其超声表现如滑膜炎等相似,但骨关节炎最常见的超声表现为骨赘,这与炎性关节病不同,但鉴别仍需结合临床指标、发病部位、超声表现等。但也应注意,不同的关节炎也可合并出现,比如 RA 可合并骨关节炎。

3. 临床意义　在骨关节炎的早期,X 线片显示可无异常;对于关节面软骨的病变、滑膜炎,X 线检查不能显示。超声检查可以观察关节滑膜炎、关节面软骨的病变程度等。超声对于诊断骨关节炎有重要价值。

(三)其他关节疾病

肘关节痛风性关节炎:肘关节并非痛风性关节炎常见累及关节,但同样可受累。

1. 超声表现　一般性的关节炎性表现,如关节

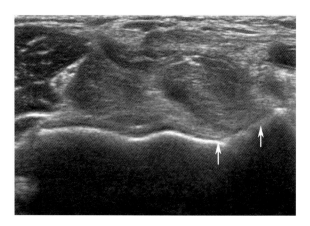

图 8-3-3　肘关节骨关节炎患者软骨变薄声像图

肘关节肱骨软骨变薄,以肱骨滑车明显(箭头)

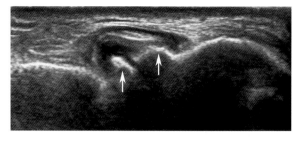

图 8-3-4　肘关节骨关节炎患者骨赘形成伴滑膜炎声像图

肘关节肱骨及桡骨小头表面可见高回声突起(箭头),关节腔内可见积液及滑膜增厚

积液、滑膜增生、软骨退行性改变和骨质破坏等。特征性尿酸盐结晶沉积的超声表现主要有:①关节软骨"双轨征",声像图表现为在受累关节软骨表面靠近关节腔的一侧出现线状高回声,与深方软骨与骨性表面形成的高回声形成两层平行的线状高回声,常见于肱骨滑车及肱骨小头软骨表面(图 8-3-5)。

其形成机制是关节软骨表面沉积的尿酸盐微结晶形成第一层反射界面，软骨骨表面形成第二层反射界面，两层平行强反射界面形成"双轨征"。②关节腔内"暴雪样"回声，声像图表现为关节积液内出现的细小点状高回声，类似云雾状。③关节旁肌腱内高回声，声像图表现为关节旁肌腱内出现点状、线状和片状高回声。④痛风石形成：可见于肘关节周围皮下组织、肌腱内、关节内等，多表现为团状高回声（图8-3-6），周边可见低回声晕，晕环内可见血流信号。⑤其他表现：为关节积液、滑膜增生和骨侵蚀等。

2. 鉴别诊断 需与类风湿关节炎等其他关节疾病相鉴别，结合临床症状、实验室检查，以及痛风性关节炎特征性改变，一般不难鉴别，但急性痛风性关节炎如尿酸盐结晶表现不明显，仅表现为滑膜炎时，鉴别困难。另外，痛风性关节炎特征性改变中"双轨征"需要与假痛风性关节炎关节软骨病变相鉴别，该病是由于焦磷酸盐结晶沉着于关节软骨中层所致的急、慢性炎症关节病，症状与痛风相类似，但其超声主要鉴别点是关节软骨处近侧强回声出现于关节软骨内部，而非关节软骨表面。

3. 临床意义 痛风性关节炎多次急性反复发作、转为慢性可导致受累关节出现畸形及功能障碍，早期发现、早期治疗具有重要临床意义。临床工作中由于临床症状不具特征性、X线等影像学改变发生较晚，早期发现和诊断病变有一定困难。超声由于具有特征性改变，能够早期发现并作出诊断，且具有无创、简便和分辨率高等优势，可作为诊断痛风性关节炎的重要影像学方法。

二、肘关节周围肌腱病变

（一）伸肌总腱肌腱病

伸肌总腱肌腱病（common extensor tendon tendinopathy）又称肱骨外上髁炎（lateral epicondylitis）或网球肘（tennis elbow）。因多发于职业、运动等因素使伸肌总腱被频繁过度牵拉而受损，导致伸肌总腱退行性改变或部分肌纤维断裂，引起局部微出血而发生粘连，进而伸肌总腱下间隙慢性炎症，其中桡侧腕短伸肌是伸肌总腱中最常受累的部分，近年来发现伸肌总腱肌腱病变以退行性改变为主，而非炎症改变，其病理变化以肌腱胶原纤维断裂、肌腱部分撕裂、肌腱内钙化、局部血管增生等为特征，在慢性病变患者的桡侧腕短伸肌肌腱病理组织中检出了自噬细胞和凋亡细胞，其数量与病变程度高度相关，提示以退行性变为主，称之为肱骨外上髁炎欠妥，称之为肌腱病较为恰当。伸肌总腱肌腱病一般具有明确的肘腕力运用过多的运动史，如网球、羽毛球运动员，以及一些从事手工操作的人员均可出现。患者可自觉肘关节外上方疼痛，用力握取或抓取物体时疼痛加剧，查体肘部肱骨外上髁压痛明显，可向下放射至前臂近端，也可只局限于肱骨外上髁侧面，牵引伸腕相关肌肉或使这些肌肉收缩都可以引起疼痛，肘关节屈伸不受影响。

1. 超声表现 伸肌总腱肌腱病主要声像图特点是伸肌总腱肌腱附着处增厚，呈局部或弥漫性回声减低，局部肌腱纤维结构消失，有时肌腱内可见微小撕裂形成的无回声区（图8-3-7）。彩色和能量多普勒超声在肌腱内可探及增多的血流信号（图8-3-8）。钙化性伸肌总腱肌腱病在近肌腱附着部可探及高回声，为肌腱内钙化灶声像图改变（图8-3-9）。

2. 鉴别诊断 肘关节外侧疼痛时需与肘关

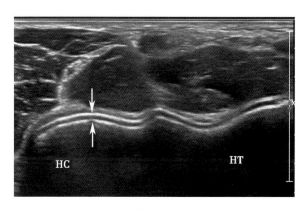

图8-3-5 痛风性肘关节炎关节软骨"双轨征"声像图
肱骨滑车及肱骨小头软骨表面线状强回声沉积，与深面骨皮质平行（箭头）；HC：肱骨小头；HT：肱骨滑车

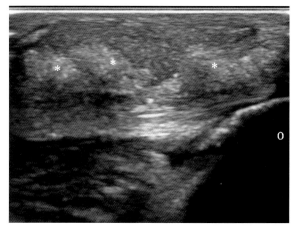

图8-3-6 痛风性肘关节炎痛风石声像图
肘关节后方扫查；*显示皮下团块状高回声痛风石

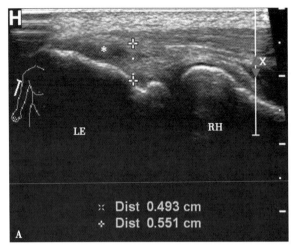
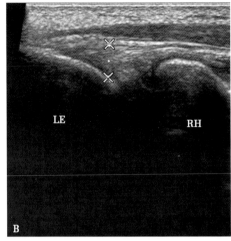

图 8-3-7　肱骨外上髁伸肌总腱部分撕裂声像图

肱骨外上髁伸肌总腱附着部长轴方向扫查,图 A. 显示肱骨外上髁伸肌总腱附着部位稍增厚,*示局部撕裂;
图 B. 正常伸肌总腱;LE: 肱骨外上髁;RH: 桡骨头

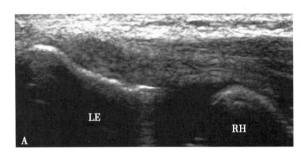
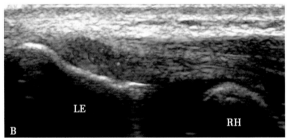

图 8-3-8　肱骨外上髁伸肌总腱腱病声像图

肱骨外上髁伸肌总腱附着部长轴方向扫查,图 A 显示肱骨外上髁伸肌总腱附着部位增厚,回声减低,图 B 显示增厚的
肱骨外上髁伸肌总腱内血流信号;LE: 肱骨外上髁;RH: 桡骨头

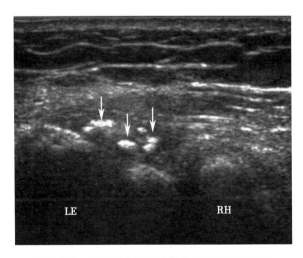

图 8-3-9　肱骨外上髁钙化性伸肌总腱病声像图

肱骨外上髁伸肌总腱附着部长轴方向扫查,箭头显示肱
骨外上髁伸肌总腱附着部内多个高回声钙化灶;LE: 肱
骨外上髁;RH: 桡骨头

外侧副韧带撕裂、骨间后神经卡压综合征等相鉴
别。另外,临床上肱桡滑囊炎与肱骨外上髁炎症状
体征类似,但超声检查可清晰显示前者左侧肘关
节前方肱桡肌与桡骨粗隆间滑囊内的积液,两者可相
互鉴别。

3. 临床意义　既往临床医生多根据病史、体
征及体格检查进行肱骨外上髁炎的诊断,较少依赖
辅助检查,有一定主观性,许多神经源性病变和肱
桡关节病变如滑囊炎等常被临床误诊为本病。超
声可以明确肘关节伸肌总腱肌腱病的超声诊断、病
变程度、范围,监测治疗效果,并除外其他原因引
起的肱骨外上髁疼痛。

(二)屈肌总腱肌腱病

屈肌总腱肌腱病(common flexor tendon tendi-
nopathy)又称肱骨内上髁炎(medial epicondylitis)或
高尔夫球肘(golf's elbow),是由于运动等引起肘关
节长期外翻,使肘关节内侧屈肌腱附着处反复微小

损伤引起的相关炎症，最终导致屈肌总腱退行性变和撕裂。临床多表现为肘关节内侧肱骨内上髁处的压痛，前臂内旋或手抓握时疼痛加重，发病率低于肱骨外上髁炎，多见于重复肘关节外翻的运动，如高尔夫球等。

1. 超声表现 其超声表现与伸肌总腱肌腱病类似，主要声像图特点是屈肌总腱肌腱附着处增厚、肿胀，肌腱局部或弥漫性回声减低不均匀，局部肌腱纤维结构消失，有时肌腱内可见微小撕裂（图8-3-10）。彩色和能量多普勒超声在肌腱内可探及增多的血流信号。部分慢性病例可在肌腱内探及高回声钙化灶，骨表面可粗糙不平、骨赘形成等。

2. 鉴别诊断 需要与尺侧副韧带（内侧副韧带）损伤相鉴别，屈肌总腱肌腱撕裂严重时常常合并尺侧副韧带撕裂，超声可明确有无合并损伤，病变范围、程度。

3. 临床意义 与伸肌总腱肌腱病类似，临床医生多根据病史、体征及体格检查进行相关的诊断，较少依赖辅助检查。超声可以明确肘关节屈肌总腱肌腱病的超声诊断、程度，除外其他原因引起的肱骨内上髁疼痛，监测治疗效果，具有方便、灵活、动态扫查和分辨率高等优势。

（三）肱二头肌远端肌腱损伤性疾病

相对少见，多由反复用力旋前及旋后动作引起，多见于提起重物时或发生于肱二头肌强力收缩对抗阻力时如健身、举重等活动。肱二头肌远端肌腱撕裂最常发生于其在桡骨粗隆附着处以及肌腱内、肌腱-肌腹连接处，通常是与肘关节半曲位时突然被动过度伸展造成急性撕裂性损伤，与其他肌腱易损部位类似，肱二头肌肌腱远端桡骨粗隆附着部相对有一少血管区，使这一区域容易因退行性变而导致肌腱发生炎性改变，部分或完全撕裂。常见症状是肘关节处前面肌腱断裂处疼痛，并在上臂前面近心端因远端断裂回缩而出现明显的上臂包块。

1. 超声表现 多为肱二头肌肌肉及肌腱连结处或肌腱远端桡骨粗隆附着处肌腱增厚、局部或弥漫性回声减低，若部分撕裂可探及肌腱形态不规则，部分肌腱纤维回声中断；完全撕裂则无法探及远端肌腱回声，或探及肌腱完全中断，撕裂处常可见积液（血肿）（图8-3-11）。

2. 鉴别诊断 需与其他引起肘窝前部疼痛的疾病相鉴别，如肱二头肌桡骨囊滑囊炎，超声表现为肌腱周围无回声或低回声区，但肌腱轮廓及连续性未见改变。

3. 临床意义 超声能够准确、迅速、无创地对

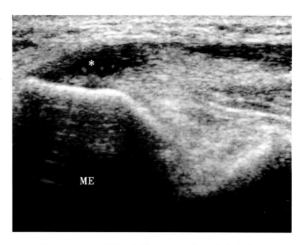

图 8-3-10 肱骨内上髁屈肌总腱肌腱病声像图

肘关节伸直外翻位，肱骨内上髁屈肌总腱附着部长轴方向扫查，＊显示肱骨内上髁屈肌总腱起始部增粗肿胀、回声减低；ME：肱骨内上髁

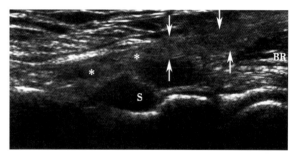

图 8-3-11 肱二头肌远端肌腱完全断裂声像图

肘关节伸直位，肘关节前方肱二头肌远端肌腱桡骨粗隆附着部扫查，＊显示肌腱附着部空虚，肌腱缺失，可见血肿，箭头示断裂回缩的肱二头肌远端肌腱，回声杂乱，增粗；S：旋后肌；BR：肱肌

大多数肱二头肌远端肌腱损伤性疾病作出诊断，明确病变程度、范围。早期诊断肱二头肌远端肌腱损伤、断裂非常重要，因为外伤1周以后，肌腱逐渐粘连，周围脂肪浸润，会影响外科手术治疗效果。

（四）肱三头肌肌腱损伤性疾病

肱三头肌远端肌腱撕裂不常见，多发生于肱三头肌肌肉与肌腱连接部位或接近尺骨鹰嘴处，常合并有尺骨鹰嘴的撕脱性骨折。其发病机制是在上臂过度伸展状态位跌倒或受伤，肘关节被迫屈曲产生与肱三头肌收缩相反的力而导致肱三头肌远端肌腱发生撕裂。受伤局部软组织肿胀、疼痛。肱三头肌远端肌腱完全撕裂多表现为肘关节不能伸展。

1. 超声表现 主要表现为肘后区长轴扫查时未见肱三头肌肌腱结构或肌腱纤维连续性部分或完全中断，断端可回缩，周围积液（血肿），如合并

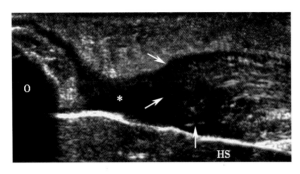

图 8-3-12 肱三头肌远端肌腱完全断裂声像图
肘关节后方探查，肱三头肌远端肌腱尺骨鹰嘴附着部完全撕裂，＊显示肌附着部空虚，肌腱缺失，血肿形成，箭头示断裂回缩的肱三头肌远端肌腱；O：尺骨鹰嘴，HS：肱骨

尺骨鹰嘴撕脱骨折，局部骨表面不光滑，肌腱断裂处可探及局灶性高回声伴声影（图 8-3-12）。

2. 鉴别诊断 需与肘后区软组织疼痛、肿胀相关病变鉴别，如皮下软组织炎症、鹰嘴滑囊炎、肱三头肌腱下滑囊炎等，超声可显示断裂的肱三头肌肌腱，多可明确诊断。

3. 临床意义 超声能够明确肱三头肌肌腱损伤具体部位、程度、损伤范围，特别是鉴别需要手术的完全撕裂和可以保守治疗的部分撕裂。

三、肘关节周围韧带病变

肘关节周围韧带主要包括尺侧副韧带（内侧副韧带）、桡侧副韧带（外侧副韧带），尺侧副韧带较桡侧副韧带坚固。肘关节尺侧副韧带是维持肘关节内侧稳定的主要结构，它由前束、后束及斜束三部分组成，其中前束是肘关节抗外翻应力的主要结构。肘关节骨折脱位常伴有尺侧副韧带损伤，导致肘关节不稳定，最常见的是前束损伤，占内侧副韧带损伤的绝大多数，前束断裂的部位可以发生在起始部、中部和尺骨附着部，但以中部断裂最为多见。

尺侧副韧带撕裂多由韧带反复过度伸展或肘关节外翻时受损伤引起，常见于投掷运动及上肢在伸直位受伤，其损伤机制主要是内侧副韧带长期受到慢性损伤，在外翻和外旋应力的共同作用下引起韧带肿胀和撕裂。可伴有相邻屈肌总腱的损伤。外侧副韧带常伴随伸肌总腱的撕裂而受到损伤。肘关节尺侧副韧带损伤时患肘内侧肿胀、瘀斑、压痛明显，肘外翻应力试验阳性，双肘外翻应力位 X 线片显示患肘内侧间隙增宽，即可诊断肘部尺侧副韧带损伤。

1. 超声表现 尺侧副韧带部分撕裂可引起肘

部肱尺关节间隙增宽等松弛表现，需结合前臂外翻试验借助外力使肘关节尽量外翻，动态观察肱尺关节的间隙变化，尺侧副韧带部分撕裂时其关节间隙明显增加，表明尺侧副韧带松弛和部分撕裂，尺侧副韧带部分撕裂可探及韧带内纤维状高回声部分中断，呈低回声或无回声（图 8-3-13）。完全撕裂表现为尺侧副韧带内纤维回声连续性完全中断，可伴有低 - 无回声或混合性回声的血肿声像图。桡侧副韧带撕裂声像图与尺侧副韧带撕裂回声类似，显示为伸肌肌腱起始部深方外侧副韧带纤维连续性中断，与健侧比较，肘关节外侧关节间隙增宽（图 8-3-14）。

2. 鉴别诊断 可合并屈肌总腱肌腱病、伸肌总腱肌腱病，超声可明确病变部位，不难鉴别。

3. 临床意义 肘关节周围韧带病变治疗前需准确评估损伤的部位及程度，检查手段包括肘关节镜、MRI 及超声检查。关节镜检查为有创性检查，故不适宜作为常规检查，MRI 则价格昂贵，且检查

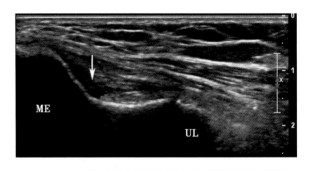

图 8-3-13 肘关节内侧副韧带前束部分撕裂声像图
肘关节内侧探查，箭头示肘关节内侧副韧带前束肱骨内上髁附着部局部呈低回声，为部分撕裂；ME：肱骨内上髁；UL：尺骨

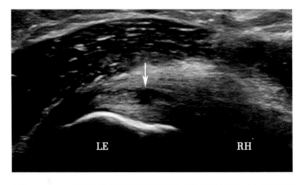

图 8-3-14 肱骨外上髁伸肌总腱深方外侧副韧带部分撕裂声像图
肱骨外上髁伸肌总腱附着部长轴方向扫查，箭头所指显示伸肌总腱深方的外侧副韧带部分撕裂；LE：肱骨外上髁；RH：桡骨头

时受肘关节位置（许多患者肘关节损伤处于不同程度的屈曲位）影响，限制了 MRI 在肘关节周围韧带病变损伤中的应用。超声可实时动态双侧对比探查，能显示肘部韧带的形态、内部回声及连续性是否中断，是评估肘关节韧带病变部位、程度的可靠影像学方法。

四、肘关节周围滑囊病变

（一）鹰嘴滑囊炎

鹰嘴滑囊炎（olecranon bursitis）是最常见表浅滑囊炎之一，其病因分为非感染性病因和感染性病因，可能由痛风、类风湿关节炎、细菌性及结核性感染等原因引起。临床多表现为肘后部鹰嘴处无痛性或疼痛性软组织包块，少数继发于感染性疾病的滑囊炎可出现局部炎症改变，表现为局部疼痛、红肿和皮温升高。

1. 超声表现 尺骨鹰嘴浅面皮下滑囊内无回声积液，可见低回声的增生滑膜，彩色多普勒可在增生滑膜内探及血流信号（图 8-3-15）。在出血性和感染性滑囊炎时，囊内液体回声可呈混合性。

2. 鉴别诊断 肘部蜂窝织炎，皮下软组织增厚，回声增强，内可见裂隙状无回声区，血流信号增多，病变无明显边界，而鹰嘴滑囊炎位于皮肤下，肱三头肌肌腱和尺骨鹰嘴的浅方，可供鉴别。

3. 临床意义 鹰嘴滑囊位于皮下，位置表浅，超声能清楚显示积液及滑膜增生情况，能帮助与肘关节周围蜂窝织炎相鉴别。还可通过超声引导下穿刺进一步明确鹰嘴滑囊炎的病因，并进行抽液治疗。

（二）肱二头肌桡骨囊滑囊炎

肱二头肌桡骨囊位于肱二头肌远端肌腱桡骨粗隆附着处的下方，桡骨粗隆与肱二头肌远端肌腱之间，起减少前臂旋前时两者摩擦的作用，其炎症多由肱二头肌远端肌腱与桡骨头、肱肌之间反复摩擦、挤压等引起局部反复性的微小损伤而引起，其他原因包括感染、关节炎等。临床表现为肘部前外侧疼痛，肘关节屈曲运动或前臂旋前时疼痛加剧，局部可有压痛和肘关节活动不便，滑囊内积液较多时，查体可扪及肘窝内包块。

1. 超声表现 前臂旋后横切面扫查利于显示滑囊形状和边界，通常表现为位于肱二头肌远端肌腱和桡骨粗隆附近的边界清晰、壁光滑的囊性包块，部分可见增生滑膜（图 8-3-16）。当滑囊内积液量比较多时，肱二头肌桡骨囊可扩张包绕肱二头肌肌腱远端。

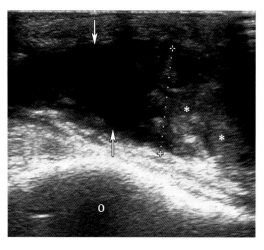

图 8-3-15 尺骨鹰嘴滑囊炎声像图
肘后方尺骨鹰嘴处扫查，箭头示尺骨鹰嘴滑囊内较多积液；* 为明显增生滑膜；O: 尺骨鹰嘴

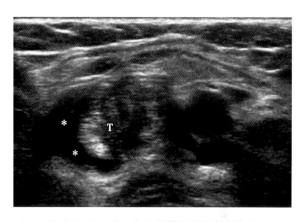

图 8-3-16 肱二头肌桡骨囊滑囊炎声像图
肘窝前方横切扫查；* 为肱二头肌桡骨滑囊积液包绕正常的肱二头肌远端肌腱；T: 肱二头肌远端肌腱

2. 鉴别诊断 临床上肱二头肌桡骨囊滑囊炎与肱骨外上髁炎症状体征类似，但超声检查可清晰显示后者伸肌总腱肌腱附着处肿胀，呈局部或弥漫性回声减低，彩色和能量多普勒超声在肌腱内可探及增多的血流信号等，可对两者进行鉴别。

3. 临床意义 超声可对肱二头肌桡骨囊滑囊炎作出准确诊断，另外可在超声引导下行介入治疗，并可监测治疗效果。

第四节 临床应用进展

肘关节位置表浅，高频超声易于探查，且由于高频超声的分辨率，能清晰地显示肘部肌腱、关节、神经及血管，还具有实时动态、无放射性以及多普勒超声直接显示病变活动性等优点。对于肘关节滑膜炎的诊断及炎症程度，超声与 MRI 有相同的效果。对于肘关节炎性改变，超声能够在疾病的早期阶段就发现滑膜炎、软骨的破坏和骨质侵蚀等征象，并可准确评估疾病活动度，具有 X 线等影像学检查手段所不具备的优势，不足之处在于：肘部肌骨超声检查结果容易受到操作者的依赖性影响，容易出现各向异性伪像，所以操作者必须经过标准化培训，才能避免结果判读的不准确。多数关节的炎性改变不具备特异性，难以直接从超声声像图加以鉴别，通常需要结合临床和实验室检查。

在治疗方面，近年来由于超声逐渐被临床用于肌骨关节的可视化诊疗中，其中超声引导下介入治疗的发展尤为迅速，如对伸肌总腱肌腱病的介入治疗。超声在肌骨领域的介入治疗中发挥了精确、实时定位的重要作用，有其他影像学所不具备的动态观察优势，能对多种介入治疗疗效作出判断。

思 考 题

1. 超声如何评价肘部疼痛？

2. 超声引导下可对哪些肘关节病变行介入性治疗？

（陈 剑）

参 考 文 献

[1] Thoger P. Krogh, Ulrich Fredberg, Christian Ammitzbol, et al. Ultrasonographic characteristics of the Common Extensor Tendon of the Elbow in Asymptomatic Individuals. The Orthopaedic Journal of Sports Medicine, 2017, 5(5): 2-9.

[2] Plaza M, Nowakowska-Plaza A, Pracon G, et al. Role of ultrasonography in the diagnosis of rheumatic diseases in light of ACR/EULAR guidelines. J Ultrason, 2016, 16(64): 55-64.

[3] Zhu J, Hu B, Xing C, Li J. Ultrasound-guided, minimally invasive, percutaneous needle puncture treatment for tennis elbow. Adv Ther, 2008, 25(10): 1031-1036.

[4] Naredo E, Iagnocco A. One year in review: ultrasound in arthritis. Clin Exp Rheumatol, 2016, 34(1): 1-10.

第九章 腕及手关节

第一节 概　　述

随着超声技术的进展，超声在腕部及手部关节中的应用越来越受到临床的重视。腕部及手部解剖结构复杂，是肌骨超声检查的重要内容及难点。超声检查可帮助腕部及手部关节及周围软组织病变诊断、病情评估及治疗评估等。腕部及手部检查的关节较多，包括远端尺桡关节、桡腕关节、腕骨间关节、腕掌关节、掌指关节、近端指间关节、远端指间关节，超声检查可观察关节腔内有无积液、滑膜增生、骨侵蚀、骨赘等病变，并可通过对滑膜炎的观察评估病变炎症的活跃性及评估治疗效果。腕部及手部关节周围的软组织包括腕部及手部的指伸肌腱、指屈肌腱、韧带、尺神经、正中神经、桡神经浅支、肌肉、皮肤及皮下组织等，超声可检查解剖变异、腱鞘炎、肌腱断裂、神经卡压、神经损伤、神经源性肿瘤、腱鞘囊肿等。

第二节　超声检查技术

一、超声应用解剖

（一）关节结构

腕关节结构复杂，是典型的可以灵活运动的关节。腕关节由3个关节构成，包括远端尺桡关节、桡腕关节和腕骨间关节，一般情况下，这几个关节互不相通。腕骨共8块，排列成近端和远端两排。近排由舟骨、月骨、三角骨和豌豆骨组成，远排由大多角骨、小多角骨、头状骨和钩状骨组成（图9-2-1）。

远端尺桡关节由尺骨头环状关节面、桡骨远端的尺切迹和三角纤维软骨组成，关节腔为L形，三角纤维软骨将其与桡腕关节相分隔。桡腕关节由手舟骨、月骨和三角骨近侧关节面作为关节头，桡骨的腕关节面和尺骨头下方的关节盘作为关节窝构成。豌豆骨是尺侧腕屈肌腱内的一个籽骨。桡腕关节囊前、后壁松弛，在尺侧与关节盘融合。桡

腕关节的前、后及两侧均有韧带加强，其中掌侧韧带最为坚韧。腕骨间关节位于近排及远排腕骨之间，内部及周边有许多韧带加强。在更远侧，腕掌关节由腕骨的远排和掌骨底相关节。正常情况下，腕掌关节和腕骨间关节腔相互交通。

手关节由掌骨及指骨构成，包括掌指关节和指间关节。掌指关节由掌骨头与近节指骨底构成，指间关节由各指近节指骨头和远节指骨底构成，第2～5指包括近端及远端指间关节，拇指仅有一个指间关节。

（二）腕部韧带及三角纤维软骨复合体

腕部韧带包括内在及外在韧带。外在韧带连接桡骨、尺骨、腕骨和掌骨底，起到稳定腕关节的作用。内在韧带又称为骨间韧带，起到连接并稳定各个腕骨的作用。腕关节最重要的内在韧带为舟月韧带和月三角韧带。三角纤维软骨是填充在尺骨头和腕骨尺侧面之间的纤维软骨结构，呈双凹面的盘状结构，位于尺骨茎突和桡骨之间。三角纤维软骨复合体（triangular fibrocartilage complex，TFCC）包括三角纤维软骨本身及其他支持结构，如相应的关节盘、尺侧副韧带、尺侧腕伸肌腱腱鞘等，能够增强腕关节尺侧及远端尺桡关节的稳定性。

（三）腕部肌腱及其支持带

包括背侧的伸肌腱及其腱鞘和掌侧的屈肌腱及其腱鞘，其中9条伸肌腱和9条屈肌腱向手指走行；掌长肌腱附着于腕横韧带和掌腱膜。腕背部肌腱浅面为伸肌支持带，为背侧筋膜增厚部分，对腕部背侧的伸肌腱起固定作用。伸肌腱走行在一系列相邻的骨纤维管内，骨纤维管由尺骨和桡骨表面的凹陷和伸肌支持带构成。伸肌腱的作用是实现腕关节及手指的背伸、内收及外展，易发生疲劳及创伤性损伤。伸肌支持带发出纤维间隔将腕部伸肌腱由桡侧向尺侧分为6个腔室（图9-2-2）。第一腔室位于桡骨远端外侧，内含拇长展肌腱和拇短伸肌腱，可有共同的或独立的腱鞘，拇短伸肌腱较拇长展肌腱更靠背侧。伸拇指时，在远侧横纹的外侧可见明显的三角形凹陷，为"鼻烟窝"，其内、外侧

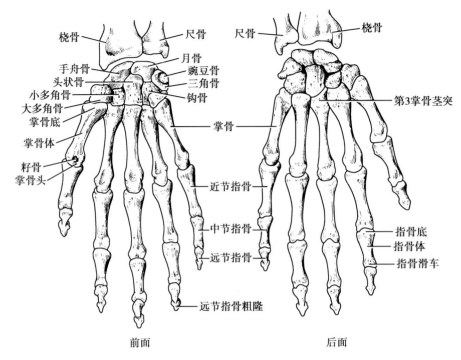

图 9-2-1　手腕部骨骼组成

界分别为拇长伸肌腱及拇短伸肌腱（图 9-2-3）。第二腔室位于 Lister 结节的桡侧,内含桡侧腕长伸肌腱和桡侧腕短伸肌腱,各有独立的腱鞘,分别止于第 2、3 掌骨底,桡侧腕短伸肌腱较桡侧腕长伸肌腱更接近 Lister 结节。第三腔室位于 Lister 结节的尺侧,内含拇长伸肌腱及其腱鞘。其绕过 Lister 结节后经过桡侧腕长伸肌腱和桡侧腕短伸肌腱的浅面进入拇指,止于远节指骨的底部。第四腔室内含指

总伸肌腱和示指伸肌腱,共用一个腱鞘,肌腱向远端呈发散走行。第五腔室内含小指伸肌腱及其腱鞘。第六腔室最靠近尺侧,内含尺侧腕伸肌腱,止于第 5 掌骨底。

在腕关节的掌侧面,9 条屈肌腱进入腕管到达手指,包括第 2~5 指的 4 条指浅屈肌腱、4 条指深屈肌腱及 1 条拇长屈肌腱（图 9-2-4）。指深屈肌腱在指浅屈肌腱深面,拇长屈肌腱在腕管内走行于示

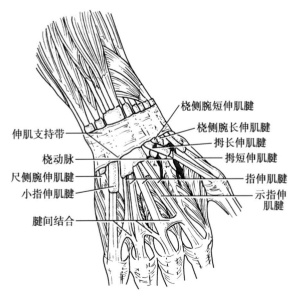

图 9-2-2　腕背部解剖示意图

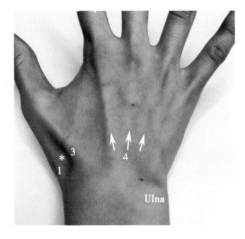

图 9-2-3　正常成人腕部背侧面
可见鼻烟窝（星号）由第一及第三腔室围成,呈三角形,第四腔室内的指伸肌腱呈发散走行（箭头）;1:第一腔室;3:第三腔室;4:第四腔室;Ulna:尺骨头

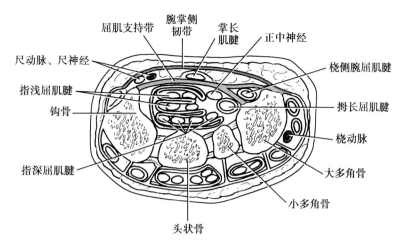

图 9-2-4　腕掌部横断面解剖示意图

指屈肌腱的桡侧。在靠近腕关节处，指浅、深屈肌腱被一总腱鞘，即屈肌总腱腱鞘包绕。在屈肌总腱腱鞘的桡侧，拇长屈肌腱被一独立的腱鞘包绕。尺侧腕屈肌腱是腕关节唯一一条没有腱鞘包绕的肌腱，走行于腕关节的尺侧，止于豌豆骨。桡侧腕屈肌腱位于腕管外，止于第 2 掌骨底。

掌长肌腱细长，走行在腕关节中间，腕横韧带的浅面，其末端裂开呈分叉状，融于腕横韧带和掌腱膜。大约 20% 的人掌长肌腱缺如。掌腱膜是屈肌支持带和掌长肌腱的直接延续，呈三角形，底位于远端，覆盖指屈肌腱、掌部的神经、血管，避免这些结构受到外部损伤。在远端，掌腱膜分为 4 束纵纤维，附着于近节指骨底。

在手掌部，指浅屈肌腱位于指深屈肌腱浅面，在掌指关节水平，逐渐变薄加宽，至近节指骨近端开始分裂，至近节指骨中段时，分裂为两半。之后分裂的肌腱围绕指深屈肌腱的侧方而至其背侧，彼此交叉至对侧，最后止于中节指骨底。指深屈肌腱止于远节指骨底。手指的指屈肌腱走行在指屈肌腱腱鞘内，由腱鞘滑车系统固定。腱鞘滑车是腱纤维鞘在不同部位增厚所形成的一系列不同宽度、厚度和形态的致密结缔组织束。腱鞘滑车系统主要包括 5 个环形滑车（分别为 A1、A2、A3、A4、A5 滑车），A1、A3、A5 滑车分别位于掌指关节、近端指间关节、远端指间关节处，A2、A4 滑车分别位于近节指骨和中节指骨。

（四）掌板及侧副韧带

掌指关节及指间关节均有掌侧韧带及侧副韧带加强。掌侧韧带又称掌侧纤维软骨板或掌板。关节的桡侧及尺侧均有侧副韧带加强。

（五）神经结构

包括腕部正中神经、尺神经及桡神经浅支。在腕管，正中神经走行于拇长屈肌腱及第 2 指浅屈肌腱的浅面。在近端腕管，正中神经横切面呈椭圆形，屈肌支持带（腕横韧带）位于正中神经浅面。在屈肌支持带近端，正中神经发出掌侧皮支，支配手掌桡侧半的感觉神经，该皮支在腕管松解术中易受损伤。Guyon 管位于腕管的浅面尺侧，以腕横韧带为底，顶为腕掌韧带，该管道近端桡侧界为豌豆骨，远端尺侧界为钩骨。在 Guyon 管内，尺神经位于尺动脉尺侧，移行为浅面的感觉支和深面的运动支两个终末支。在前臂远端桡侧面，桡神经的浅支（感觉支）从桡侧腕长伸肌和肱桡肌腱之间穿出至皮下组织，浅面跨过第一腔室的伸肌腱，自掌侧到背侧，支配腕、手、拇指及桡侧手指近端部分背侧面的感觉。

二、适应证

1. 腕及手关节疼痛。
2. 腕及手关节外伤。
3. 免疫性、代谢性、退行性或感染性等病变所致的腕及手关节病变。
4. 腕部神经病变。
5. 腕部及手部软组织其他病变，如占位性病变等。

三、超声检查方法与声像图

（一）仪器与体位

在超声检查前，应仔细询问病史，检查腕及手关节活动范围并定位疼痛或不适点。检查腕部及手部时,患者取坐位,面对检查者,腕部及肘部保持放松,手平放在检查床上。不能坐的患者可平卧于检查床上,将上肢放于身体两侧。进行腕及手关节检查时,需要高性能彩色多普勒超声诊断仪,一般使用10MHz以上频率的高频探头。

（二）超声检查规范及正常声像图

1. 腕关节　腕关节超声检查可分为背侧、掌侧、桡侧、尺侧,应全面扫查四个区域,也可根据患者的实际情况,针对性地检查相应部位。

（1）腕关节背侧:由伸肌支持带发出分隔,形成6个腔室,分别由12根伸肌肌腱通过,从桡侧至尺侧分别扫查腕部伸肌腱的6个腔室。

1）第1腔室:拇长展肌腱（掌侧）和拇短伸肌腱（背侧）。保持腕关节在中立位,手尺侧放于检查

床上,探头放置在桡骨茎突表面横断面显示第1腔室,可显示支持带与桡骨茎突之间的上述两个肌腱的短轴切面,部分患者可见分隔将腔室分为两部分。探头转动90°可显示肌腱长轴,需追踪拇长展肌腱至舟状骨（图9-2-5）。

2）第二腔室:位于第一腔室尺侧,可见桡侧腕长伸肌腱（桡侧）及桡侧腕短伸肌腱（尺侧）。将手掌放在检查床上,探头放在腕部桡侧,横断面显示桡侧腕长伸肌腱和桡侧腕短伸肌腱,可见其分别止于第2、3掌骨底。肌腱位于Lister结节的桡侧,Lister结节显示为桡骨背侧的高回声突起。向头侧移动探头,可观察到拇长展肌和拇短伸肌在桡侧腕长伸肌腱和桡侧腕短伸肌腱浅面进入第一腔室（图9-2-6）。

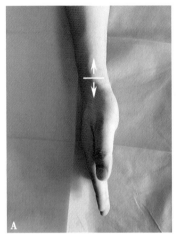
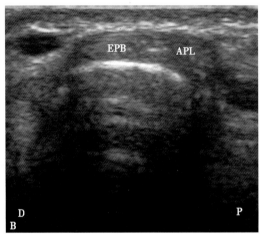

图 9-2-5　右腕第一腔室横断面体位及声像图

图 A. 体位及探头位置;图 B. 第一腔室横断面声像图;EPB:拇短伸肌腱;APL:拇长展肌腱;P:掌侧;D:背侧

图 9-2-6　右腕第二腔室横断面体位及声像图

图 A. 体位及探头位置;图 B、图 C. 第二腔室横断面声像图,图 B 所示为切面 1,图 C 所示为切面 2,可见拇长展肌和拇短伸肌（箭头）在桡侧腕长伸肌腱和桡侧腕短伸肌腱浅面进入第一腔室;ECRB:桡侧腕短伸肌腱;ECRL:桡侧腕长伸肌腱;U:尺侧;R:桡侧

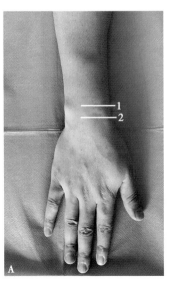
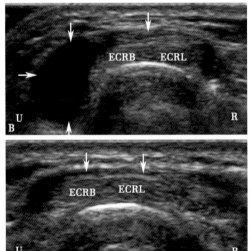

3）第三腔室：拇长伸肌腱。将手掌放在检查床上，探头置于桡骨 Lister 结节处，Lister 结节是区分第二和第三腔室的标记，拇长伸肌腱位于 Lister 结节尺侧。拇长伸肌腱由近端至远端从尺侧到桡侧跨过桡侧腕长伸肌腱和桡侧腕短伸肌腱（图 9-2-7、图 9-2-8）。

4）第四、五腔室：第四腔室 - 指总伸肌腱及示指伸肌腱；第五腔室 - 小指伸肌腱。将手掌放在检查床上，探头横切放置在腕部背侧的中份，观察第四及第五腔室，手指屈伸时动态扫查有利于区分不同肌腱（图 9-2-9）。

5）舟月韧带：为腕部的重要韧带，是运动创伤中的好发部位。将手掌放在检查床上，探头置于 Lister 结节，横断面向远端滑动，可以显示背侧的舟月韧带，位于舟骨和月骨之间的三角形高回声，向尺侧偏斜更有利于完整显示韧带（图 9-2-10）。

6）第六腔室：尺侧腕伸肌腱。手侧放，腕关节轻度向桡侧偏斜，尺侧向上，探头置于尺骨茎突，显示尺侧腕伸肌腱位于尺骨表面略微凹陷处（图 9-2-11）。

7）远端尺桡关节：检查背侧远端尺桡关节，探头在近端时关节囊更扩张，易于观察（图 9-2-12）。

8）桡腕、腕骨间及腕掌关节：桡腕关节由手舟骨、月骨和三角骨的近侧关节面作为关节头，桡骨的腕关节面和尺骨头下方的关节盘作为关节窝而

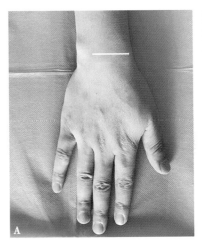 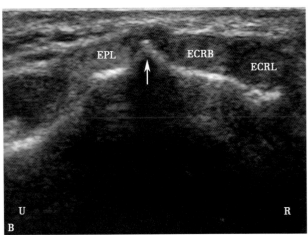

图 9-2-7　右腕第三腔室近端横断面体位及声像图

图 A. 体位及探头位置；图 B. 第三腔室横断面声像图；EPL：拇长伸肌腱；ECRB：桡侧腕短伸肌腱；ECRL：桡侧腕长伸肌腱；箭头所示为 Lister 结节；R：桡侧；U：尺侧

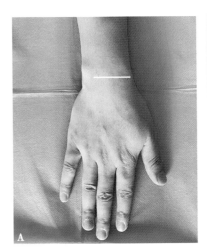 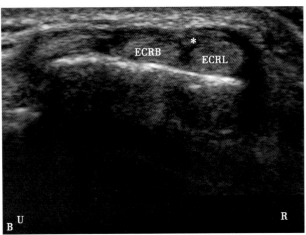

图 9-2-8　右腕第三腔室远端横断面体位及声像图

图 A. 体位及探头位置；图 B 所示为拇长伸肌腱（星号）从尺侧到桡侧跨过桡侧腕长伸肌腱和桡侧腕短伸肌腱；ECRB：桡侧腕短伸肌腱；ECRL：桡侧腕长伸肌腱；R：桡侧；U：尺侧

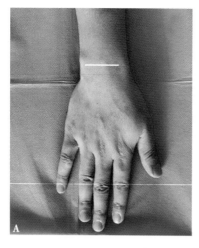
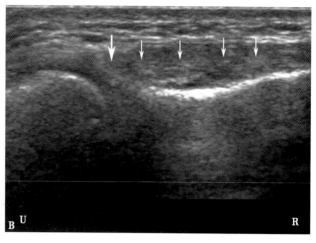

图 9-2-9　右腕第四、五腔室横断面体位及声像图

图 A. 体位及探头位置；图 B. 第四、五腔室横断面声像图，细箭头所示为示指伸肌腱和指总伸肌腱，粗箭头所示为小指伸肌腱；R：桡侧；U：尺侧

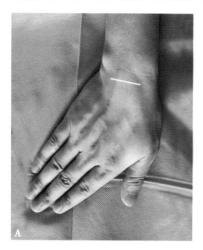
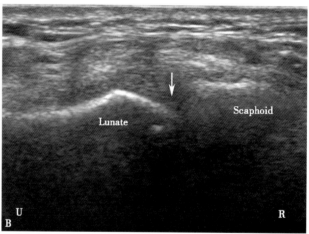

图 9-2-10　正常舟月韧带声像图

图 A. 体位及探头位置；图 B. 箭头所示为舟月韧带；Lunate：月骨；Scaphoid：舟状骨；R：桡侧；U：尺侧

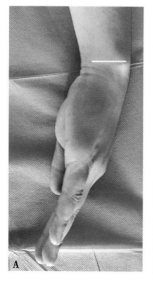
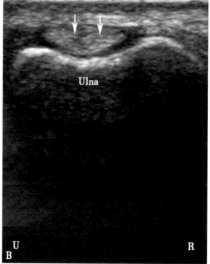

图 9-2-11　右腕第六腔室横断面体位及声像图

图 A. 体位及探头位置；图 B. 第六腔室横断面声像图，箭头所示为尺侧腕伸肌腱；Ulna：尺骨；R：桡侧；U：尺侧

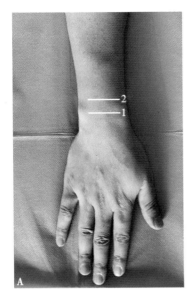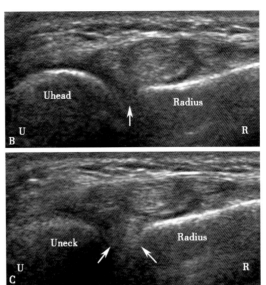

图 9-2-12　右侧远端尺桡关节体位及声像图

图 A. 体位及探头位置；图 B、图 C 所示分别为正常远端尺桡关节远端及近端，图 B 所示为切面 1，图 C 所示为切面 2；Uhead：尺骨头；Uneck：尺骨颈；Radius：桡骨；R：桡侧；U：尺侧

构成。以腕骨的高回声为底部，长轴显示桡腕、腕骨间及腕掌关节滑膜隐窝，观察有无关节积液及滑膜增厚，正常人可见少许关节积液（图 9-2-13）。

（2）腕关节掌侧：主要包括腕关节腔、腕管及其他结构。

1）桡腕、腕骨间及腕掌关节：将手背平放在检查床上，以腕骨的高回声为底部，长轴显示桡腕、腕骨间及腕掌关节滑膜隐窝，观察有无关节积液及滑膜增厚（图 9-2-14）。

2）近端腕管：探头放置在腕关节掌侧，寻找近

端腕管的骨性标志——舟骨结节（桡侧）和豌豆骨（尺侧），探头放在这两个骨性标志上。舟骨及豌豆骨为腕管的两端边界，月状骨及三角骨为腕管底，腕管浅面为屈肌支持带，上述结构构成近端腕管的边界。

观察屈肌支持带、正中神经和腕管内的 9 条屈肌肌腱（4 条指浅屈肌腱，4 条指深屈肌腱，1 条拇长屈肌腱）。在腕管内，最浅表的是正中神经，紧贴屈肌支持带，短轴切面为筛网状低回声，呈扁圆形（横径大于前后径）。正中神经后方桡侧为拇长屈

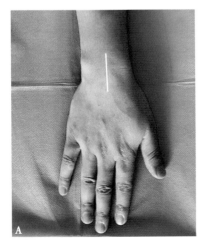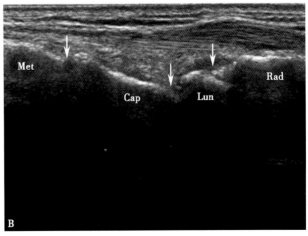

图 9-2-13　右侧腕关节背侧体位及声像图

图 A. 体位及探头位置；图 B. 可见桡腕关节、腕骨间关节及腕掌关节（箭头）；Rad：桡骨；Lun：月骨；Cap：头状骨；Met：掌骨

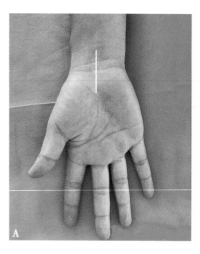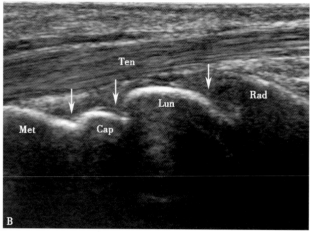

图 9-2-14　右侧腕关节掌侧体位及声像图

图 A. 体位及探头位置；图 B. 可见桡腕关节、腕骨间关节及腕掌关节（箭头）；Rad：桡骨；Lun：月骨；Cap：头状骨；Met：掌骨；Ten：指屈肌腱

肌腱，正中神经的深面，有四根指浅屈肌腱（浅面）及四根指深屈肌腱（深面）（图 9-2-15）。

3）远端腕管：探头横切向远端移动，寻找远端腕管的两个骨性标记——大多角骨结节（桡侧）和钩骨（尺侧）。大多角骨及钩骨为腕管的两端边界，小多角骨和头状骨为腕管底，浅面为屈肌支持带，上述结构构成远端腕管的边界。由于正中神经和屈肌肌腱斜行走向深面，因此适当调整探头方向或轻度屈曲腕关节更有利于显示结构。在腕管远端（超过屈肌支持带远端）和近端（屈肌支持带近端头侧）观察正中神经，需显示纵断面和横断面，注意有

无解剖变异，如双正中神经、正中动脉（图 9-2-16）。

4）三角纤维软骨复合体：检查时前臂旋前，腕部轻度向桡侧偏，探头放在腕部尺侧纵切，首先显示尺侧腕伸肌腱，此肌腱可作为声窗。三角纤维软骨复合体超声表现为类似三角形的高回声，尖端指向关节腔。类风湿关节炎累及腕关节时，早期常在三角纤维软骨复合体深面关节腔内查见增生滑膜和（或）积液（图 9-2-17）。

5）旋前方肌：旋前方肌呈方形，起自桡骨的掌侧面，附着于尺骨头，肌束呈横向走行，而被覆其上的屈肌肌束呈纵向走行。探头置于腕管上方，纵

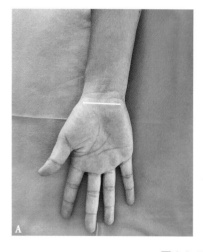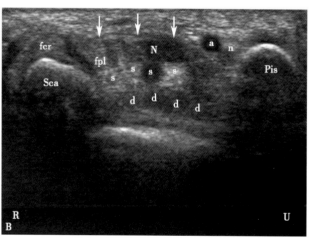

图 9-2-15　右侧近端腕管体位及声像图

图 A. 体位及探头位置；图 B. 正常近端腕管声像图，可见由屈肌支持带（箭头）及腕骨构成，内含拇长屈肌腱、第 2~5 指浅、深屈肌腱和正中神经，正中神经位于最浅面；Sca：舟状骨；Pis：豌豆骨；fcr：桡侧腕屈肌腱；fpl：拇长屈肌腱；s：第 2~5 指浅屈肌腱；d：第 2~5 指深屈肌腱；a：尺动脉；N：正中神经；n：尺神经；R：桡侧；U：尺侧

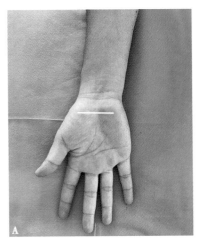
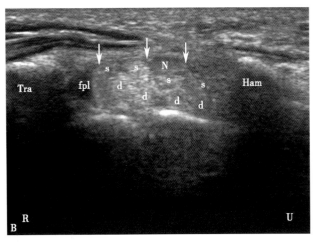

图 9-2-16　右侧远端腕管体位及声像图

图 A. 体位及探头位置；图 B. 正常远端腕管声像图，可见由屈肌支持带（箭头）及腕骨构成，内含拇长屈肌腱、第 2～5 指浅、深屈肌腱和正中神经，正中神经位于最浅面；Tra：大多角骨；Ham：钩骨；fpl：拇长屈肌腱；s：第 2～5 指浅屈肌腱；d：第 2～5 指深屈肌腱；N：正中神经；R：桡侧；U：尺侧

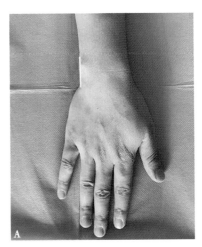
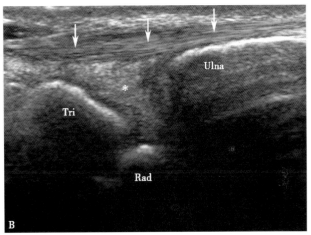

图 9-2-17　右侧三角纤维软骨复合体体位及声像图

图 A. 体位及探头位置；图 B 所示为三角纤维软骨复合体（星号），箭头所示为尺侧腕伸肌腱；Ulna：尺骨；Rad：桡骨；Tri：三角骨

断面和横断面可见肌腹呈低回声，位于尺桡骨远端掌侧，指浅屈肌和指深屈肌的深面及远端尺桡关节浅面（图 9-2-18）。

　　6）腕部正中神经：腕部正中神经走行表浅，与第 2、3 指屈肌腱平行，位于拇长屈肌腱内侧，屈肌支持带深面，第 2、3 指屈肌腱浅面。探头置于腕管处，可见正中神经横断面呈椭圆形，可见"蜂房样"或"筛网状"结构，纵断面呈束状（图 9-2-19）。正中神经的掌皮支在距腕横纹 5cm 的头侧端起自正中神经的桡侧，与正中神经相伴而行。在近端腕管水平，掌皮支离开正中神经，穿过屈肌支持带，走

行在正中神经和桡侧腕屈肌腱之间（图 9-2-20）。

　　7）Guyon 管和尺神经：Guyon 管内包括尺神经及尺动静脉，尺神经位于尺动脉尺侧。尺神经在 Guyon 管内分为两条终末支，即浅面的感觉支和深面的运动支。探头横切，向尺侧移动，以豌豆骨作为标记显示 Guyon 管，检查尺神经。追踪尺神经到其远端两个终末支（图 9-2-21）。

　　2. 手关节　检查手关节时，掌侧及背侧均应观察有无关节积液和（或）滑膜增厚。

　　（1）掌指关节：单侧共 5 个，由掌骨头及近节指骨底构成（图 9-2-22、图 9-2-23）。

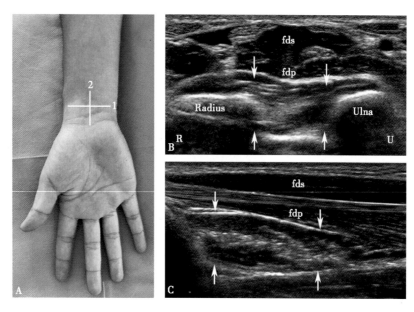

图 9-2-18　右侧旋前方肌横断面及纵断面体位及声像图

图 A. 体位及探头位置；图 B、图 C 所示分别为正常旋前方肌（箭头）横断面（切面 1）及纵断面（切面 2），可见旋前方肌位于指浅屈肌和指深屈肌深面，肌束呈横向走行，而屈肌肌束呈纵向走行；图 B 还可见旋前方肌的桡骨和尺骨附着点，图 C 显示旋前方肌呈方形；Radius：桡骨；Ulna：尺骨；fds：指浅屈肌；fdp：指深屈肌；R：桡侧；U：尺侧

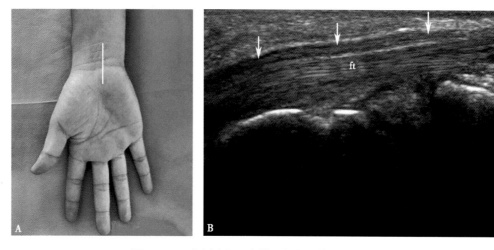

图 9-2-19　右侧腕部正中神经纵断面体位及声像图

图 A. 体位及探头位置；图 B 所示为腕部正中神经（箭头），可见位于指屈肌腱浅面；ft：指屈肌腱

（2）指间关节：单侧共 9 个，由各指近节指骨头及远节指骨底构成，2～5 指包括近端及远端指间关节，拇指仅有一个指间关节（图 9-2-24～图 9-2-27）。

（3）指伸肌腱：位置较浅，检查时局部可多涂偶合剂。检查时首先纵切，再横切。在近节指骨，指伸肌腱分成三股继续向前，即中央束和两条侧束。指伸肌腱于掌指关节处被覆一层薄带状低回声结构称为矢状束，在手指作屈、伸运动时维持伸肌腱于掌骨中线位置。伸肌腱中央束止于中节指骨底

及关节囊。在中节指骨中远侧两条侧束逐渐汇成一条，止于远节指骨底及关节囊，两束间有横向纤维相连（图 9-2-28、图 9-2-29）。

（4）拇长屈肌腱：在手掌鱼际区，拇长屈肌腱走行于拇短屈肌深、浅头之间，横断面呈典型的圆形高回声结构，纵断面呈束状纤维样结构，包绕在低回声的肌腹内（图 9-2-30）。

（5）指屈肌腱：在手掌部，指浅屈肌腱位于指深屈肌腱浅面，同一手指的这两条相邻肌腱粗细

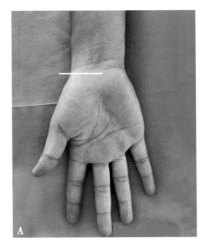
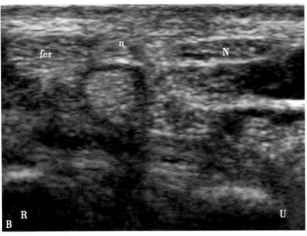

图 9-2-20　右侧正中神经掌皮支横断面体位及声像图

图 A. 体位及探头位置；图 B 所示在近端腕管水平，正中神经掌皮支位于桡侧腕屈肌腱和正中神经之间；fcr：桡侧腕屈肌腱；n：正中神经掌皮支；N：正中神经；R：桡侧；U：尺侧

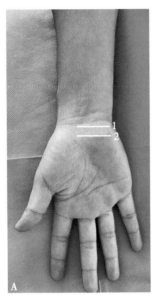
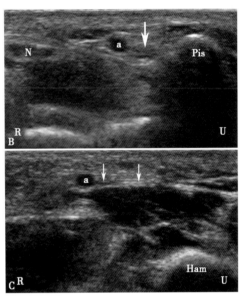

图 9-2-21　右侧 Guyon 管体位及声像图

图 A. 体位及探头位置；图 B、图 C 所示分别为正常腕部尺神经和尺动脉横断面，图 B 所示为切面 1，图 C 所示为切面 2，可见在 Guyon 管内，尺神经位于尺动脉尺侧；图 B 所示为腕部尺神经主干（粗箭头），图 C 所示为尺神经两个终末支（细箭头）；N：正中神经；a：尺动脉；Pis：豌豆骨；Ham：钩骨；R：桡侧；U：尺侧

基本相同。相邻手指的屈肌腱之间可见起自指深屈肌腱桡侧的蚓状肌（图 9-2-31）。应用高分辨率探头可以在靠近指掌侧总动脉分支处找到伴行的正中神经分支，位于蚓状肌和指屈肌腱之间（图 9-2-32）。在掌指关节水平，指浅屈肌腱逐渐变薄加宽，至近节指骨近端开始分裂，至近节指骨中段时，分裂为两束，即内侧束和外侧束。之后分裂的肌腱围绕指深肌腱的侧方而至其背侧，彼此交叉至对侧，最后止于中节指骨底。指深屈肌腱止于远节指骨底

（图 9-2-33、图 9-2-34）。

（6）指屈肌腱腱鞘滑车系统：正常的腱鞘滑车超声表现为极薄的带状低回声，覆盖在指屈肌腱上。横断面及纵断面均可显示，在横断面上，滑车的掌侧部分与声束垂直，回声稍高，而两侧部分由于各向异性均表现为低回声。配合手指的屈、伸运动进行动态观察，有助于区分滑动的屈肌腱和固定的滑车系统（图 9-2-35）。

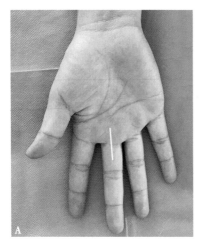
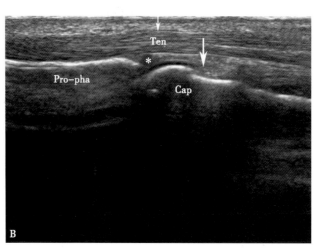

图 9-2-22　右侧中指掌指关节掌侧体位及声像图

图 A. 体位及探头位置；图 B 可见由掌骨头及近节指骨底组成，可见掌板高回声（星号），粗箭头所示为关节囊及关节腔，细箭头所示为 A1 滑车；Cap：掌骨；Pro-pha：近节指骨；Ten：指屈肌腱

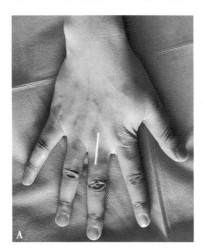
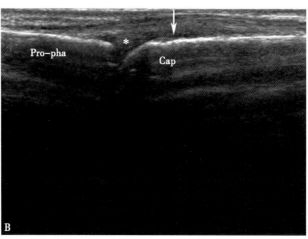

图 9-2-23　右侧中指掌指关节背侧体位及声像图

图 A. 体位及探头位置；图 B 可见由掌骨头及近节指骨底组成，箭头及星号所示为关节囊及关节腔；Cap：掌骨；Pro-pha：近节指骨

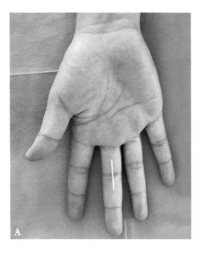
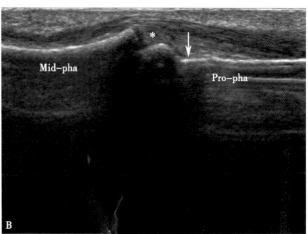

图 9-2-24　右侧中指近端指间关节掌侧体位及声像图

图 A. 体位及探头位置；图 B 可见由近节指骨头及中节指骨底组成，内可见掌板高回声（星号），箭头所示为关节囊及关节腔；Mid-pha：中节指骨；Pro-pha：近节指骨

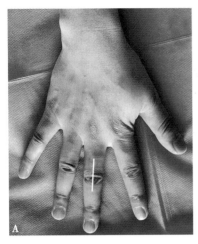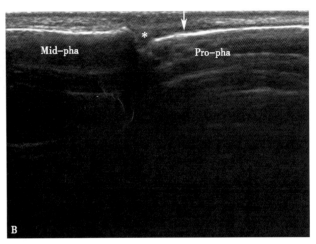

图 9-2-25 右侧中指近端指间关节背侧体位及声像图

图 A 为体位及探头位置,图 B 可见由近节指骨头及中节指骨底组成,箭头及星号所示为关节囊及关节腔;Mid-pha:中节指骨;Pro-pha:近节指骨

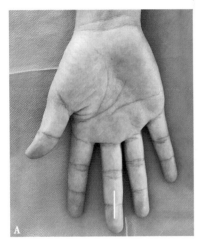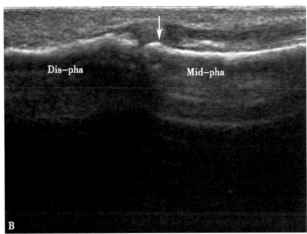

图 9-2-26 右侧中指远端指间关节掌侧体位及声像图

图 A. 体位及探头位置;图 B 可见由中节指骨头及远节指骨底组成,箭头所示为关节囊及关节腔;Dis-pha:远节指骨;Mid-pha:中节指骨

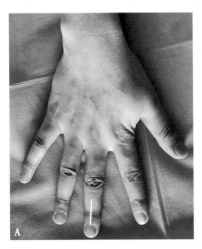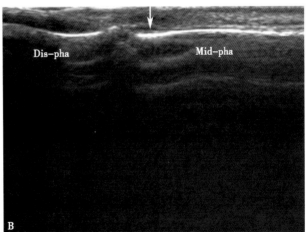

图 9-2-27 右侧中指远端指间关节背侧体位及声像图

图 A. 体位及探头位置;图 B 可见由中节指骨头及远节指骨底组成,箭头所示为关节囊及关节腔;Dis-pha:远节指骨;Mid-pha:中节指骨

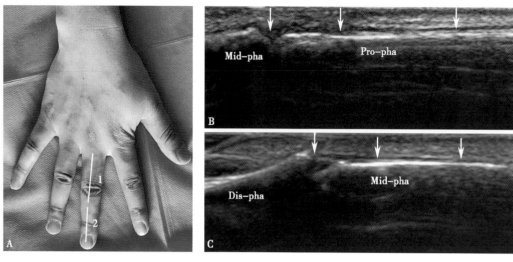

图 9-2-28　右侧中指指伸肌腱指骨水平纵断面体位及声像图

图 A. 体位及探头位置；图 B、图 C 所示分别为右侧中指指伸肌腱近节 - 中节（切面 1）及中节 - 远节（切面 2）指骨水平纵断面；图 B 可见指伸肌腱中央束（箭头）止于中节指骨底及关节囊，第一个箭头所示为中央束止点；图 C 可见两条侧束逐渐汇成一条，止于远节指骨底及关节囊，第一个箭头所示为侧束止点；Pro-pha：近节指骨；Mid-pha：中节指骨；Dis-pha：远节指骨

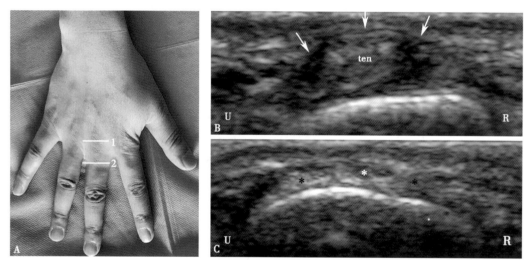

图 9-2-29　右侧中指伸肌腱掌骨头及近节指骨水平横断面体位及声像图

图 A. 体位及探头位置；图 B、图 C 所示分别为右侧中指伸肌腱掌骨头（切面 1）及近节指骨（切面 2）水平横断面；图 B 可见在掌骨头水平，指伸肌腱呈圆形高回声结构，被覆矢状束（箭头）；图 C 可见在近节指骨水平，指伸肌腱分成一条中央束（白色星号）和两条侧束（黑色星号）；ten：指伸肌腱；R：桡侧；U：尺侧

四、超声检查注意事项

1. 手腕部解剖结构复杂，应熟练掌握腕关节、手关节、肌腱、神经及其附属结构的解剖结构及其检查方法。

2. 检查时应避免各向异性伪像，可以旋转探头使探头垂直于肌腱、韧带、关节囊等结构，避免因各向异性伪像而出现检查结果误判。

3. 检查肌腱损伤时可以使肌腱主动或被动运动，观察其活动度，有助于判定是否断裂、断裂类型，以及术后是否有瘢痕粘连等。

4. 检查特别表浅的结构时可以涂抹多量偶合剂，或加用一个导声垫。

5. 双侧对比检查有助于细微病变的发现。

6. 检查骨侵蚀、肌腱腱鞘炎等病变，应注意在两个垂直断面上观察。

图 9-2-30 右侧拇长屈肌腱体位及声像图

图 A. 体位及探头位置；图 B、图 C 所示分别为右侧拇长屈肌腱横断面（切面 1）及纵断面（切面 2），可见拇长屈肌腱（箭头）走行于拇短屈肌深、浅头之间，包绕在低回声的肌腹内；fpb1：拇短屈肌浅头肌腹；fpb2：拇短屈肌深头肌腹；R：桡侧；U：尺侧

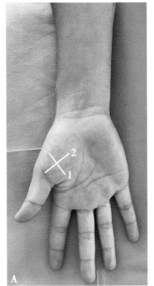
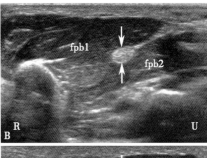
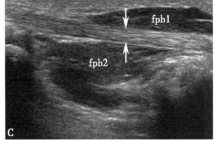

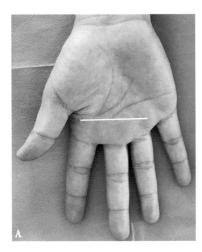
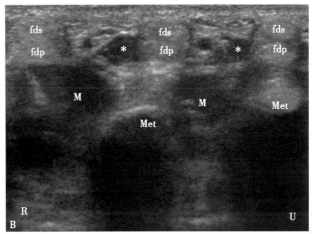

图 9-2-31 右侧手掌部指屈肌腱横断面体位及声像图

图 A. 体位及探头位置；图 B 可见指浅屈肌腱位于指深屈肌腱浅侧，蚓状肌（星号）位于相邻手指的屈肌腱之间；fds：指浅屈肌腱；fdp：指深屈肌腱；M：骨间肌；Met：掌骨；R：桡侧；U：尺侧

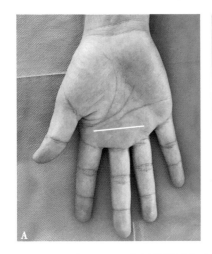
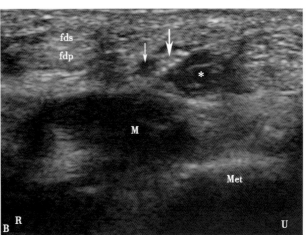

图 9-2-32 右侧指掌侧总动脉分支及伴行的正中神经分支横断面体位及声像图

图 A. 体位及探头位置；图 B 为指掌侧总动脉分支（细箭头）及伴行的正中神经分支（粗箭头），位于蚓状肌（星号）和指屈肌腱之间；fds：指浅屈肌腱；fdp：指深屈肌腱；M：骨间肌；Met：掌骨；R：桡侧；U：尺侧

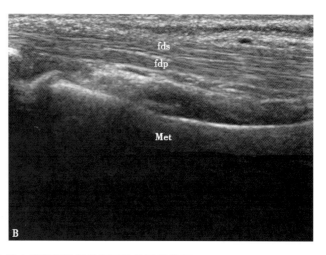

图 9-2-33　右侧中指指屈肌腱纵断面体位及声像图

图 A. 体位及探头位置；图 B 可见指浅屈肌腱位于指深屈肌腱浅侧；fds：指浅屈肌腱；fdp：指深屈肌腱；Met：掌骨

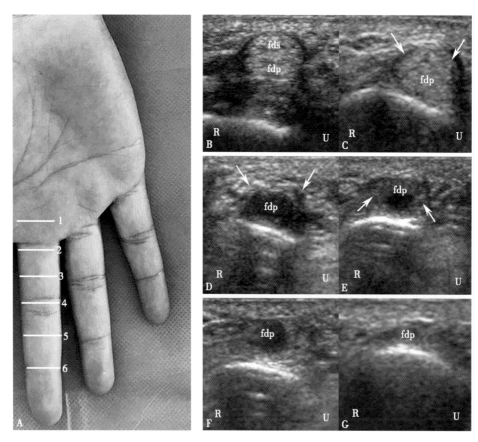

图 9-2-34　右侧中指指屈肌腱横断面体位及声像图

图 A. 体位及探头位置；右图（图 B～图 G）所示为右侧中指指屈肌腱掌骨远端及指骨水平横断面；图 B 可见在掌骨远端水平（切面 1），指浅屈肌腱位于指深屈肌腱浅侧；图 C、图 D 可见在近端指骨水平（切面 2、3），指浅屈肌腱分裂为两束（箭头），位于指深屈肌腱的掌侧；图 E 可见在近端指间关节水平（切面 4），分裂的指浅屈肌腱（箭头）位于指深屈肌腱的背侧；图 F、图 G 可见在中节指骨（切面 5）和远端指间关节（切面 6）水平，只显示指深屈肌腱；fds：指浅屈肌腱；fdp：指深屈肌腱；R：桡侧；U：尺侧

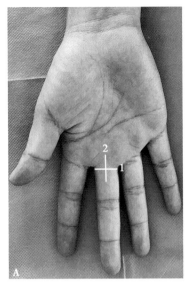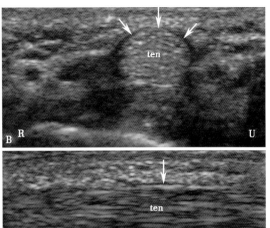

图 9-2-35 右侧中指 A1 滑车横断面及纵断面体位及声像图

图 A. 体位及探头位置；图 B、图 C 所示分别为右侧中指掌指关节区 A1 滑车横断面（切面 1）
及纵断面（切面 2），可见滑车（箭头）超声表现为极薄的带状低回声，覆盖在指屈肌腱上；
ten: 指屈肌腱；R: 桡侧；U: 尺侧

7. 检查腕关节病变，特别是滑膜炎血流情况的评估，尽量选用对低速血流更为敏感的方式，如使用频率更高的探头、转换为能量多普勒模式。评估滑膜血流时，探头轻放，不要加压。

8. 对于腕关节滑膜炎疗效评估，尽量选用相同的仪器、设置条件、探头频率及多普勒模式。

第三节 腕及手关节常见疾病诊断与鉴别诊断

一、腕、掌指、指间关节病变

（一）炎性关节病

多种炎性关节病可累及腕及手关节，其中最常累及的疾病为类风湿关节炎（rheumatic arthritis, RA）。晨僵出现在 95% 以上的患者。关节痛往往为最早症状，最常出现的部位为腕关节、掌指关节及近端指间关节，多为对称性、持续性。关节肿胀，多因关节腔积液及关节滑膜炎引起，较晚期患者可出现关节畸形，表现为手部关节强直，掌指关节半脱位等。

1. 超声表现 关节炎的超声表现取决于病变的阶段和严重程度。

（1）关节滑膜炎：RA 的滑膜炎容易累及双侧腕关节、双侧掌指关节及近端指间关节，常为对称性多关节滑膜炎。腕关节滑膜炎较轻时滑膜增生容易出现在尺侧关节腔，通常腕关节背侧滑膜增生较掌侧更为明显。多普勒超声有助于判断炎症活跃性及对治疗的反应。炎症活跃时，可见滑膜内血流信号丰富（图 9-3-1～图 9-3-3）。

（2）关节骨质改变：发生骨侵蚀时，超声表现为在两个垂直断面观察到骨皮质不光滑，连续性中断。腕关节骨侵蚀最常累及的部位为月状骨的后角和尺骨茎突的背侧面。在疾病晚期，关节发生强直，超声表现为关节间隙变窄，骨皮质表面呈连续性的高回声线，表示骨骼融合。继发骨关节炎时，可见骨皮质表面高回声突起，为骨赘形成（图 9-3-4）。

（3）关节软骨破坏：超声表现为早期关节软骨回声增强，之后软骨表面不规则、变薄，严重者软骨回声消失。但腕关节软骨病变超声显示没有膝关节、掌指关节等明显。

（4）肌腱炎及腱鞘炎：最易侵犯的是桡侧腕伸肌腱、指伸肌腱及指屈肌腱。长期腱鞘炎可能导致肌腱自发撕裂。肌腱部分撕裂超声表现为肌腱变薄，部分连续性中断，完全撕裂超声表现为肌腱连续性完全中断，可伴断端回缩，被动运动时可见断端同向运动消失（图 9-3-5）。

2. 鉴别诊断 滑膜炎的超声表现本身不具有特异性，多种病变都会出现，除痛风性关节炎有特征性的"双轨征"表现外，其他疾病确诊需结合年

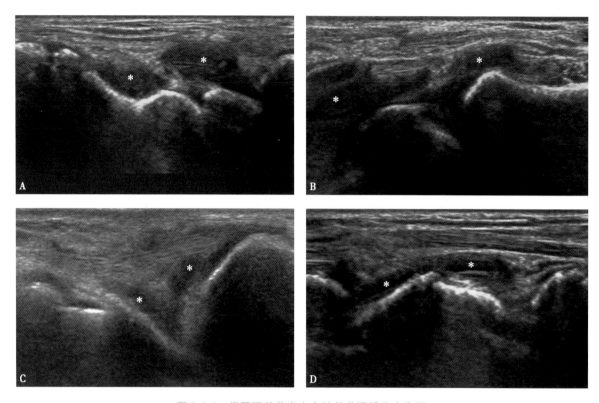

图 9-3-1 类风湿关节炎患者腕关节滑膜炎声像图

图 A. 腕关节背侧纵断面；图 B. 腕关节掌侧纵断面；图 C. 腕关节尺侧纵断面；图 D. 腕关节桡侧纵断面；均可见关节间隙增宽，关节内滑膜增生（星号）

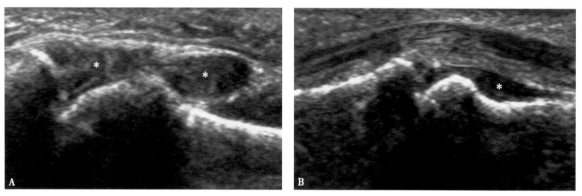

图 9-3-2 类风湿关节炎患者掌指关节及近端指间关节滑膜炎声像图

图 A. 掌指关节掌侧；图 B. 近端指间关节掌侧；均可见关节内滑膜增生（星号）

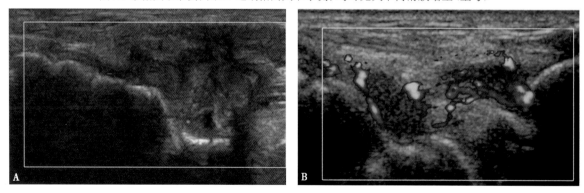

图 9-3-3 类风湿关节炎患者腕关节滑膜炎能量多普勒声像图

图 A. 腕关节尺侧纵断面，滑膜内未见明显血流信号；图 B. 腕关节背侧纵断面，可见滑膜内血流信号较丰富

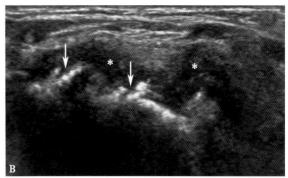

图 9-3-4　类风湿关节炎患者腕关节滑膜炎伴骨侵蚀声像图

图 A. 腕关节背侧纵断面；图 B. 腕关节背侧横断面；可见关节内滑膜增生（星号）伴骨侵蚀（箭头）

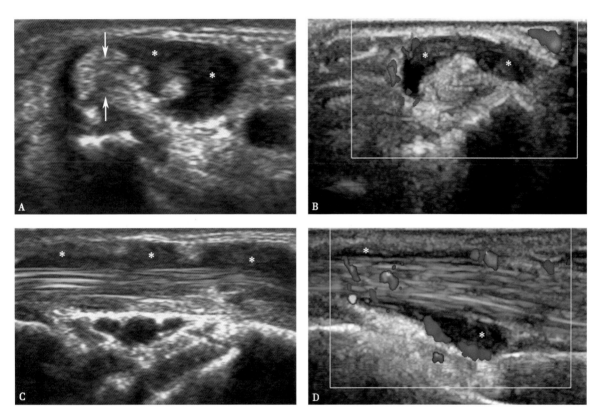

图 9-3-5　RA 患者腱鞘炎声像图

图 A. 桡侧腕屈肌腱肌腱炎伴腱鞘炎，横断面可见肌腱增粗，回声减弱（箭头），肌腱周围低回声包绕（星号）；图 B. 尺侧腕伸肌腱腱鞘炎，横断面可见肌腱周围低回声包绕（星号），低回声内可见点线状血流信号；图 C. 拇长展肌腱和拇短伸肌腱腱鞘炎，纵断面可见肌腱周围低回声包绕（星号）；图 D. 指屈肌腱肌腱炎伴腱鞘炎，纵断面可见肌腱增粗，肌腱周围低回声包绕（星号），肌腱内及腱鞘内可见点线状血流信号

龄、性别、实验室检查、临床表现、好发部位、病变是否对称等。如银屑病性关节炎存在银屑病特征性皮损是其诊断的重要依据。

3. 临床意义　超声可发现 RA 多种病理改变，评价炎症活跃性及治疗效果，能发现亚临床病变，能观察患者临床缓解后影像学是否缓解，已成为临床医师 RA 评估和选择治疗方式的重要参考。

（二）退行性关节病

腕关节及手关节可出现骨关节炎，其中远端指间关节容易受累。患者常感到关节活动不灵活，晨起或固定某个体位较长时间关节僵硬，关节活动时可有不同的响声。滑膜炎严重时，表现为疼痛加重、关节肿胀、活动明显受限。严重者出现关节畸形。

1. **超声表现**（图9-3-6、图9-3-7）

（1）关节面软骨厚度改变：早期表现为软骨表面轮廓不清，内部回声增强，后期软骨变薄、厚薄不均、甚至消失。

（2）关节滑膜炎：部分患者可出现。

（3）骨赘形成：在声像图上表现为自骨表面突出的高回声，容易出现在骨端边缘，部分后方伴有声影。

（4）骨侵蚀：由于软骨下骨囊性变，导致骨皮质表面不光滑，连续性中断。

（5）关节间隙变窄。

2. **鉴别诊断** 应注意与 RA 等鉴别，其超声表现如滑膜炎等相似，但骨关节炎好发部位为远端指间关节，与 RA 不同，骨关节炎最常见的超声表现为骨赘，这也与 RA 不同，鉴别需结合临床表现、发病部位、超声表现等。但也应注意，不同的关节炎也可合并出现，比如 RA 常继发骨关节炎。

3. **临床意义** 超声可发现骨关节炎的各种软骨、骨及关节异常，对于诊断骨关节炎有重要价值。

（三）晶体诱导性关节炎

多种晶体可以沉积于关节腔及关节周围，从而导致关节炎的发生，最常累及腕关节的晶体诱导性关节炎（crystal induced arthritis）为痛风性关节炎（gouty arthritis，GA），但腕关节并非 GA 常见受累关节。

1. **超声表现** GA 的典型超声表现具有很高的特异性。超声表现包括关节内尿酸盐结晶沉积，关节软骨"双轨"征，骨侵蚀，痛风石，肌腱炎/腱鞘炎（图9-3-8、图9-3-9）。

2. **鉴别诊断** 在腕及手关节，GA 主要与骨关节炎、RA 等鉴别，虽然这些关节炎与 GA 一样均会出现关节积液、滑膜炎，但这些关节炎不会出现关节内尿酸盐结晶沉积形成的"暴风雪"征及关节软骨"双轨"征的超声表现。急性痛风性关节炎，如仅有关节滑膜炎表现，尿酸盐结晶不明显时，与其他关节炎鉴别困难，需结合临床、实验室或关节液检查确诊。

3. **临床意义** 痛风性关节炎超声特点较为特异，超声诊断准确率高，还可随访观察治疗效果。

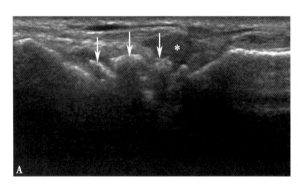
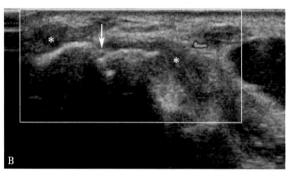

图 9-3-6 腕关节骨关节炎声像图

图 A. 腕关节背侧纵断面；图 B. 腕关节背侧横断面；均可见腕关节滑膜炎（星号）伴骨赘及骨侵蚀形成（箭头），右图可见滑膜内有点线状血流信号

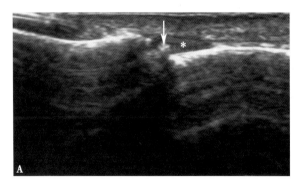
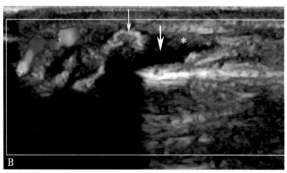

图 9-3-7 远端指间关节骨关节炎声像图

图 A. 小指远端指间关节，可见关节滑膜增生（星号）伴骨赘形成（箭头）；图 B. 拇指指间关节，可见关节滑膜增生（星号）伴积液（粗箭头）及骨赘形成（细箭头）

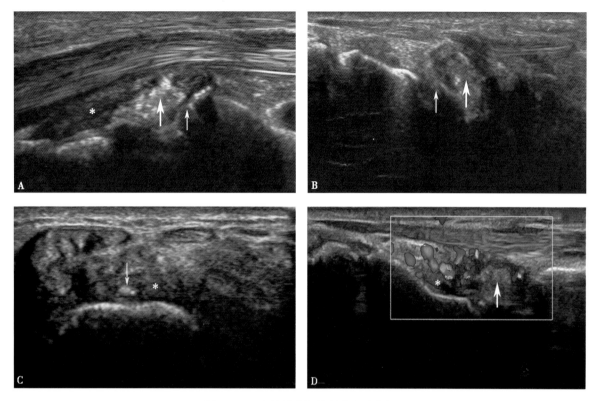

图 9-3-8　腕关节痛风性关节炎声像图

图 A. 腕关节掌侧纵断面，可见关节腔内高回声（粗箭头）伴关节内滑膜炎（星号）及骨侵蚀（白细箭头）；图 B. 腕关节背侧纵断面，可见关节腔内高回声（粗箭头）及骨侵蚀（细白箭头）；图 C. 腕关节背侧横断面，可见关节腔内滑膜炎（星号），滑膜内可见高回声（黄细箭头）；图 D. 腕关节掌侧纵断面，可见关节腔内高回声（粗箭头）伴关节内滑膜炎（星号），滑膜内血流信号较丰富

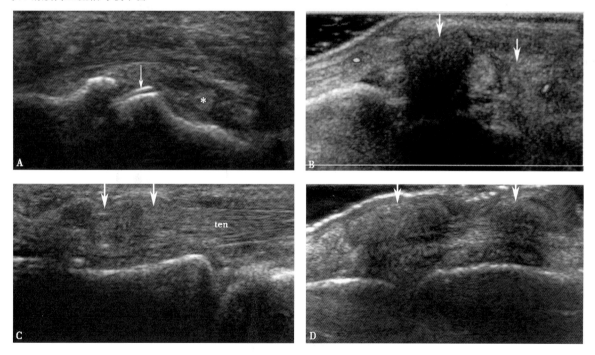

图 9-3-9　痛风性关节炎患者手部声像图

图 A. 掌指关节滑膜炎及高回声（星号）伴关节软骨"双轨"征（细箭头）；图 B. 掌指关节腔内痛风石（粗箭头）形成；图 C. 痛风性肌腱炎改变，可见指屈肌腱增粗，肌腱内高回声（粗箭头）；图 D. 手部皮下痛风石（粗箭头）形成；ten: 指屈肌腱

（四）其他关节疾病

腕关节及手关节还可由于感染、外伤等疾病累及，其超声表现可为关节积液、滑膜增生、骨侵蚀等，没有特异性，诊断需结合临床及实验室检查，如为感染性关节炎，可通过超声引导下关节液体穿刺或滑膜穿刺后病理检查确诊。

二、指伸肌腱及指屈肌腱病变

（一）指伸肌腱及指屈肌腱损伤性疾病

由于腕及手关节活动灵活而广泛，故手腕部的创伤性损伤十分常见。损伤发生时，可导致肌腱发生撕裂伤，包括完全性撕裂和部分性撕裂。手腕部肌腱损伤一般具有明确的腕部外伤史或长期腱鞘炎病史。查体局部有疼痛、肿胀及压痛，运动障碍；时间较长的损伤疼痛也可不明显。

1. 超声表现 肌腱部分撕裂时，超声表现为肌腱肿胀、回声减弱，连续性部分中断，出现缺损，或表现为肌腱变薄。肌腱完全撕裂时，肌腱连续性中断，断端回缩增厚，形态不规则，失去主动运动功能。中断部位肌腱腱鞘内呈空虚状态，无肌腱束状回声，由周围的纤维组织充填，有时断端区可见

积液。腕部由于拇长伸肌腱走行路径较长，是最易发生损伤的肌腱。手部肌腱损伤还可伴发撕脱骨折，表现为肌腱附着处与骨皮质分离的高回声，以指伸肌腱常见。主动或被动运动手指更有利于肌腱撕裂的观察（图9-3-10、图9-3-11）。

2. 鉴别诊断 肌腱完全断裂后，撕裂缺损区由周围纤维组织充填后，有时酷似残存的肌腱组织，但其回声偏低，无典型的纤维层状结构，有助于鉴别。

3. 临床意义 超声可以明确肌腱撕裂的部位、程度及断端回缩的位置，对手腕部肌腱损伤可起到确诊的作用。

（二）指伸肌腱、指屈肌腱及其腱鞘炎性疾病

除了各种累及关节的炎性疾病会导致肌腱炎或肌腱腱鞘炎以外，由于手腕关节肌腱活动灵活而广泛，肌腱腱鞘易与周围组织发生反复摩擦，从而导致腱鞘炎。腕及手关节所有具有腱鞘的肌腱均可能发生腱鞘炎。最常见的包括桡骨茎突狭窄性腱鞘炎、拇长伸肌腱腱鞘炎及尺侧腕伸肌腱腱鞘炎。桡骨茎突狭窄性腱鞘炎，又称为 de Quervain 病，通常见于反复使用拇指的人，如打字员和钢琴

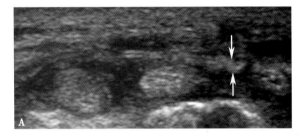
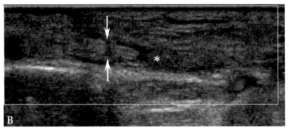

图 9-3-10 腕部拇长伸肌腱完全断裂声像图

图A.腕部背侧横断面，可见拇长伸肌腱断裂后断端回缩增厚（箭头）；图B.拇长伸肌腱纵断面，可见肌腱连续性中断，断端回缩增厚（箭头），腱鞘内空虚（星号），无肌腱束状结构

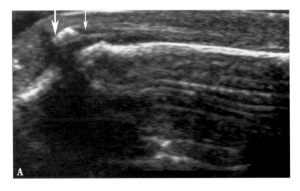
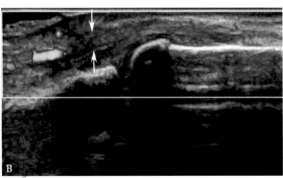

图 9-3-11 手部指伸肌腱断裂声像图

图A.无名指伸肌腱撕裂伴撕脱骨折，可见肌腱连续性中断（细箭头），肌腱附着处可见与骨皮质分离的高回声（粗箭头）；图B.手部拇长伸肌腱完全断裂，可见肌腱连续性中断，断端回缩增厚（箭头），断端区血流信号较丰富

家。新生儿母亲也常见受累,是由于腕关节重复性地屈伸动作伴拇指抗阻力性外展所致,俗称为"妈妈手"。桡骨茎突水平慢性轻微损伤可引起腕关节伸肌支持带局限性增厚、第一伸肌腱腔室间隙变窄。继而,拇长展肌腱及拇短伸肌腱发生撞击和发炎。拇长伸肌腱腱鞘炎是由于肌腱在到达手背侧面之前走行于 Lister 结节的内侧面,由于发生机械性摩擦,而易患腱鞘炎。尺侧腕伸肌腱腱鞘炎最常继发于第六腔室支持带不稳定,尺侧腕伸肌腱与尺骨发生机械性摩擦所致。扳机指又称为指屈肌腱狭窄性腱鞘炎,慢性反复的手指运动可以导致屈肌腱发生狭窄性腱鞘炎,伴随 A1 滑车增厚、肌腱肿胀,继而受累肌腱在狭窄的腱鞘内发生撞击,导致炎症和肿胀的恶性循环。

均表现为相应部位疼痛及压痛。桡骨茎突狭窄性腱鞘炎表现为桡骨茎突触痛及疼痛,当拇指活动范围增大时和用力捏东西时加重。拇长伸肌腱腱鞘炎表现为 Lister 结节区域局部疼痛,较少见的是拇指在活动时伴局部捻发音,这种情况与桡骨远端陈旧性骨折有关。尺侧腕伸肌腱腱鞘炎表现为尺骨背侧局限性疼痛。扳机指表现为屈曲的手指在伸直过程中短暂卡顿,随之发生疼痛性弹响。

1. 超声表现(图 9-3-12、图 9-3-13)

(1)肌腱炎:超声表现为肌腱增粗、回声减弱,炎症活跃时血流信号丰富。

(2)腱鞘炎:超声表现为病变肌腱周围低回声和(或)无回声包绕,炎症活跃时血流信号丰富。桡骨茎突狭窄性腱鞘炎时拇长展肌及拇短伸肌肌腱周围低回声和(或)无回声包绕,有时可见桡骨茎突骨皮质表面不光滑。手指屈肌腱腱鞘炎时,由于滑车的存在,其病变常成节段型,在手指滑车处往往积液与滑膜增生不明显。

(3)扳机指:A1 滑车弥漫性增厚,回声减弱。受累的指屈肌肌腱肿胀增粗,较对侧或邻近手指的肌腱横断面更圆,运动手指时,可见指屈肌腱在增厚的 A1 滑车处滑动受限。

2. 鉴别诊断 当腱鞘炎范围较局限时,可能需要与局部肿块性病变相鉴别,如腱鞘囊肿、腱鞘巨细胞瘤等。

3. 临床意义 肌腱炎及腱鞘炎可通过超声检查确诊,还可在超声引导下进行局部注射及介入治疗,具有很重要的临床价值。

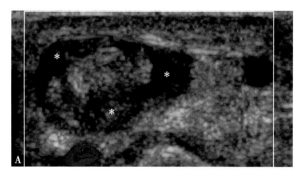
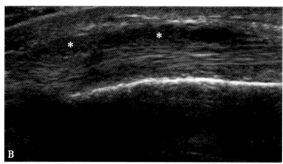

图 9-3-12 桡骨茎突狭窄性腱鞘炎声像图

图 A. 拇长展肌腱及拇短伸肌腱横断面;图 B. 上述肌腱纵断面;均可见肌腱周围低回声包绕(星号)

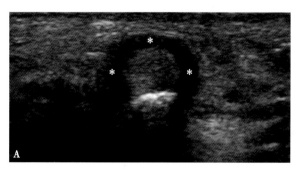
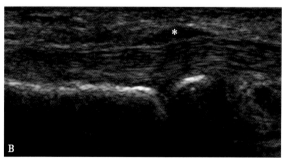

图 9-3-13 拇指扳机指声像图

图 A. 拇长屈肌腱 A1 滑车处横断面;图 B. 纵断面;均可见 A1 滑车明显增厚(星号)

三、其他

超声还可检查腕部及手部韧带损伤，包括 TFCC 损伤、手指尺侧 / 桡侧副韧带损伤、腕部韧带损伤等，超声表现可为内部回声不均匀、内部低回声区、韧带增厚回声减弱、连续性中断等。但超声并不能完全显示腕部韧带。

腕关节区的正中神经、尺神经、桡神经病变，以及腕关节周围占位性病变见相关章节。

第四节　临床应用进展

在滑膜炎炎症活跃期，增生滑膜内可有较多新生血管，其新生血管的多少与炎症活跃性呈正相关。采用超声造影（contrast-enhances ultrasonography，CEUS）较传统多普勒更为敏感地显示炎性关节病增生滑膜内微血管，比灰阶超声及多普勒超声能更好地区分活跃性和非活跃性滑膜增厚（图 9-4-1）。CEUS 评估滑膜灌注可用于疾病诊断、评估疾病进展与评价治疗反应。

有几个问题限制了 CEUS 在腕关节病变的临床应用：由于需要注射超声微泡，使得超声检查不再是非侵入性的检查手段，患者需要在注射后观察有无造影剂副作用；目前国内使用的超声造影剂 Sonovue 循环时间较短，炎性关节病往往是多关节受累，一支超声造影剂最多能观察 2 个关节，会给患者造成经济负担，长循环的超声造影剂能克服这一缺点。

三维超声（three-dimensional ultrasonography，3DUS）较之传统的二维超声最大的优点在于对于检查者个人经验的依赖性较小，图像重建功能也可以在二维基础上提供更多的信息，还可以减少检查所需时间。在一项 RA 多中心研究中，3DUS 不但能提高超声检查结果的可靠性，而且对诊断滑膜炎和肌腱炎的准确性高于二维超声。三维能量多普勒超声（three-dimensional power Doppler Ultrasonography，3D-PDUS）技术可以立体地显示关节增生滑膜的微小血管分布，并可以进行定量分析，能评价接受抗感染治疗的 RA 患者炎性关节内滑膜血管的变化，是测量滑膜血流灌注的一种可靠方法。3D-PDUS 在 RA 的更多应用将成为一个新的热点。

将超声与 MRI、CT 等图像融合实现融合成像，联合超声实时成像和 CT、MRI 提供的解剖细节，更有利于腕部病变的观察与介入治疗。

近二十年来，随着超声技术的不断进展以及高频线阵探头的出现，超声在手腕关节中的应用越来越受到临床医师的重视。超声具有高分辨率，能清晰显示腕部肌腱、关节、神经及血管，还具有实时动态、无辐射以及多普勒超声直接显示病变活动性等优点，在手腕部疾病诊断中具有较大的优势。对于手腕关节滑膜炎的诊断、炎症活跃程度的判断，以及肌腱炎、腱鞘炎、骨侵蚀、骨赘、关节软骨病变的评估这些方面，超声与 MRI 有相同的效果，针对滑膜炎的诊断，超声敏感性甚至高于 MRI。2010 年 ACR 和 EULAR 制定的 RA 分类诊断标准已将超声应用于滑膜炎的诊断与评估。X 线平片及 CT 能观察到关节间隙变窄、骨侵蚀、骨赘等骨的

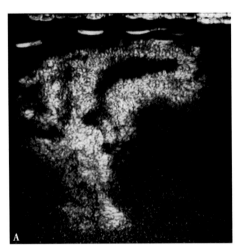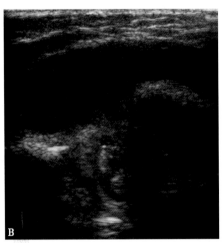

图 9-4-1　腕关节超声造影

图 A. 类风湿关节炎腕关节滑膜炎造影声像图；图 B. 对应部位滑膜炎声像图；可见炎性滑膜强化明显

病变,但对外周关节滑膜炎、腱鞘炎等炎性病变的显示效果明显低于超声及 MRI,高频超声较 X 线平片能更早地发现骨侵蚀,且检出率高于 X 线片。而超声较 MRI 更便宜、检查时间更短、不受金属影响、便于多关节观察与评估、可动态观察、可在超声引导下做关节穿刺,因此高频超声在腕部疾病中的应用已经越来越多地被临床医生所接受。

但是手腕部肌骨超声同样有操作者的依赖性,特别是腕部解剖结构复杂,容易出现各向异性伪像,所以操作者必须经过标准化培训,才能避免结果判读的不准确。由于超声波无法穿透骨骼,因此无法对整个手腕关节的解剖结构进行全面完整地显示,即使使用高分辨率的超声探头,手腕部的很多韧带超声仍不能显示,这些韧带的检查需要MRI。适合超声检查的韧带是舟月韧带和 TFCC。另外,超声不能像 MRI 一样显示骨髓水肿。

随着肌骨超声的普及,越来越多超声医师掌握手腕关节超声的检查技术,能提高超声医师对于手腕部疾病的诊断水平,增强临床医生对于手腕关节超声检查的信赖。超声新技术的不断出现也能拓展超声在手腕部疾病中的应用。

思 考 题

1. 腕部的哪些病变适合肌骨超声检查?

2. 超声评价手腕部肌腱损伤的方法学特点有哪些?

(邱 逦)

参 考 文 献

[1] Ozcakar L, Kara M, Chang KV, et al. EURO-MUS-CULUS/USPRM Basic Scanning Protocols for wrist and hand. Eur J Phys Rehabil Med, 2015, 51(4): 479-484.

[2] Plagou A, Teh J, Grainger AJ, et al. Recommendations of the ESSR Arthritis Subcommittee on Ultrasonography in Inflammatory Joint Disease. Semin Musculoskelet Radiol, 2016, 20(5): 496-506.

[3] Plaza M, Nowakowska-Plaza A, Pracon G, et al. Role of ultrasonography in the diagnosis of rheumatic diseases in light of ACR/EULAR guidelines. J Ultrason, 2016, 16(64): 55-64.

[4] Hayashi D, Roemer FW, Guermazi A. Imaging for osteoarthritis. Ann Phys Rehabil Med, 2016, 59(3): 161-169.

[5] Scirocco C, Rutigliano IM, Finucci A, et al. Musculoskeletal ultrasonography in gout. Med Ultrason, 2015, 17(4): 535-540.

第十章 髋 关 节

第一节 概 述

髋部超声检查是常见的四肢肌骨超声检查的重要内容之一，可为髋部很多软组织病变提供有价值的诊断信息。在髋部检查的关节为髋关节，超声检查可判断关节腔内有无积液和滑膜增生、骨质有无侵蚀性病变。髋部肌肉的检查主要包括髋前部的股四头肌、缝匠肌、髂腰肌，髋外侧的阔筋膜张肌，髋后部的臀大肌、臀中肌、臀小肌、股方肌、梨状肌、腘绳肌等，髋内侧的股薄肌及内收肌群。超声可检查肌肉有无急慢性损伤、肌腱有无撕裂及肌腱病。髋部还有一些重要的神经，如后部的坐骨神经、前部的股神经、股外侧皮神经等，超声可明确神经有无急慢性撕裂、有无神经卡压、神经源性肿瘤等。

第二节 超声检查技术

一、超声应用解剖

髋关节由髋臼和股骨头构成。髋臼周缘有关节唇即髋臼唇以增加关节窝的深度。髋关节的关节囊厚而坚韧，上方附于髋臼唇，下方前面附于转子间线，后面包被股骨颈内侧的 2/3，股骨颈外侧 1/3 在囊外。关节囊壁有韧带加强，其中最强韧的为前方的髂股韧带，其上端附于髂前下棘，下端附于转子间线，呈扇形展开。

髋前部的肌肉包括髂腰肌、缝匠肌、股四头肌。髂腰肌由腰大肌和髂肌结合而成。腰大肌起自腰椎体侧面；髂肌起自髂窝，两肌会合后，经腹股沟韧带深面到达股部止于股骨小转子。缝匠肌：起自髂前上棘，斜向内下方，远端肌腱止于胫骨上端内侧面。股四头肌：为人体中体积最大的肌，有四个头，分别为股直肌、股内侧肌、股外侧肌和股中间肌。除股直肌起自髂前下棘和髋臼顶外，其他均起自股骨，四头合并向下移行为股四头肌腱，包绕

髌骨的前面和两侧，继而下延为髌韧带止于胫骨粗隆。

髋外侧的肌肉为阔筋膜张肌，该肌肉起自髂前上棘，肌腹被包于阔筋膜的两层之间，向下移行为髂胫束，止于胫骨 Gerdy 结节。

髋后部的肌肉主要包括臀大肌、臀中肌、臀小肌、腘绳肌、股方肌等。臀大肌起自骶骨和髂骨外面，止于股骨的臀肌粗隆和髂胫束。臀中肌：位于臀部外上方，大部被臀大肌覆盖，其肌腱止于股骨大转子。臀小肌：位于臀中肌深面，和臀中肌一起止于股骨大转子。腘绳肌：大腿后面的肌肉主要有3块，这3块肌肉组成腘绳肌：①股二头肌：位于股后外侧，长头起自坐骨结节，短头起自股骨背面，两头会合后，以长腱止于腓骨头；②半腱肌：位于股后内侧，腱细长，约占肌的一半，起自坐骨结节，止于胫骨上端；③半膜肌：位于半腱肌深面，起端肌腱呈膜状，几乎占全肌长度的一半，起自坐骨结节，止于胫骨内侧髁。

髋内侧的肌肉包括股薄肌和内收肌群。股薄肌：位于大腿最内侧，起自耻骨支和坐骨支，止于胫骨上端内侧面。内收肌群：包括耻骨肌、长收肌、短收肌及大收肌，位于大腿内侧，起于耻骨支的前面，除股薄肌止于胫骨上端的内侧以外，其他均止于股骨嵴。股内收肌的主要功能是内收大腿，其次是使大腿外旋。

二、适应证

1. 髋部局部疼痛、肿胀、活动障碍或活动时弹响者等。

2. **运动损伤或慢性劳损病变** 包括肌腱损伤、肌肉损伤、肌腱病、转子滑囊炎、髂腰肌滑囊炎等。

3. **髋关节腔内病变** 类风湿关节炎、骨关节炎、反应性关节炎、化脓性关节炎、痛风性关节炎、色素沉着绒毛结节性滑膜炎、关节游离体、滑膜骨软骨瘤病等。

4. **髋关节周围肿瘤及瘤样病变** 包括实性肿物、腱鞘/滑膜囊肿、血肿、脓肿、滑囊积液等。

三、超声检查方法与声像图

（一）髋前区

此区检查的主要结构为髋关节及其前隐窝、髋臼唇、髂腰肌及其肌腱、髂腰肌滑囊、大腿近段肌肉的起点（股直肌和缝匠肌）、股动静脉、股神经和股外侧皮神经等。

1. 髋关节　检查时患者取仰卧位，髋关节和膝关节伸直。将探头平行于股骨颈，斜矢状位扫查，此时可清晰显示股骨颈的高回声骨皮质回声及覆盖于其上的关节囊回声。正常股骨颈前方的髋关节前隐窝厚度为4～6mm，包括前关节囊的前层、后层及髋关节腔内少量生理性液体（图10-2-1）。当声束不垂直于关节囊的前层和后层时，关节囊可呈低回声，易被误诊为关节腔积液。当关节腔内有积液或滑膜增生时，关节囊的前层可被向前推移。向上移动探头，可显示股骨头，呈圆形结构，其表面覆盖一层厚度均匀的低-无回声透明软骨。再向上为髋臼的前缘。于髋臼的周缘可见前上盂唇，显示为三角形的高回声结构附着于髋臼周缘（图10-2-2）。超声仅能显示前上髋臼唇，而临床上大部分的关节唇撕裂都发生在前上髋臼唇，因此利于超声观察。发现髋臼唇撕裂时，应注意观察附近有无囊肿形成。髂股韧带呈纤维状结构，其上端附于髂前下棘，下端附于转子间线。

2. 缝匠肌和股直肌　缝匠肌起自髂前上棘，位于髋关节的前部和浅侧，斜向内下走行，构成股三角的外界（图10-2-3）。

检查股直肌起点时，探头首先横切放置在髂前下棘处，可见直头紧邻髂前下棘浅侧，而斜头则

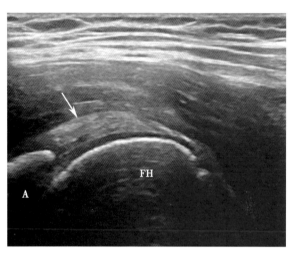

图 10-2-2　髋关节前上髋臼唇声像图
显示髋关节前上髋臼唇（箭头），呈三角形高回声，其深方为股骨头（FH）及关节软骨；A：髋臼

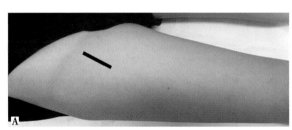

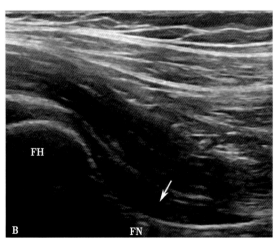

图 10-2-1　髋关节前隐窝纵切面体位及声像图
图 A. 体位及探头位置；图 B. 超声显示髋关节前隐窝（箭头）；FH：股骨头；FN：股骨颈

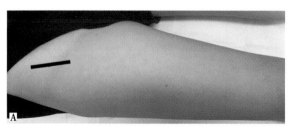

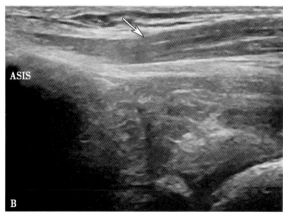

图 10-2-3　缝匠肌纵切面体位及声像图
图 A. 体位和探头位置；图 B. 纵切面显示缝匠肌（箭头），其上端起自髂前上棘（ASIS）

位于髋臼的外侧面（图 10-2-4）。纵切面检查股直肌斜头时，由于其向近侧的深方走行，可因各向异性伪像而呈低回声（图 10-2-5）。将探头移至髋外侧检查，可使该肌腱的各向异性伪像消失。横切面

向下追踪探查，可见股直肌的直头肌腱移行为该肌肉的浅层腱膜，而斜头移行为该肌腱的中央腱（图 10-2-6）。股直肌起点处易发生肌腱病或钙质沉积，应注意对此部位的检查。

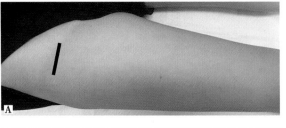

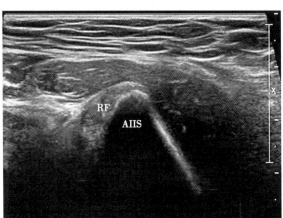

图 10-2-4　股直肌肌腱起点处体位及声像图

图 A. 体位和探头位置；图 B. 髂前下棘处（AIIS）横切显示股直肌肌腱（RF）起点处

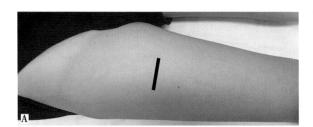

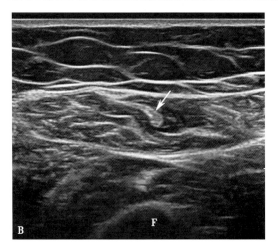

图 10-2-6　股直肌中央腱体位及声像图

图 A. 体位和探头位置；图 B. 股直肌的中央腱（箭头）；F：股骨

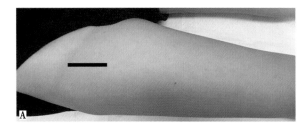

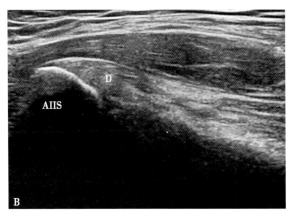

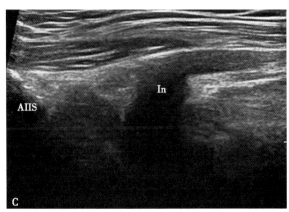

图 10-2-5　股直肌肌腱纵切面体位及声像图

图 A. 体位和探头位置；图 B. 股直肌直头（D）；图 C. 股直肌斜头（In）因各向异性伪像而呈低回声；AIIS：髂前下棘

3. 髂腰肌 髂腰肌（iliopsoas）由髂肌和腰肌组成，经腹股沟韧带的深部出盆腔，经髋关节的前内侧止于股骨小转子。髂腰肌肌腱位于髋臼唇的前内侧，呈高回声，并位于髂腰肌肌腹的后部，邻近髋关节囊（图10-2-7）。由于其附着于股骨小转子，检查髂腰肌肌腱附着处时，需让患者髋部外旋、膝屈曲45°，即蛙式位进行检查。检查时，探头可首先横切放置于股骨干前内侧的近段，缓慢向上移动探头，可发现股骨干近段内侧的骨性隆起结构——股骨小转子。此时顺时针旋转探头可显示髂腰肌肌腱附着于股骨小转子（图10-2-8）。

髋部弹响可发生在髂腰肌肌腱。检查时，探头横切放置在腹股沟韧带上方，显示髂腰肌及其肌腱横切面及髂耻隆起（图10-2-9），并让患者做屈曲、外展、外旋髋关节、继而伸直、内收髋关节的动作，

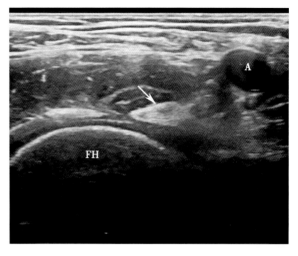

图 10-2-9 腹股沟韧带上方髂腰肌肌腱横切面声像图
横切面显示髂腰肌肌腱（箭）位于髂腰肌肌腹的后部；FH：股骨头；A：股动脉

同时进行动态超声检查，可见髂腰肌肌腱从髂耻隆起外侧向内侧运动过程中，其在髂耻隆起受阻、继而越过髂耻隆起而向内侧运动。有时也可让患者自己做可引发弹响的动作。

髂腰肌滑囊为髋部最大的滑囊，位于髂腰肌肌腱与髋关节前部之间，有减少关节活动时肌腱与关节之间摩擦的作用。约15%的髂腰肌滑囊与髋关节相通，可为先天性或后天获得性。髂腰肌滑囊在正常情况下超声难以显示，当滑囊内有积液或滑囊滑膜增厚时超声可显示。滑囊内的积液可向髂腰肌肌腱的内侧扩展，有时也可向其深部扩展。部分髂腰肌滑囊与髋关节腔相通，因此髂腰肌滑囊的病变有可能为髋关节腔内的病变所致。

4. 股三角 股三角内有血管神经束，从内向外依次为股静脉、股动脉和股神经。横切面超声可较容易显示股神经，呈筛网状结构，位于髂肌和腰大肌之间的沟内，并位于髂筋膜的深方（图10-2-10）。

（二）髋关节内侧

主要检查内收肌群。患者仰卧，髋部外旋和外展，膝屈曲45°，呈蛙式位。耻骨肌位于股动脉的内侧，起自耻骨上支，向下、外、后走行，止于股骨小转子的下方。耻骨肌构成股三角的底部。股血管位于其浅侧和外侧，因此股血管是定位耻骨肌的一个解剖学标志。检查时可首先横切面显示股动、静脉和其内侧的耻骨肌，耻骨肌再向内可见三层内收肌：浅面偏外侧为长收肌，浅面偏内侧为股薄肌，中间层为短收肌，深面为大收肌（图10-2-11）。内收肌的近端于耻骨止点处易发生撕裂或撕脱骨折，应注意对该部位的检查。

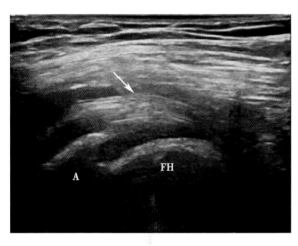

图 10-2-7 股骨头处髂腰肌肌腱声像图
超声显示股骨头前方髂腰肌肌腱（箭）；A：髋臼；FH：股骨头

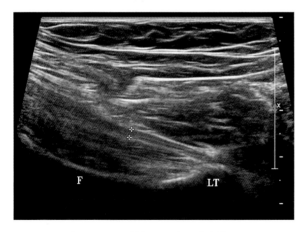

图 10-2-8 髂腰肌肌腱远端声像图
纵切面显示髂腰肌肌腱（标尺）远端附着于股骨小转子（LT）；F：股骨

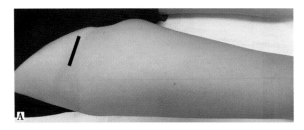

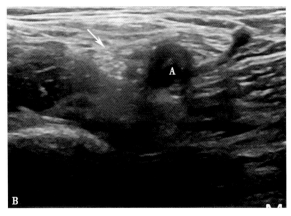

图 10-2-10　股动静脉及股神经横切面声像图

图 A. 体位和探头位置；图 B. 横切面显示股神经（箭头），呈筛网状回声，位于股动脉（A）外侧

（三）髋关节外侧

此区主要检查股骨大转子处的肌腱及其周围的滑囊。

患者侧卧位，腿伸直，检查侧朝上。此区检查中，股骨大转子是一个骨性标志结构，检查前可首先触及股骨大转子，继而探头横切放置在股骨大转子上，可见股骨大转子的前骨面、外侧骨面及两骨面之间的骨突。股骨外侧骨面的后方为较圆的后骨面。横切面可见臀小肌肌腱止于前骨面，臀中肌肌腱的前部分止于外侧骨面，臀中肌肌腱的后部分止于后上骨面（图 10-2-12）。检查时，应注意使声束垂直于所要检查的骨面，以避免肌腱各向异性伪像的发生。横切面检查结束后，要进行纵切面检查。此部位检查还包括臀小肌下滑囊、臀中肌下滑囊和转子囊（臀大肌下滑囊），上述滑囊均位于相应肌腱与其在股骨大转子附着处之间，正常情况下液体量极少，超声无法显示。

髂胫束（iliotibial band）位于臀中肌肌腱、臀小肌肌腱的浅侧，呈高回声带，向后与臀大肌筋膜、向前与阔筋膜张肌筋膜相延续。怀疑股骨大转子处弹响时，探头可横切放置在股骨大转子处，让患者做先内收、伸直髋关节继而屈曲髋关节，或先内

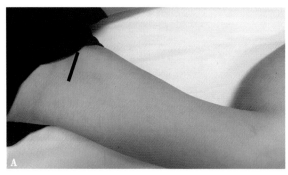

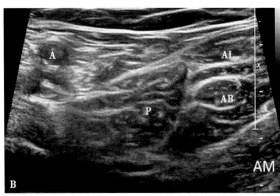

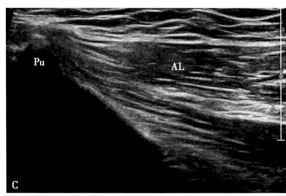

图 10-2-11　大腿上段内收肌群横切面体位和声像图

图 A. 体位和探头位置；图 B. 显示股血管内侧依次为耻骨肌（P）、长收肌（AL），长收肌的深方依次为短收肌（AB）、大收肌（AM）；图 C. 纵切面显示长收肌（AL）起自耻骨（Pu）

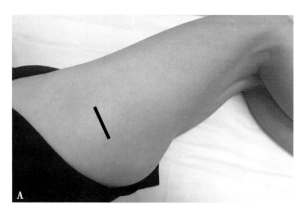

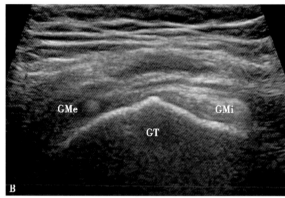

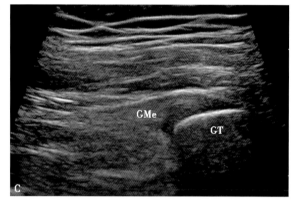

图 10-2-12 股骨大转子处肌腱横切面体位和声像图

图 A. 体位和探头位置;图 B. 横切面显示股骨大转子处(GT)臀小肌腱(GMi)和臀中肌腱(GMe);图 C. 纵切面显示臀中肌腱的后部(GMe)

收、内旋髋关节继而屈曲、外展髋关节的动作,同时观察髂胫束或臀大肌前部在股骨大转子处有无异常弹响。有时需要患者在站立位才能引发弹响。

（四）髋关节后部

髋后部检查通常并不列为常规髋部检查的项目,仅在患者有相应病史和症状时进行。重点检查的区域有腘绳肌腱、坐骨神经、坐骨结节滑囊等。

坐骨神经检查详见周围神经章节。

检查腘绳肌腱时,患者俯卧,腿和膝伸直。腘绳肌(hamstring muscle)由股二头肌的长头、半腱肌和半膜肌组成,起自坐骨结节,坐骨结节是臀后部超声检查的骨性标志结构,可从体表触及。探头可首先放置在坐骨结节上,显示高回声的坐骨结节和其外侧的腘绳肌腱(图 10-2-13)。向下追踪探

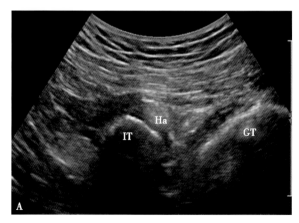

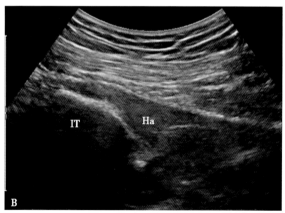

图 10-2-13 腘绳肌腱声像图

图 A. 横切面显示坐骨结节处腘绳肌腱(Ha);图 B. 纵切面显示腘绳肌腱(Ha);IT:坐骨结节;GT:股骨大转子

查,可见由股二头肌长头肌腱 - 半腱肌腱形成的联合腱、半膜肌腱、坐骨神经形成的三角形结构。

四、超声检查注意事项

受患者体型的影响,超声检查髋外侧的结构如股骨大转子处的臀中肌腱和臀小肌腱及髋后部的结构如坐骨神经、腘绳肌腱时,应注意选择频率更低的探头,以更清晰地显示这些结构。怀疑髋外侧弹响及髂腰肌弹响时,应注意做动态超声扫查。

第三节　髋关节常见病变的诊断与鉴别诊断

一、髋关节疾病

(一)髋关节炎性病变

成年人炎性关节病可累及髋关节,如类风湿关节炎、强直性脊柱炎、反应性关节炎等,其基本超声表现包括关节积液、关节滑膜增厚、滑膜内血流增多、骨侵蚀。短暂性滑膜炎为儿童髋部疼痛常见的疾病,为良性、自限性疾病,多发生在 3～8 岁的儿童,发病前可能有上呼吸道感染、病毒抗体滴度增加或过敏倾向。患儿体温不高或轻度增高,白细胞及血沉不高或接近正常。治疗上主要为休息和止痛。超声检查时常可发现髋关节前隐窝内积液增多,积液为无回声,滑膜无明显增厚(图 10-3-1)。一般积液双侧对比,厚度相差大于 2mm 时为病理改变。短暂性滑膜炎的患儿其患 Perthes 病的概率增加,因颈升动脉从髋关节前关节囊的深面走行,髋关节腔积液时,积液对颈升动脉产生的压力有可能造成股骨头缺血,此时颈升动脉的血流阻力指数会明显增高。

化脓性髋关节炎:儿童的化脓性髋关节炎发病年龄较早,常小于 3 岁。金黄色葡萄球菌和革兰阴性厌氧菌为最常见的致病菌。患儿髋部疼痛显著,常呈屈曲、外展和外旋位;体温升高,血白细胞和血沉增快,可迅速发展为败血症和多器官衰竭。如治疗延迟可由于股骨生长停止和关节畸形而导致双下肢不等长。该病发病较急,需快速诊断和治疗以避免炎症造成关节的严重损害。在新生儿,化脓性髋关节炎常与股骨骨髓炎同时发生。化脓性髋关节炎时,超声可显示髋关节腔积液,其内透声差,关节滑膜增厚,关节软骨破坏,关节周围软组织可见充血增厚。如髋关节前隐窝超声未发现积液,则可除外该病。

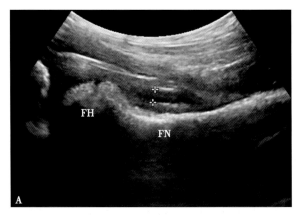

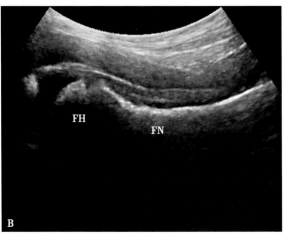

图 10-3-1　髋关节腔积液声像图

图 A. 超声显示患侧髋关节前隐窝内积液(标尺),患儿 7 岁;FH:股骨头;FN:股骨颈;图 B. 对照侧髋关节腔内未见明显积液

超声检查:检查髋关节积液时,患者腿伸直,并轻度外展,探头平行于股骨颈。关节积液在超声上可呈无回声或低回声,其回声与积液的性质有关(浆液性、血性或感染性)。关节腔内增厚的滑膜可呈低回声或等回声(图 10-3-2)。如应用能量多普勒超声显示病变内可见血流信号,则可证实病变为增厚的滑膜。但如果患者较胖,髋关节滑膜位置较深时,超声则不能敏感显示增厚滑膜内的血流信号。

由于超声无法鉴别增厚的滑膜为感染性还是非感染性,因此,怀疑化脓性髋关节炎时,需行超声引导下穿刺抽液进行化验以明确诊断。超声引导下可使髋关节腔穿刺抽液的准确性显著提高。

(二)退行性关节病

髋关节是退行性关节病(骨关节炎)容易累及的关节之一,超声可显示髋关节前部的骨赘,表现为骨性关节面的高回声突起,容易发生于股骨头与股骨颈交界处。有时于髋关节腔内可见积液、滑膜增生及游离体。

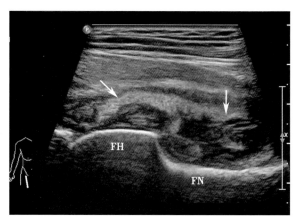

图 10-3-2　髋关节滑膜炎声像图
关节腔内可见积液及滑膜增生（箭）；FH：股骨头；FN：股骨颈

（三）其他关节疾病

1. Legg-Calve Perthes 病　为特发性髋关节的无血管性（缺血性）坏死，多见于 4～8 岁儿童，男孩较女孩多见。其发生可能与髋关节的创伤导致骨内压力增加，继而压迫血管，导致缺血性坏死。疾病早期 X 线可表现为正常；进展期时，X 线可表现为股骨头高度缩短、骨质碎裂。超声检查有时可发现髋关节积液，积液持续时间较长，常大于 3 周；髋关节软骨可见增厚，与对侧比较大于 0.5mm。关节软骨的增厚与软骨的肿胀、增生、软骨内化骨停滞、软骨持续生长有关。另外有时可见患儿的股四头肌有不同程度萎缩。

2. 股骨头骨骺滑脱（slipped capital femoral epiphysis，SCFE）　发生于青少年，是股骨头骺板处骨折后导致的股骨头骨骺滑脱，也是早期骨关节

炎的主要原因之一。男孩多见，约 25% 为双侧患病。患者常主诉腹股沟区疼痛，伴或不伴有腿部或膝部疼痛。多数患者可负重行走，但为跛行。该病早期诊断和治疗可降低并发症的发生，如骨性关节炎、软骨溶解、骨坏死等。X 线是该病首选的检查手段，其典型的表现为股骨头骺板增宽、不规则；前部股骨头 - 颈交界处正常凹陷形态消失；股骨头骨骺高度缩短。超声上，可发现以下异常征象：股骨头骨骺向后移位，骺板处出现阶梯样错位，髋臼前缘与股骨干骺端之间的距离缩短，髋关节腔积液等。

二、髋关节周围滑囊病变

（一）髂腰肌滑囊炎

髂腰肌滑囊炎的病因包括类风湿关节炎、骨性关节炎、痛风和假痛风、色素沉着绒毛结节性滑膜炎、创伤和感染等。正常情况下超声不能显示。当滑囊出现病变而扩张时，超声才能显示。由于部分患者髂腰肌滑囊与髋关节腔相通，当髋关节腔内出现积液时，积液可流入至滑囊内，因此髂腰肌滑囊也可由于髋关节病变而出现积液。如髋关节腔积液量较大，积液流入至滑囊后可显著减轻关节腔内的压力，从而可减轻对关节内结构的破坏。髂腰肌滑囊可像髋关节腔内病变一样出现积液、滑膜增生和游离体。由于滑囊与股血管和股神经关系密切，当滑囊显著扩张时，有时会压迫股静脉和股神经，从而引起相应的临床表现。

1. 超声表现　髂腰肌滑囊炎时，于髋关节囊前方可见髂腰肌滑囊增大，内呈无回声或低回声，可伴有分隔，囊内可见增生的滑膜（图 10-3-3）。在

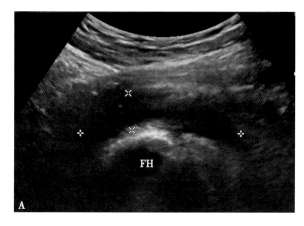
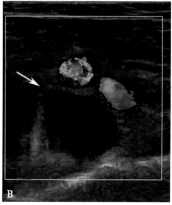

图 10-3-3　髂腰肌滑囊积液声像图
图 A 为纵切面显示髂腰肌滑囊积液（标尺）；FH：股骨头；图 B 为横切面显示该滑囊积液（箭）位于股动脉和股静脉的深方

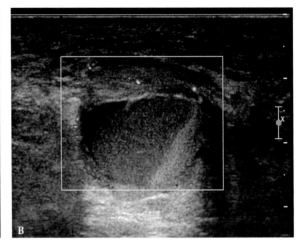

图 10-3-4　坐骨结节滑囊积液声像图

图 A 显示左侧坐骨结节处滑囊积液（箭），其内透声差；IT：坐骨结节；图 B 为能量多普勒显示囊壁周边可见较丰富血流信号

长期类风湿关节炎患者，扩张的髂腰肌滑囊有时可显示为类实性的低回声包块，且体积较大，易被误诊为软组织肿瘤。有时滑囊可向盆腔内扩展，位于髂骨与髂腰肌之间。

2. 鉴别诊断　髂腰肌滑囊炎应与盂唇旁囊肿鉴别。盂唇旁囊肿可见于髋关节前部，常由于盂唇撕裂后局部黏液变性而形成。其形成原因与肩部盂唇旁囊肿、膝部半月板囊肿的形成类似。临床上表现为腹股沟区肿块，可无痛或仅有轻微疼痛。超声可见囊肿呈分叶状、低回声囊性包块，边界清楚，内部有时可见分隔。其体积一般较髂腰肌滑囊小，探头加压时不易被压扁。

3. 检查注意事项　应注意观察髂腰肌滑囊是否与髋关节腔相通，如能显示滑囊与关节腔相通的部位，则可证实滑囊增大为关节腔病变所致。

（二）大转子周围滑囊炎

股骨大转子周围的滑囊有臀大肌下滑囊、臀中肌下滑囊、臀小肌下滑囊。这些滑囊的炎症可单独出现，也可与臀中肌腱、臀小肌腱的肌腱病并发。滑囊炎时，超声可见滑囊扩张，其内可见积液及不同程度的滑膜增生。

（三）坐骨结节滑囊炎

坐骨结节滑囊炎也称为坐骨结节囊肿，常见于坐着工作和老年瘦弱的女性，发病与长期静坐或机械性摩擦、损伤有关，这些致病因素导致滑囊壁发生充血、水肿、肥厚等无菌性炎症反应。患者主要表现坐骨结节处疼痛、不适感及肿块。患者常不能久坐，臀肌收缩时可产生疼痛并发射至臀部。滑囊

肿大明显时，可刺激邻近的坐骨神经干而出现坐骨神经症状。

超声表现：坐骨结节浅测可见囊性包块，内为无回声或可见沉积物呈低回声。急性期于囊壁及其周围软组织可见血流信号增多（图 10-3-4）。慢性者囊壁可见增厚。

三、髋关节周围肌腱病变

（一）大转子周围肌腱病变

股骨大转子处有臀中肌腱和臀小肌腱。该处肌腱的病变可分别累及臀中肌腱或臀小肌腱，亦可同时累及两个肌腱，其中以臀中肌肌腱的前部最易受累。臀中肌肌腱病显示为肌腱回声减低，内部纤维结构显示不清；肌腱可增厚；有时肌腱内可见钙化灶、骨赘或撕裂（图 10-3-5）。钙化显示为肌腱内高回声灶，后方可伴声影或无明显声影；骨赘显示为从大转子表面突入肌腱内的高回声突起；撕裂显示为肌腱内边界清晰的无回声裂隙。

（二）股直肌损伤

股直肌损伤最常累及的部位为肌腹中部的中央腱或远侧肌 - 腱移行处，而近侧肌腱的撕裂则较为少见。肌腱撕裂时，部分撕裂较完全撕裂多见。肌腱部分撕裂时，于肌腱内可见局限性无回声区。肌腱完全断裂时，断端回缩而类似软组织肿块。在肌腱撕裂的愈合期，局部可见纤维组织形成，局部的血肿也可以发生钙化或骨化。

股直肌腱也可发生肌腱病与钙化性肌腱炎。肌腱病时超声显示股直肌腱近端增厚，回声减低

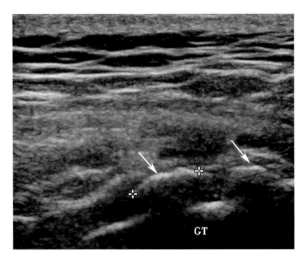

图 10-3-5 臀小肌腱肌腱病声像图

纵切面显示臀小肌腱增厚，其内可见多个高回声钙化灶（箭头）；GT：股骨大转子

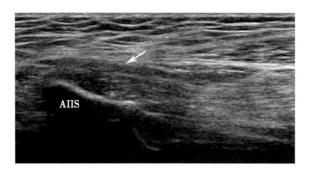

图 10-3-6 股直肌腱肌腱病声像图

纵切面显示股直肌肌腱近端增厚（箭头），回声减低；AIIS：髂前下棘

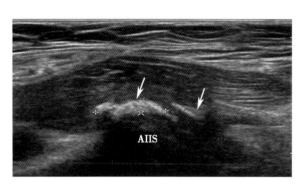

图 10-3-7 股直肌腱钙化性肌腱炎声像图

横切面显示髂前下棘（AIIS）处股直肌腱内多发高回声斑（箭头）

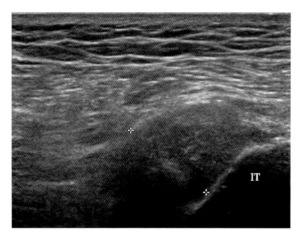

图 10-3-8 腘绳肌腱肌腱病声像图

超声显示左侧腘绳肌腱于坐骨结节处增厚，回声减低（标尺）；IT：坐骨结节

（图 10-3-6），能量多普勒有时于其内可见较丰富血流信号。钙化性肌腱炎为肌腱内羟磷灰石钙沉积所致，局部疼痛症状比较明显。超声显示股直肌腱内可见一个或数个高回声钙化灶（图 10-3-7），有时探头加压时局部压痛明显。

（三）内收肌损伤

髋部内收肌损伤为常见运动损伤，多由于过度劳损或急性创伤所致。损伤多由于髋部过度外展、腹壁过伸所致。最易损伤的肌肉为长收肌和股薄肌。内收肌损伤后大腿内侧疼痛肿胀，跛行，髋关节内收、外展感觉剧痛，活动受限。患肢的髋、膝呈半屈曲状被动体位。慢性者局部无明显肿胀，但股骨内侧上 1/3 压痛明显，肌肉较硬，大腿内侧近端疼痛。髋部内收肌损伤的预后与撕裂的范围及撕裂部位有关。一般情况下，如撕裂发生在长收肌的肌 - 腱移行处，则损伤较轻，1～2 周可迅速恢复。当肌腱断裂伴撕脱骨折时，则常常需要 1～3 个月的愈合时间。

超声表现：内收肌撕裂伤可表现为肌纤维局部中断，可见不规则积液。严重者可见耻骨撕脱骨折，耻骨骨皮质中断，可见高回声骨片突出。肌腱断裂者亚急性期或慢性期可见回缩肌腱增厚，呈一边缘较钝的低回声肿块，后方可见声衰减。

（四）腘绳肌损伤

腘绳肌腱可由于慢性劳损而损伤，表现为肌腱近侧附着处肿胀、回声减低（图 10-3-8），有时可见钙化灶，为肌腱病的表现。急性的牵拉伤也可导致腘绳肌腱在近侧附着处的部分或完全撕裂，其中股

二头肌长头与半腱肌的联合腱损伤较半膜肌腱损伤更为常见，此时患者常表现为臀部疼痛、走路困难。由于腘绳肌腱与坐骨神经位置邻近，腘绳肌腱的病变有时可累及坐骨神经而引起大腿后部的麻痛。因此，要注意对邻近坐骨神经的检查。坐骨神

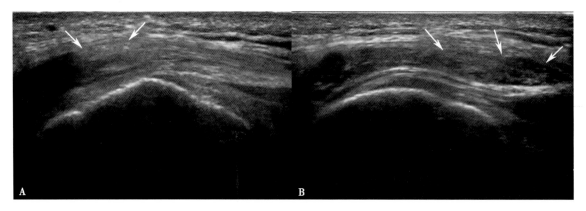

图 10-3-9　髂胫束弹响声像图

图 A 为股骨大转子处横切面显示髂胫束增厚（箭头），髋部伸直位时位于大转子后方；图 B 为髋部屈曲位可见髂胫束（箭头）移向前方，同时引起弹响

经在超声上可表现为正常或周围可见低回声的血肿包绕。

检查注意事项：由于该部位位置较深，超声检查时注意调整探头的频率以更好地显示病变。

（五）髂胫束弹响

髂胫束弹响为髋外侧弹响，由于髂胫束后缘或臀大肌肌腱部的前缘增厚，在髋关节屈曲、内收或内旋活动时，增厚的组织自大转子的突出部滑过时发生弹响。

髋部伸直位时，髂胫束位于股骨大转子后方。髋部屈曲、外旋位时，髂胫束滑过大转子位于其前方。弹响可发生在髂胫束跨越过大转子处。弹响时患者可无明显疼痛症状或伴有局部疼痛。查体时，患者可侧卧位，患侧在上，检查者手放置于大转子上，让患者主动屈髋。如有弹响，检查者的手部会感受到髂胫束在髋部的弹响。如在大转子近侧端加压后，患者屈髋不能再引发弹响，则可明确诊断。

1. 超声表现　超声检查时，患者侧卧位，患侧朝上。由于多数患者只有在站立位时才能引发髋部弹响，因此有时需要让患者站立位进行检查。探头横切放置在股骨大转子外侧。检查时注意探头要轻放，不要加压，避免妨碍髂胫束或臀大肌肌腱的滑动。阳性者可见髂胫束或臀大肌肌腱在股骨大转子处滑动受阻，继而克服阻力突然越至大转子前方，同时伴局部弹响（图 10-3-9）。

2. 检查注意事项　对于临床怀疑有髋关节弹响的患者，要首先进行 X 线片检查以除外髋部骨骼及髋关节腔病变，然后进行动态超声检查。如超声检查阴性，则还应进行 CT 或 MRI 等检查以进一步明确诊断。

第四节　临床应用进展

本章节仅对髋部常见的病变进行了简述。髋关节内的病变，由于位置较深、超声诊断还较为困难。但是超声引导下对于髋关节内的注射治疗的临床应用越来越多。超声通过评估髋关节周围软组织病变，对于髋部疼痛的患者可提供重要的形态学支持。近年来，弹性成像技术在髋关节病变中的应用也有初步的研究，相信超声在髋部病变中的应用价值将不断提高。

思　考　题

1. 超声评价成人髋关节病变的缺陷有哪些？
2. 哪些成人髋关节病变适合超声检查？

（王月香）

参　考　文　献

[1] Choi YS, Lee SM, Song BY, et al. Dynamic sonography of external snapping hip syndrome. J Ultrasound Med. 2002；21（7）：753-758

[2] Chang CY, Kreher J, Torriani M. Dynamic sonography of snapping hip due to gluteus maximus subluxation over greater trochanter. Skeletal Radiol. 2016；45（3）：409-412

[3] Kong A, Van der Vliet A, Zadow S. MRI and US of gluteal tendinopathy in greater trochanteric pain syndrome. Eur Radiol. 2007；17（7）：1772-1783.

[4] Terjesen T. Ultrasonography for diagnosis of slipped capital femoral epiphysis. Comparison with radiography in 9 cases. Acta Orthop Scand. 1992；63（6）：653-657

第十一章 婴幼儿发育性髋关节发育不良

第一节 概 述

发育性髋关节发育不良(developmental dysplasia of the hip, DDH)是儿童骨骼系统最常见的致残性疾病之一,最初的名称为"先天性髋关节脱位(congenital hip dislocation, CDH)",1992年北美骨科学会将CDH正式更名为DDH,更准确地表明了该病的特点。一方面,出生时发现的髋关节发育轻微"异常"可能在出生后几周内逐渐趋于正常;另一方面,出生时"正常"的髋关节也可能逐渐发展为DDH。这种生长发育过程中出现的不确定性使DDH的诊断更加复杂。出生后髋关节不稳定的发生率为1%,髋关节脱位为0.1%~0.2%,地域之间略有差异。DDH的确切病因不明,但发病有其内在诱因和外在诱因。内在诱因包括关节韧带松弛、女性、基因缺陷(家族倾向性)等。外在诱因包括臀位产、第一胎、羊水过少等。新生儿及婴幼儿绑腿或强迫伸髋并腿的襁褓方式也与DDH有关。另外,如果存在先天性肌性斜颈或足部畸形,则DDH的风险增加。

目前公认DDH通过早期筛查、规范化诊断、治疗可有效避免发生严重的后遗症。治疗越早,治疗采用的方法越简单,也更容易获得正常或接近正常的髋关节,未及时诊断及治疗的DDH可能导致髋关节退化性疾病,从而成为60岁以下患者髋关节置换术最常见的原因之一。DDH晚发现病例治疗较困难,且很难保全髋关节功能。

6个月以下婴儿髋关节主要由软骨构成,股骨头多尚未骨化,X线很难准确显示髋关节结构形态,超声是髋关节首选的影像学检查方法,当股骨头骨化后,超声无法清晰显示Y状软骨,超声的诊断价值降低,故6个月到1岁婴儿的髋关节应用X线检查更为可靠。

第二节 超声检查技术

一、检查目的

1. 观察髋关节及周围软组织解剖结构。
2. 评估髋关节髋臼发育情况。
3. 评估股骨头与髋臼的相对位置。
4. 评估髋关节稳定性。
5. 评估DDH应用Pavlik支具或其他固定装置治疗效果。

二、适应证与禁忌证

1. 体格检查或影像学检查发现髋关节有异常或可疑异常。
2. 有DDH家族史或遗传史。
3. 臀先露。
4. 羊水过少等其他胎产式因素。
5. 神经肌肉病变(如先天性肌肉斜颈和先天性足部畸形等)。
6. 监测应用Pavlik支具或其他固定装置治疗的DDH患儿。
7. 有DDH危险因素的婴儿:巨大儿、胎儿过度成熟、婴儿襁褓、羊水过少和其他引起胎儿体位性变形的宫内因素。
8. DDH超声检查没有绝对禁忌证。

三、超声检查注意事项

(一)检查时间

婴幼儿一般应在出生后4~6周内接受超声检查,6个月以内的婴幼儿髋关节超声检查结果最为可靠,如临床检查婴儿髋关节有可疑发现,则应尽早行超声检查。

(二)检查设备

推荐使用5~7.5MHz或更高频率线阵探头(不推荐使用梯形或扇形探头),超声波照射应该遵循国际辐射防护最优化原则(as low as reasonably achievable，ALARA），即在保证获得必要的超声诊断信息前提下，用尽可能小的声强和尽可能短的时间完成检查。

第三节　检查方法及观察内容

一、髋关节冠状切面检查（Graf 法）

（一）Graf 标准冠状切面可显示的结构

婴儿侧卧位，待检测髋关节处于生理状态（轻微屈曲 15°～20°）。探头置于髋关节外侧股骨大转子处，与身体长轴保持平行，声束垂直于骨盆矢状面，获得髋臼窝正中冠状切面。在标准冠状切面中可显示以下结构（图 11-3-1）。

1. **软骨 - 骨交界**　股骨头及股骨近端主要由透明软骨构成，"软骨 - 骨交界"是软骨结构与股骨骨性结构的分界。

2. **股骨头**　新生儿的股骨头呈类椭圆形而非球形，股骨头由透明软骨构成，呈低回声，其中心区域可见呈短线样高回声的血窦组织。

3. **滑膜皱襞**　关节囊在股骨颈处反折、并移行为股骨大转子软骨膜的区域，声像图中称为"滑膜皱襞"。

4. **关节囊**　股骨头的外侧被覆关节囊，关节囊自"滑膜皱襞"向头侧延伸覆盖股骨头、盂唇、软骨髋臼顶。

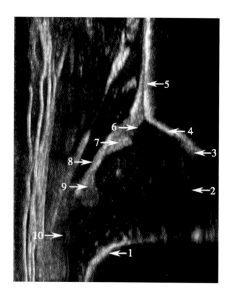

图 11-3-1　正常髋关节

1. 软骨 - 骨交界；2. 股骨头；3. 髂骨支下缘；4. 骨缘转折点；5. 平直髂骨外缘；6. 软骨性髋臼；7. 盂唇；8. 关节囊；9. 滑膜皱襞；10. 股骨大转子

5. **盂唇**　由纤维软骨构成的盂唇在声像图中表现为位于关节囊内的三角形高回声结构，盂唇基底部附着于软骨髋臼顶的外侧缘。

6. **"近端软骨膜"**　"近端软骨膜"为超声专用术语，由三个解剖结构组成，分别为股直肌反折头的腱性部分、包含脂肪垫的关节囊附丽及软骨膜本身，在声像图中被称为"近端软骨膜"。软骨膜是软骨髋臼顶的外侧边界，其近端与髂骨骨膜相融合，远端与关节囊相融合。

7. **髋臼顶**　髋臼顶部由髂骨构成，包括骨性和软骨性部分。骨性髋臼顶，描述可分为好、合适的 / 有缺陷、差。

8. **骨性边缘**　骨性边缘为骨性髋臼顶的外侧缘，描述可分为锐利 / 稍钝、圆钝、平直。

9. **骨缘转折点**　骨缘转折点是骨性臼顶从凹面移行为凸面的转折点。

10. **髂骨支下缘**　髂骨支下缘是髋臼窝内的骨性结构，是髋臼窝正中冠状切面的标志，呈强回声突起，髂骨支下缘足侧是低回声的 Y 状软骨。在偏心型髋关节中，股骨头向髋臼外移位，探头如跟随着移位的股骨头扫查，显示的超声平面已不是标准切面，此时髂骨支下缘多无法准确显示。

（二）Graf 标准冠状切面的测量

Graf 检查法要求在髋关节标准冠状切面声像图上才能进行测量，测量前需再次确认：髂骨支下缘、平直髂骨外缘、盂唇。

测量时首先在近端软骨膜移行为骨膜处做髂骨切线为基线；然后以髋臼窝内髂骨支下缘与骨性髋臼顶的切线为骨顶线；确定骨缘转折点（骨性髋臼顶凹面向凸面移行处）和关节盂唇中心点，这两点相连形成软骨顶线（图 11-3-2）。基线与骨顶线相成 α 角。基线与软骨顶线相交成 β 角，基线、骨顶线及软骨顶线三者很少相交于同一点，仅出现在骨性髋臼边缘锐利的 Graf Ⅰ 型髋关节。α 角主要衡量骨性髋臼发育的程度，α 角小表明骨性髋臼较浅，β 角代表软骨性髋臼的形态。由于髋臼软骨部分和软骨顶线个体差异较大，故 β 角测值较 α 角测值显示出更多的个体差异。

（三）髋关节 Graf 分型

Graf 法将髋关节分为四大类型及多个亚型（表 11-3-1）。

Ⅰ 型髋关节是中心性髋关节，髋关节发育完全成熟，骨性臼顶发育良好，骨性边缘形态锐利或稍钝，软骨性臼顶覆盖股骨头良好。

Ⅱ 型髋关节仍然是中心性髋关节，但骨性臼顶

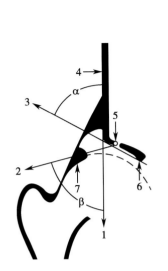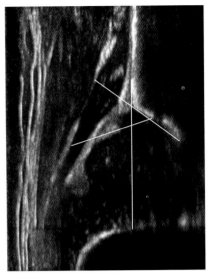

图 11-3-2 Graf 法测量示意图（Graf Ⅰ型）

1. 基线；2. 软骨顶线；3. 骨顶线；4. 平直髂骨外缘；5. 骨缘转折点；
6. 髂骨支下缘；7. 盂唇

表 11-3-1 髋关节 Graf 分型

髋关节 Graf 分型		骨性臼顶 /α 角	骨缘区	软骨臼顶 /β 角	月龄
Ⅰ型		发育良好 α≥60°	锐利/稍钝	覆盖股骨头良好	任何月龄
Ⅱ型	Ⅱa（＋）型	发育充分 α50°～59°	圆钝	覆盖股骨头良好	0～12 周
	Ⅱa（－）型	有缺陷 α50°～59°	圆钝	覆盖股骨头良好	6～12 周
	Ⅱb 型	有缺陷 α50°～59°	圆钝	覆盖股骨头良好	>12 周
	Ⅱc 型	严重缺陷 α43°～49°	圆钝到较平直	部分覆盖股骨头 β<77°	任何月龄
	D 型	严重缺陷 α43°～49°	圆钝到较平直	移位 β>77°	任何月龄
Ⅲ型	Ⅲa 型	发育差 α<43°	较平直	头侧移位，软骨臼顶回声及结构没有改变，软骨膜被向上推挤	任何月龄
	Ⅲb 型	发育差 α<43°	较平直	头侧移位，软骨臼顶回声及结构改变，软骨膜被向上推挤	任何月龄
Ⅳ型		发育差 α<43°	较平直	足侧移位，软骨臼顶回声及结构改变，软骨膜呈水平或槽状的	任何月龄

发育有缺陷，骨性边缘形态圆钝，骨性臼顶覆盖股骨头减少，软骨性臼顶覆盖股骨头增多。

Ⅱa 型：α 角 50°～59°，受检婴儿月龄应不超过 12 周，髋关节生理性不成熟（图 11-3-3）。

Ⅱb 型：α 角 50°～59°，受检婴儿月龄应大于 12 周，髋关节骨化延迟（图 11-3-4）。

Ⅱc 型：α 角 43°～49°；β 角小于 77°（图 11-3-5）。

D 型：α 角 43°～49°；β 角大于 77°（图 11-3-6）。

Ⅱc 型髋关节骨性臼顶发育较差，股骨头开始有向髋臼窝外移位的可能，如股骨头轻微移位，则软骨臼顶会向头侧轻微移动，此时 α 角不变（骨性髋臼顶未发生变化），而 β 角增大，如 β 角大于 77°

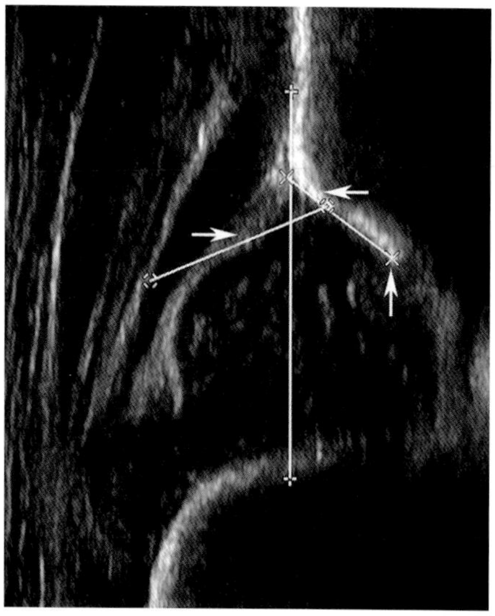

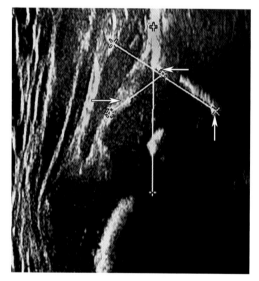

图 11-3-3　Graf Ⅱa 型髋关节

髋关节骨性髋臼顶发育有缺陷,骨性边缘(←)稍圆钝,α 角 57°,β 角 63°,盂唇(→),髂骨支下缘(↑)

图 11-3-5　Graf Ⅱc 型髋关节

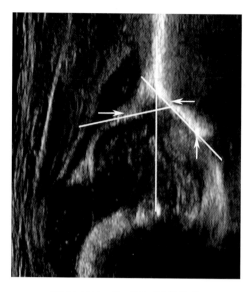

髋关节骨性髋臼顶发育较差,骨性边缘(←)较圆钝,α 角 46°;β 角 75°,盂唇(→);髂骨支下缘(↑)

图 11-3-4　Graf Ⅱb 型髋关节

髋关节骨性髋臼顶发育有缺陷,骨性边缘(←)稍圆钝,α 角 57°;β 角 56°,盂唇(→);髂骨支下缘(↑)

图 11-3-6　Graf D 型髋关节

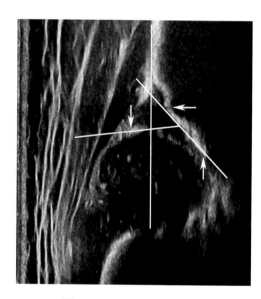

髋关节骨性髋臼顶发育较差,骨性边缘(←)较平直,α 角 45°;β 角 85°,盂唇(↓);髂骨支下缘(↑)

时,被定义为 D 型髋关节。D 型髋关节被描述为偏心性关节的最初始阶段,Ⅱ型髋关节均为中心型关节,故此型不能称为"ⅡD"型。

Ⅲ型髋关节是偏心性髋关节,骨性臼顶发育差,骨性边缘形态平直,股骨头向髋臼外移位,把大部分软骨性臼顶推向头侧,"近端软骨膜"被顶起抬高(图 11-3-7)。

Ⅲa 型:股骨头把软骨性臼顶推向头侧,但是剪切力尚未导致臼顶透明软骨发生组织学变化,因

而软骨性臼顶仍呈无 - 低回声。

Ⅲb 型:股骨头把软骨性臼顶推向头侧,剪切力导致臼顶透明软骨发生组织学变化,软骨性臼顶回声增强,被定义为"退变"。

Ⅳ型髋关节也是偏心性髋关节,骨性臼顶发育差,骨性边缘形态平直,股骨头向髋臼外移位,与Ⅲ型的区别在于移位的股骨头将软骨性臼顶全部挤压向足侧,软骨性臼顶回声增强。"近端软骨膜"被顶起呈水平状或凹槽状(图 11-3-8)。

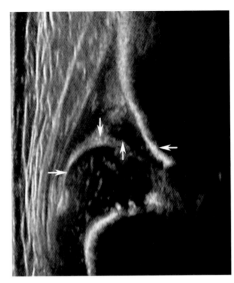

图 11-3-7　Graf Ⅲ型髋关节

髋关节骨性髋臼顶发育差，骨性边缘（←）较平直，股骨头（→）向髋臼外上侧移位，软骨性髋臼顶（↑）和盂唇（↓）被股骨头顶起，向头侧移位

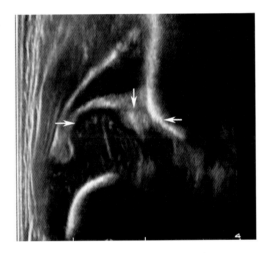

图 11-3-8　Graf Ⅳ型髋关节

髋关节骨性髋臼顶发育差，骨性边缘（←）较平直，股骨头（→）向髋臼外上侧移位，软骨性髋臼顶（↓）被挤压在股骨头与骨性髋臼缘之间，向足侧移位，回声增强

　　Graf 法髋关节标准冠状切面声像图的三个重要标志分别为髂骨支下缘、平直髂骨外缘及盂唇，而Ⅲ型和Ⅳ型髋关节是脱位的髋关节，其骨性臼顶发育差，股骨头移位，且软骨性臼顶、盂唇、髂骨支下缘均难以准确显示，以致难以获得测量所要求的标准冠状切面。所以，Ⅲ型和Ⅳ型髋关节的判定主要依据股骨头与髋臼的相对位置及软骨性臼顶、盂唇与"近端软骨膜"的形态，而并非仅测量角度。

二、髋关节屈曲横切面检查（Harcke 法）

　　婴儿仰卧位或侧卧位，髋关节屈曲 90°，探头位于后臀部，平行于股骨长轴，做髋关节横切面（声束与骨盆水平面平行），切面需清晰显示股骨干长轴、股骨头、髋臼及盂唇（图 11-3-9）。正常髋关节图像显示股骨头与髋臼窝紧密接触（图 11-3-10、图 11-3-11）。显示此图像后，在婴儿自然放松状态下，施加应力，保持婴儿髋关节屈曲 90°，轻柔的推压婴儿大腿，使髋关节内收（类似 Barlow 试验动作）以评估髋关节稳定性；如果股骨头半脱位或脱位，轻柔的推压婴儿大腿，使髋关节外展（类似 Ortolani 试验动作）以评估股骨头可否复位。

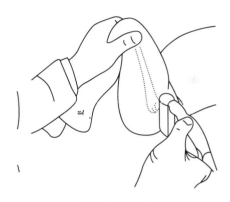

图 11-3-9　髋关节屈曲横切面体位示意图

婴儿仰卧位，髋关节屈曲 90°，探头平行于股骨长轴，做髋关节横切面

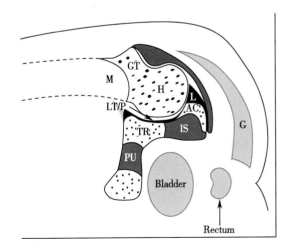

图 11-3-10　髋关节屈曲横切面解剖示意图

AC：软骨性髋臼；G：臀肌；GT：大转子，H：未骨化的股骨头；IS：坐骨；L：盂唇；LT/P：圆韧带 / 脂肪组织；M：股骨；PU：耻骨；TR：Y 形软骨；Bladder：膀胱；Rectum：直肠

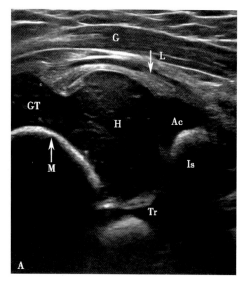
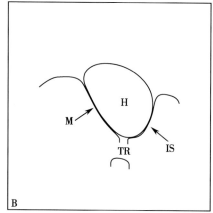

图 11-3-11　髋关节屈曲横切面超声图像（正常）

股骨头与髋臼窝紧密接触；G：臀肌；H：未骨化的股骨头；IS：坐骨；L：盂唇；M：软骨 - 骨交界；Tr：Y 状软骨；Ac：软骨性髋臼；GT：股骨大转子

髋关节稳定性检查：髋关节稳定（婴儿放松状态下及推压内收髋关节时，股骨头位于髋臼内，与髋臼窝紧密接触）；髋关节松弛（婴儿多小于 4 周，股骨头与髋臼窝出现轻微分离）；髋关节半脱位（股骨头与髋臼窝明显分离，但股骨头仍部分位于髋臼内）；髋关节加压可脱位（推压内收髋关节时，股骨头可脱出髋臼外）；髋关节脱位可复位（放松状态下股骨头位于髋臼外，外展髋关节，股骨头可自髋臼外复位至髋臼内）；髋关节脱位不可复位（放松状态下股骨头位于髋臼外，外展髋关节，股骨头不能复位至髋臼内）（图 11-3-12、图 11-3-13）。

需特别注意，应用此检查法评估髋关节稳定性，需有经验的医师才能得到较为准确的结论，当婴儿佩戴 Pavlik 支具或其他固定装置时不宜进行髋关节推压检查，除非临床医师有此方面特殊要求。

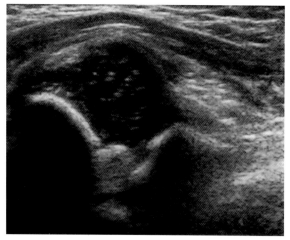
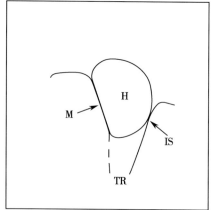

图 11-3-12　髋关节屈曲位横切面超声图像（异常）

髋关节半脱位（股骨头与髋臼窝明显分离，股骨头仍部分位于髋臼内）；H：未骨化的股骨头；M：软骨 - 骨交界；TR：Y 状软骨；IS：坐骨

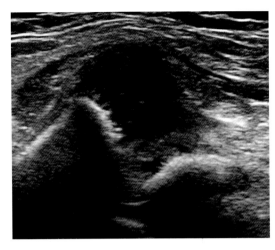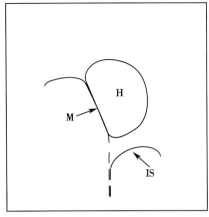

图 11-3-13　髋关节屈曲位横切面超声图像（异常）

髋关节脱位（股骨头与髋臼窝明显分离，股骨头位于髋臼外）；H：未骨化的股骨头；M：软骨－骨交界；TR：Y 状软骨；IS：坐骨

第四节　临床应用进展

DDH 超声检查时应评估髋关节形态和髋关节稳定性，使得检查结果更为客观准确。以往研究证实，形态学正常的髋关节也可能不稳定、而形态学异常的髋关节也可能相对稳定。因此，在一份完整的髋关节超声检查报告中，要包括对髋关节形态学的描述和相关参数测量，还应包括对髋关节稳定性的描述，综合评估髋关节的形态结构和稳定性，从而能更客观地指导临床诊断和治疗。

思　考　题

1. 婴儿 DDH 超声检查最适宜的时间是什么时候？

2. 超过 6 个月龄的婴儿在何种情况下还可以应用超声检查髋关节？

（陈　涛）

参　考　文　献

[1] Mulpuri K，Song KM，Gross RH，et al. The American Academy of Orthopaedic Surgeons Evidence-Based Guideline on Detection and Nonoperative Management of Pediatric Developmental Dysplasia of the Hip in Infants up to Six Months of Age. J Bone Joint Surg Am，2015，97（20）：1717-1718.

[2] Graf R，Mohajer M，Plattner F. Hip sonographyupdate update. Quality-management，catastrophes-tips and tricks. Med ultrason，2013，15（4）：299-303.

[3] Synder M，Harcke HT，Domzalski M. Role of ultrasound in the diagnosis and management of developmental dysplasia of the hip：an international perspective. OrthopClin North Am，2006，37（2）：141-147.

[4] Guidelines of the German Society for Orthopaedics and Orthopaedic Surgery and the Professional Association of Doctors for Orthopaedics. Hip dysplasia. http://www.dgooc.de/leitlinien/nicht-aktualisierte-leitlinien. Accessed January 14，2013.

[5] American Institute of Ultrasound in Medicine. AIUM practice guideline for the performance of an ultrasound examination for detection and assessment ofdevelopmental dysplasia of the hip. J Ultrasound Med，2013，32（7）：1307-1317.

[6] 中华医学会小儿外科分会骨科学组，中华医学会骨科学分会小儿创伤矫形学组. 发育性髋关节发育不良临床诊疗指南（0～2 岁）. 中华骨科杂志，2017，37（11）：641-650.

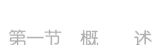

第十二章 膝 关 节

第一节 概 述

膝关节超声检查主要内容包括膝关节及其周围的皮肤、皮下软组织、肌肉、肌腱、韧带、滑囊和神经等,对相应的病变进行诊断与评估。检查项目非常的繁多,注意检查的重点、病变的部位及性质。在检查膝关节滑膜病变时,通过彩色或能量多普勒显示滑膜血流,可用于对于炎症活跃性的评估。对于浅表细微病变,超声的高分辨率也有着一定的优势。超声对于膝关节病变尤其局限,由于超声物理特性和膝关节的解剖,在超声不能显示全部的关节骨面、关节软骨、前后交叉韧带及内外侧半月板,对于超声未能显示而临床怀疑相应病变时,应做 MRI 检查。

第二节 超声检查技术

一、超声应用解剖

膝关节是人体最大、最复杂的关节,由股骨下端、胫骨上端及髌骨构成。周围有众多的肌肉、肌腱、韧带、滑囊、神经、血管(图 12-2-1~图 12-2-3)。

膝前部:股四头肌向下形成股四头肌腱,止于髌骨。跨越髌骨形成髌腱,止于胫骨粗隆。髌骨内外侧有支持带自髌骨内外侧延伸至股骨,加强髌骨的稳定性,髌骨内外侧支持带深面有膝内外侧隐窝。髌上囊位于股骨和髌骨之间,与关节腔相通。在其与股四头肌腱、股骨之间有脂肪垫。髌腱深面有脂肪垫,称为 Hoffa 脂肪垫。

膝前部有三个滑囊:位于髌骨下段和髌腱上 1/3 前方的髌前皮下囊;位于髌腱远段附着处浅面的髌下浅囊和位于其深面的髌下深囊。

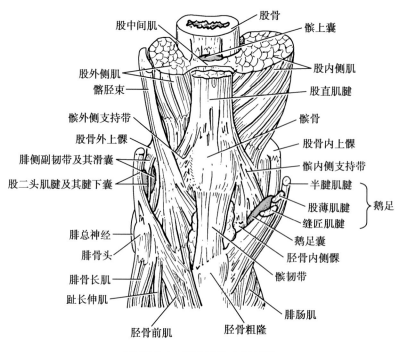

图 12-2-1 膝关节前方解剖图

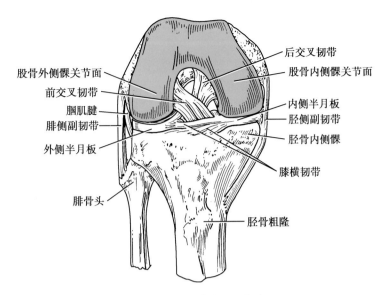

图 12-2-2　膝关节内外侧解剖图

前交叉韧带：起自股骨外侧髁内面，止于胫骨髁间隆起。

膝内侧：内侧副韧带位于股骨与胫骨内侧髁之间，分为深、浅两层。深层与内侧半月板紧密连接。内侧半月板位于股骨内侧髁与胫骨平台之间。鹅足腱由缝匠肌腱、股薄肌腱、半腱肌腱组成，自前下至后上止于胫骨内侧髁。其深面有鹅足腱滑囊。

膝外侧：外侧副韧带位于股骨与腓骨头之间，其深面有外侧副韧带滑囊。外侧半月板位于股骨外侧髁与胫骨平台之间。外侧副韧带前方可见髂胫束止于胫骨近端 Gerdy 结节。髂胫束深层有滑囊。外侧副韧带后方可见股二头肌腱，股二头肌腱深面有滑囊结构。腘肌腱起自股骨外侧，斜行向内下，止于胫骨近端后方。

膝后部：肌肉有内上浅层半腱肌和深层半膜肌，外上股二头肌。内下及外下的腓肠肌内侧头和外侧头，以及走行于深面的跖肌和腘肌。

半膜肌 - 腓肠肌滑囊位于半膜肌腱与腓肠肌内侧头之间，该滑囊大多与膝关节相通，膝关节积液至此形成 Baker 囊肿。

腘动脉为股动脉的延续，腘静脉、胫神经位于其浅面。腘动脉、静脉、神经排列的顺序为从深至浅、从内至外。

坐骨神经在腘窝上方分为胫神经和腓总神经。胫神经与腘动、静脉伴行。腓总神经走行于股二头肌和腓肠肌外侧头之间，绕过腓骨头，至腓骨长肌深面，分为腓浅神经和腓深神经。

后交叉韧带：起自股骨内侧髁前方，止于胫骨沟。

二、适应证

1. 膝关节及其周围肿块。
2. 膝关节及其周围活动障碍、感觉异常。
3. 怀疑免疫性、代谢性、退行性或感染性等病变所致的膝关节病变。
4. 膝关节及其周围病变超声引导穿刺。

三、超声检查方法与声像图

（一）仪器与探头

选用高性能彩色多普勒超声诊断仪，一般使用 10MHz 以上频率的高频探头，检查腘窝深部病变时，可使用频率更低的探头。

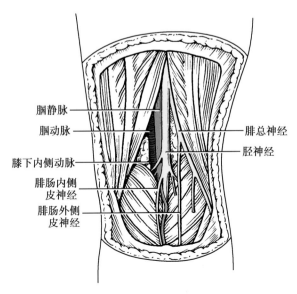

图 12-2-3　膝关节后方解剖图

（二）超声检查规范及正常声像图

1. **膝前区** 检查时患者仰卧位，膝关节轻度屈曲（30°～45°）。检查内容主要包括股四头肌腱、髌上囊、膝关节内外侧隐窝、髌腱、髌前区滑囊、股骨内外侧髁软骨、前交叉韧带。股骨内外侧髁软骨、前交叉韧带不作为常规检查项目，可根据临床需求进行检查。

（1）股四头肌腱、髌上囊及膝关节前部隐窝：以髌骨作为体表标志，探头纵切置于髌骨上端显示股四头肌腱长轴切面，可见其远端附着于髌骨上缘。呈三层结构：浅层为股直肌腱，中层为股内侧肌腱和股外侧肌腱构成，深层由股中间肌腱构成。各层之间可见高回声的分隔。但有时分层表现也可不明显。股四头肌腱的后方即为髌上囊，其位于髌骨上方、股四头肌腱深部，前方为髌上脂肪垫、后方为股骨前脂肪垫（图12-2-4）。纵切时，探头可从内侧向外侧扫查，以检查整个髌上囊和股四头肌腱。膝关节腔前部积液除位于髌上囊外，还可位于髌骨两侧隐窝，分别位于髌骨内侧支持带和外侧支持带的深方，应注意对该部位的检查。

（2）髌韧带、髌骨内、外侧支持带及膝前部滑囊：膝关节轻度屈曲（30°～45°），探头纵切放置在髌骨下方的中线，可显示髌韧带的近中段，向下方

移动探头可检查髌韧带的下段及其胫骨粗隆的附着点（图12-2-5）。髌韧带较宽，所以检查时应从内向外移动探头以检查整个髌韧带。然后探头旋转90°横切面检查髌韧带。检查时应注意使声束垂直于髌韧带以避免各向异性伪像的产生。

检查髌腱时，应注意对其起点或止点处进行重点检查，因肌腱病常发生于腱的起止点处。除进行灰阶超声检查外，还要对病变处进行能量多普勒检查，以观察局部血流状况。检查血流时，应在肌腱松弛状态下进行，因肌腱紧张时可影响超声对局部血流的显示。另外还要注意探头切勿加压。

髌内侧和外侧支持带为位于髌骨内、外侧缘与股骨内、外侧髁之间的带状高回声（图12-2-6、图12-2-7）。髌内侧支持带起自髌骨内侧上段，向内侧跨越膝内侧副韧带上段，止于股骨内上髁与收肌结节之间，是髌股关节内侧最重要的支持结构。超声检查时，探头横切面放置在髌骨上半部分与股骨内上髁之间，正常时其表现单层或双层状结构。

膝前部滑囊：包括髌前浅囊（髌前皮下囊）、髌下浅囊和髌下深囊。髌前浅囊为皮下滑囊，位于髌骨下段和髌腱上 1/3 与皮下组织之间，髌下浅囊位于髌腱下段与皮下之间，髌下深囊髌腱深方与胫骨之间。正常情况下，髌前浅囊及髌下浅囊超声不能

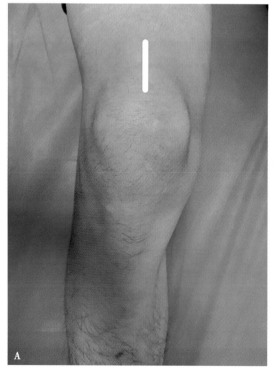
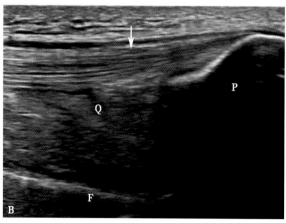

图 12-2-4　股四头肌腱纵断面检查体位及声像图

图 A. 体位及探头位置；图 B. 股四头肌腱纵断面声像图；F：股骨；P：髌骨；Q：髌上囊；箭头：股四头肌腱

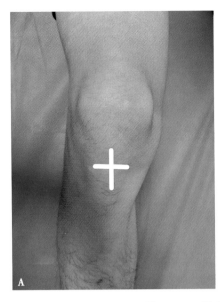
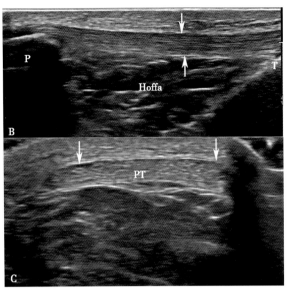

图 12-2-5 髌韧带纵横断面检查体位及声像图

图 A. 体位及探头位置；图 B. 髌韧带（箭头）纵断面声像图；图 C. 髌韧带（箭头）横断面声像图；T：胫骨；P：髌骨；PT：髌韧带；Hoffa：Hoffa 脂肪垫

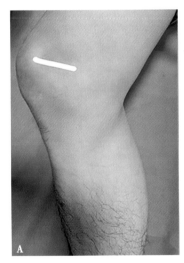
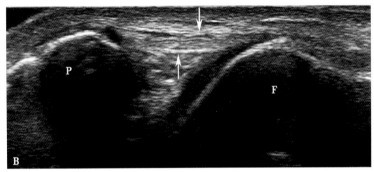

图 12-2-6 髌内侧支持带横断面检查体位及声像图

图 A. 体位及探头位置；图 B. 髌内侧支持带（箭头）横断面声像图；F：股骨；P：髌骨

显示，髌下深囊内可见少量积液，不要误诊为滑囊炎。检查皮下滑囊时，纵切面和横切面相结合，探头一定要轻放，否则少量积液将会被挤压到别处（图 12-2-8）。

（3）关节软骨：检查膝关节软骨时，膝关节完全屈曲，以使股骨滑车处软骨暴露出来。探头横切放置在髌骨的近侧以检查覆盖股骨滑车处的软骨。正常关节透明软骨超声上显示为边界清楚的低 - 无回声带，髁间窝处稍厚，股骨内外侧髁处的软骨稍薄（图 12-2-9）。关节软骨的厚度差异较大。关

节有炎症时，膝关节屈曲可能受限，此时，对侧膝关节可采用与患侧相同的屈曲角度。

检查关节软骨时，注意声束要垂直于所检查的股骨表面。除观察软骨的厚度外，还应注意软骨内及表面有无异常回声。

（4）膝前交叉韧带：检查前交叉韧带需要膝关节屈曲位，以显示髁间窝的前部和减少骨性结构的重叠。膝关节屈曲的范围可从 45°～60° 到膝关节完全屈曲。膝关节屈曲位时可显示前交叉韧带的中远段（图 12-2-10）。但急性创伤后由于膝关节韧

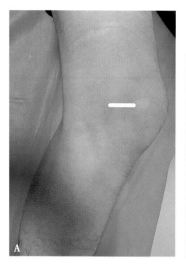
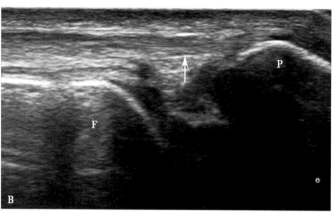

图 12-2-7 髌外侧支持带横断面检查体位及声像图

图 A. 体位及探头位置；图 B. 髌外侧支持带（箭）横断面声像图；F：股骨；P：髌骨

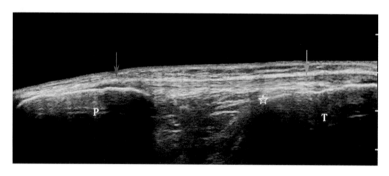

图 12-2-8 膝关节前部滑囊宽景成像

膝关节前部滑囊声像图；P：髌骨；T：胫骨；红箭头：髌前皮下囊位置；绿
箭头：髌下浅囊位置；☆：髌下深囊位置

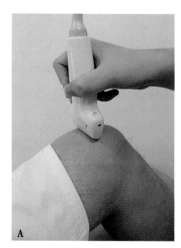
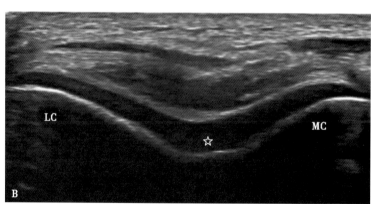

图 12-2-9 股骨滑车软骨横断面检查体位及声像图

图 A. 体位及探头位置；图 B. 股骨滑车横断面声像图；LC：股骨外侧髁；MC：股骨内侧髁；☆：股骨滑车软骨

带损伤或关节腔内有积血，膝关节屈曲可能受限。前交叉韧带由于位置较深，应降低探头频率进行检查。探头方向应沿前交叉韧带的长轴走向，即探头应放在髌下正中线的内侧，探头的上端向外、下端向内旋转30°。

2. 膝关节内侧 检查膝关节内侧时，患者可侧卧、膝关节伸直，亦可仰卧位、小腿外旋。检查内容主要包括膝内侧副韧带、内侧半月板、股胫关节内侧、鹅足腱止点。在膝关节水平冠状切面检查膝内侧副韧带和内侧半月板。

（1）膝内侧副韧带：检查时，探头纵切放置在膝内侧。内侧副韧带超声显示为三层结构，浅层为偏高回声，为内侧副韧带浅层，中间呈低回声，为脂肪组织或内侧副韧带滑囊，深层为偏高回声，为内

侧副韧带深层，包括股骨-半月板韧带和半月板-胫骨韧带。内侧副韧带浅层的上端附着在股骨收肌结节前下方及股骨内上髁。股骨内上髁为股骨内侧的一个小的骨性隆起，位于膝关节上方约3cm处。检查时应注意从前向后依次扫查整个膝内侧副韧带，避免遗漏病变。

（2）内侧半月板：内侧半月板为纤维软骨，位于股骨与胫骨之间。超声检查时膝关节轻度外翻，可使关节间隙打开，从而能更好地显示内侧半月板。正常半月板呈高回声，纵切面上呈三角形，三角形的尖部朝向关节腔，底部紧邻呈线状偏高回声的关节囊（图12-2-11）。显示内侧半月板体部后，将探头继续向前移动，以显示半月板前角。超声检查半月板时，应注意其内有无异常回声。

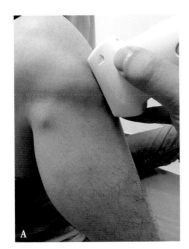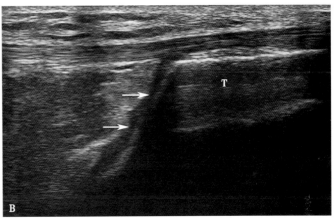

图 12-2-10　前交叉韧带检查体位及声像图
图 A. 体位及探头位置；图 B. 前交叉韧带（箭）声像图；T：胫骨

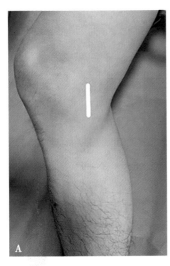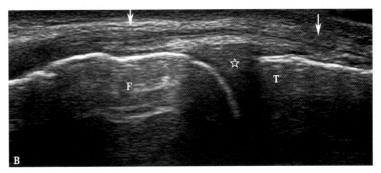

图 12-2-11　内侧副韧带检查体位及声像图
图 A. 体位及探头位置；图 B. 内侧副韧带（箭头）声像图；F：股骨；T：胫骨；☆：内侧半月板

（3）鹅足腱：鹅足腱（pes anserinus）在胫骨的附着处位于膝内侧副韧带胫骨附着处的前下方。膝内侧副韧带浅层的最远端为寻找鹅足腱的解剖标志。在胫骨附着处超声难以将这三个肌腱区别开来。检查时首先显示膝内侧副韧带胫骨远端附着处，在其浅侧可见鹅足腱的横断面，呈小的椭圆形结构，此时将探头上端向后旋转45°后，可显示鹅足腱的长轴（图12-2-12）。鹅足腱滑囊位于鹅足腱远端与胫骨之间。

3. 膝关节外侧 检查膝关节外侧时，患者可采用以下体位之一：①膝关节伸直并内旋；②身体侧卧，膝关节外侧朝上；③俯卧位以检查膝后外侧结构。检查内容从前往后有：髂胫束、腘肌腱的起点、膝外侧副韧带和股二头肌腱。膝外侧超声检查时，可利用一些骨性标志进行定位。此处的解剖学标志为胫骨的Gerdy结节和股骨外侧髁的腘肌腱沟。

（1）髂胫束：检查时，首先纵切面显示髌韧带，然后探头向外侧移动，在髌韧带外侧矢状位斜切可显示髂胫束，为薄的高回声纤维状结构，远端附着于胫骨近端的Gerdy结节（图12-2-13）。髂胫束的下1/3段与股骨外侧髁的外侧面相邻，其间有一滑囊。由于髂胫束伸膝时向前移动，屈膝时向后移动，该处滑囊有助于减少两者之间的摩擦。

（2）膝外侧副韧带、股二头肌腱、腘肌腱：膝外侧副韧带屈膝时韧带松弛，伸至150°时开始紧张，伸直时最紧张。因此膝关节伸直并呈内翻可使韧带紧张，有助于超声检查。外侧半月板和外侧股胫

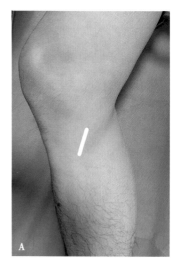
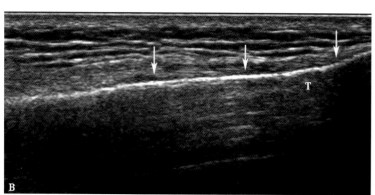

图12-2-12 鹅足腱检查体位及声像图
图A. 体位及探头位置；图B. 鹅足腱（箭）长轴；T: 胫骨

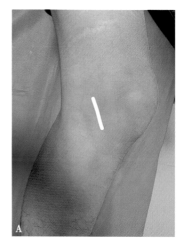
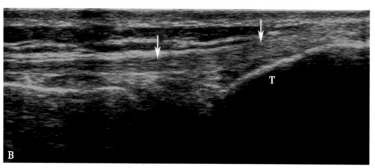

图12-2-13 髂胫束检查体位及声像图
图A. 体位及探头位置；图B. 髂胫束（箭）长轴；T: 胫骨

关节位于这些结构的深部。膝外侧副韧带和股二头肌腱均止于腓骨头,两者呈"V"形排列,膝外侧副韧带偏前,股二头肌腱偏后,腓骨头为显示此二结构的解剖学标志(图 12-2-14、图 12-2-15)。正常膝外侧副韧带呈一薄的、带状的等回声结构,厚 2～3mm,其远端腓骨头附着处显示稍增厚,回声欠均匀,与股二头肌腱的加入和各向异性伪像有关。膝外侧副韧带可由于走行倾斜而易出现各向异性伪像。腘肌在腘肌腱沟内的部分较易显示,但其远端由于位置较深显示较为困难。

检查时可利用一个重要的标志结构—腘肌腱沟,其为股骨外上髁下方的一个骨性凹陷,腘肌腱止于此处。检查时探头放在膝关节外侧的偏后部,冠状扫查可显示腘肌腱(图 12-2-16)。腘肌腱为关节囊内结构。当声束不垂直于腘肌腱时,肌腱可呈低回声。

(3)近侧胫腓关节:近侧胫腓关节的前部或后部可发生滑膜囊肿或腱鞘囊肿,有时于囊肿与关节之间可见狭窄的颈部。近侧胫腓关节前部的囊肿可沿腓骨颈部的前外侧扩展而压迫腓总神经。

4. 膝关节后部　检查膝关节后部即腘窝时,患者可采用俯卧位,踝部可垫一软枕。首先应用横切面检查,检查内容包括:腘动脉、腘静脉、胫神经、腓肠肌的内外侧头、半膜肌腱、半腱肌腱。腘动脉、腘静脉、胫神经排列的顺序为从深至浅。

(1)半膜肌 - 腓肠肌滑囊:位于半膜肌腱与腓肠肌内侧头之间,正常情况下可有少量积液,半膜肌腱位于半腱肌腱深面,各向异性伪像可致半膜肌腱、半腱肌腱呈低回声(图 12-2-17)。滑囊异常扩张时,形成 Baker 囊肿(Baker's cyst),其发生可为原发或继发于膝关节腔内病变。

(2)半月板、半膜肌腱:探头在膝后内侧矢状

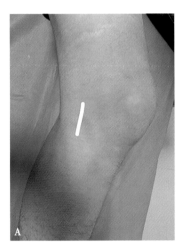
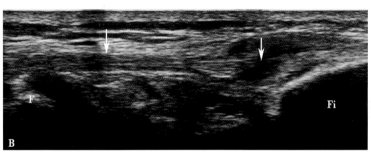

图 12-2-14　外侧副韧带检查体位及声像图
图 A. 体位及探头位置;图 B. 外侧副韧带(箭)长轴;F: 胫骨;Fi: 腓骨

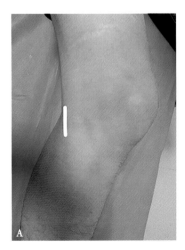
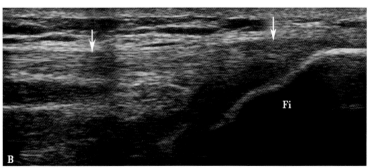

图 12-2-15　股二头肌腱检查体位及声像图
图 A. 体位及探头位置;图 B. 股二头肌腱(箭)长轴;Fi: 腓骨

图 12-2-16 腘肌腱及外侧半月板声像图
F：股骨；T：胫骨；箭头：腘肌腱；☆：外侧半月板

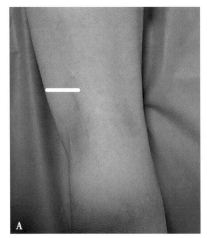
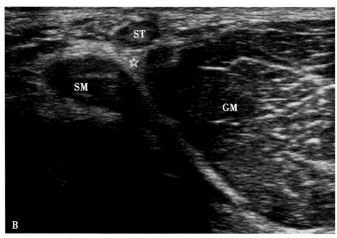

图 12-2-17 腓肠肌-半膜肌滑囊检查体位及声像图

图 A. 体位及探头位置；图 B. 腓肠肌-半膜肌滑囊横断面；GM：腓肠肌内侧头；SM：半膜肌肌腱；ST：半腱肌肌腱；☆：腓肠肌-半膜肌滑囊

切，在胫骨半膜肌腱沟的上方，可显示内侧半月板的后内侧，呈三角形的高回声结构（图 12-2-18）。此部位的半月板应仔细检查，因为是半月板撕裂的好发部位，探头继续向外侧移动以检查外侧半月板后角，后角病变有时较难确定，因腘肌腱走行在其后方，有时易被误诊为半月板撕裂。内侧半月板的后角紧紧附着在呈线状高回声的关节囊上，其间无任何其他组织；外侧半月板的后角则不同，因为外侧半月板的中后部与关节囊之间隔以腘肌腱及关节后部隐窝，显示为外侧半月板与关节囊之间的低回声结构，易被误诊为半月板撕裂。半膜肌腱下端有几个附着点，包括腘窝斜支、直头和斜支，主要附着在胫骨的后内侧。检查时探头冠状切面放置在膝关节内侧的后 1/3，可显示胫骨骨皮质的一个局部凹陷，为半膜肌腱沟，半膜肌腱的直头附着于此（图 12-2-19）。

（3）后交叉韧带：检查后交叉韧带时，可采用

5MHz 的线阵或凸阵探头。将探头纵切放置在腘窝中线，股骨远端后部和胫骨近端为解剖学标志，然后探头近端向内侧旋转 30°（检查右侧膝关节时为逆时针旋转，检查左侧膝关节时为顺时针旋转），然后略微向内侧或外侧移动以显示后交叉韧带。正常后交叉韧带长轴上显示为位于髁间窝后部的低回声带状结构（图 12-2-20）。由于其周围为关节腔内的呈高回声的脂肪组织，因此其边界较为清楚。长轴切面上，其胫骨端较其股骨起点处显示得清楚。然后，探头旋转 90° 横切面检查，并从内上往外下移动检查韧带。此区域还可观察膝关节后隐窝。后交叉韧带损伤较前交叉韧带少见。

（4）髁间窝：探头放在腘窝中部，横切显示股骨内外髁之间的髁间窝，髁间窝呈高回声，其内为交叉韧带和脂肪组织（图 12-2-21）。前交叉韧带近端位于髁间窝的外侧壁，损伤后可导致该处出现低回声的积液或血肿。

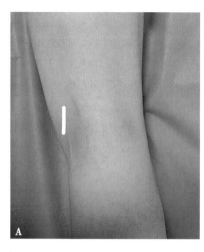
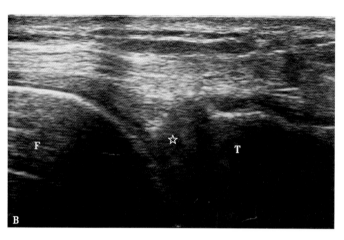

图 12-2-18 内侧半月板后角检查体位及声像图
图 A. 体位及探头位置；图 B. 内侧半月板后角；F：股骨；T：胫骨；☆：内侧半月板

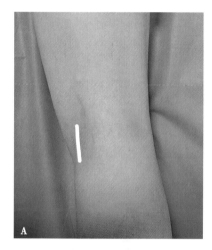
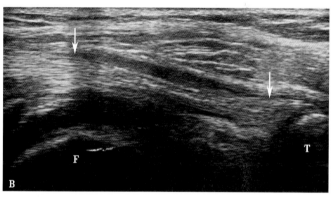

图 12-2-19 半膜肌腱检查体位及声像图
图 A. 体位及探头位置；图 B. 半膜肌腱（箭）；F：股骨；T：胫骨

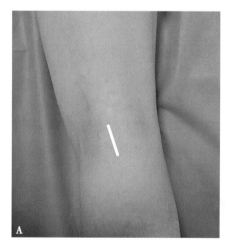
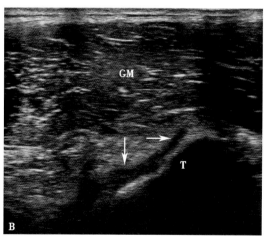

图 12-2-20 后交叉韧带检查体位及声像图
图 A. 体位及探头位置；图 B. 后交叉韧带（箭）声像图；GM：腓肠肌内侧头；T：胫骨

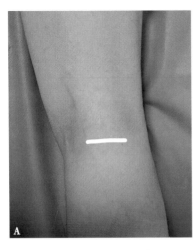
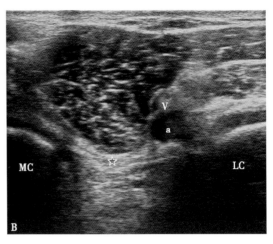

图 12-2-21　髁间窝检查体位及声像图

图 A. 体位及探头位置；图 B. 髁间窝横断面；MC：股骨内侧髁；LC：股骨外侧髁；a：腘动脉；
v：腘静脉；☆：髁间窝内脂肪组织

（5）腘动脉、腘静脉、胫神经、腓总神经：腘动脉为股动脉的延续，在腓肠肌内侧头外侧，看见其搏动，腘静脉可以完全压扁。胫神经和腓总神经在腘窝上方由坐骨神经分成，横断面呈筛网状。胫神经与腘动脉、腘静脉伴行。由深至浅分别为腘动脉、腘静脉、胫神经（图 12-2-22）。腓总神经走行于股二头肌和腓肠肌外侧头之间，绕过腓骨头（图 12-2-23），至腓骨长肌深面，分为腓浅神经和腓深神经。

（6）腓肠豆（fabella）：膝关节后方的籽骨，多位于腓肠肌外侧头及其肌腱周围（图 12-2-24），发生率为 10%～30%。

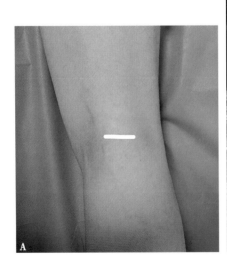
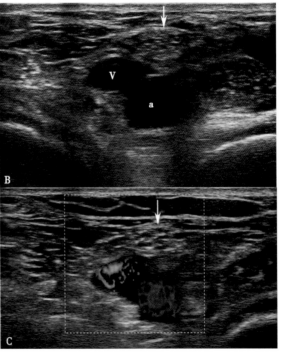

图 12-2-22　胫神经及腘动静脉检查体位及声像图

图 A. 体位及探头位置；图 B、图 C 为胫神经（箭）及腘动腘静脉横断面；图 C. 彩色多普勒声像图；
a：腘动脉；v：腘静脉

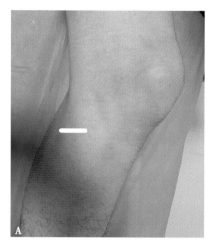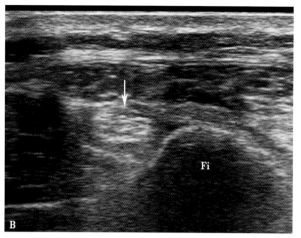

图 12-2-23　腓总神经检查体位及声像图

图 A. 体位及探头位置；图 B. 腓总神经（箭）在腓骨头处横断面；Fi：腓骨

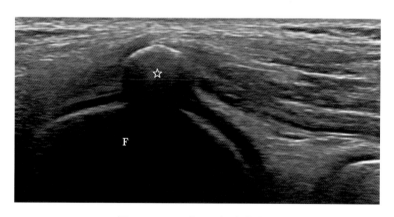

图 12-2-24　腓肠豆超声声像图

F：股骨；☆：腓肠豆

四、超声检查注意事项

1. 膝关节解剖结构复杂，应熟练掌握膝关节、肌肉、肌腱、韧带、神经、滑囊、血管的解剖结构及其检查方法。

2. 膝关节超声检查时注意应用腓骨头、股骨内上髁、髌骨，胫骨结节等骨性解剖结构，股二头肌腱、半膜肌肌腱能触及的体表标志来进行定位。

3. 由于存在各向异性伪像，检查时应旋转探头，使探头垂直于膝关节肌腱、韧带等，尤其是在附着于骨骼处，避免产生各向异性伪像而误诊。

4. 注意双侧对比检查与动态检查，可以发现微小病变。

（单　永）

第三节　膝关节常见病变的诊断与鉴别诊断

一、膝关节疾病

（一）炎性关节病

类风湿关节炎（rheumatoid arthritis，RA）、脊柱关节炎（spondyloarthritis，SpA）等多种炎性关节病可累及膝关节，常表现为关节肿胀、疼痛、运动障碍。炎症越活跃性，患者的疼痛感越明显。

1. 超声表现

（1）关节积液 / 滑膜增生：膝关节是全身滑膜最丰富的关节，髌上囊是全身最大的滑液囊，与膝关节相通，膝关节出现积液时常先汇集于髌上囊，表现为髌上囊出现液性暗区。少量积液时，液体常局限于髌骨内外侧隐窝内；当股四头肌收缩时，隐窝内液体受挤压，可在股四头肌腱后方出现液性暗区。当积液量增加时，出现髌上囊扩张，在股四头肌腱和股骨下段两侧之间出现液性暗区，顶端可达髌骨上方 5～7cm，液性暗区前后径可达 2cm 以上。关节滑膜增生肥厚，呈绒毛状或结节状低回声（图 12-3-1）。关节内滑膜增生常与关节积液共同存在，为关节滑膜炎的共同超声表现（图 12-3-2）。

膝关节积液时间较长者，关节内压力增高，液体可汇集在膝关节后隐窝内，关节内液体可从关节囊薄弱的部位进入腘窝形成囊肿。

（2）滑膜炎对膝关节软骨及骨皮质均可侵蚀破坏（图 12-3-3）。

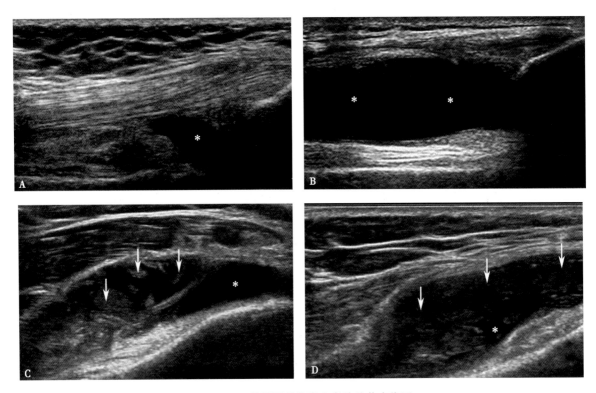

图 12-3-1 类风湿关节炎患者膝关节声像图

图 A. 膝关节少量积液时，可见髌上囊扩大，髌上囊内无回声区增多（星号）；图 B. 膝关节积液明显增多时，可见髌上囊明显扩大（星号）；图 C. 膝关节积液（星号）伴滑膜增生（箭头），可见滑膜呈绒毛或结节样增生；图 D. 膝关节积液伴滑膜增生（箭头）

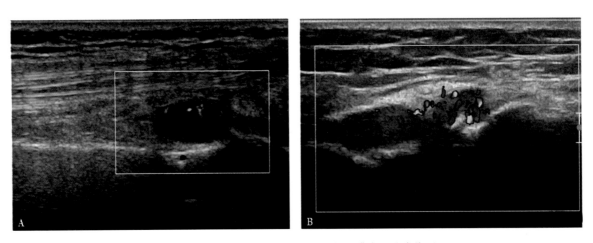

图 12-3-2 类风湿关节炎患者膝关节滑膜炎血流声像图

图 A. 能量多普勒显示髌上囊滑膜内血流信号；图 B. 彩色多普勒显示关节腔滑膜内血流信号

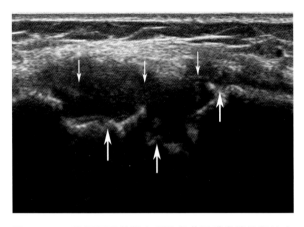

图 12-3-3 类风湿关节炎患者膝关节滑膜炎伴骨侵蚀声像图
膝关节腔内滑膜增生，并可见骨皮质表面不光滑，连续性中断，细箭头所示为关节腔内增生滑膜，粗箭头所示为骨侵蚀

2. 鉴别诊断 膝关节滑膜炎的超声表现本身不具有特异性，多种病变都会出现，除痛风性关节炎有特征性的"双轨"征、"暴雪"征等表现外，其他疾病确诊需结合年龄、性别、实验室检查、临床表现、好发部位、病变是否对称等。

3. 临床意义 超声可观察关节积液、滑膜增生、软骨病变和骨侵蚀，对明确诊断提供有价值的资料。通过对积液、滑膜以及滑膜血流的观察，可辅助判断病变活跃性，也可评估治疗效果。同时，在超声引导下，还可进行关节积液的抽吸治疗、关节滑膜活检、关节腔内药物注射治疗等。

（二）退行性关节病

退行性关节病，又称骨关节炎，好发于负重关节及活动量较多的关节，膝关节为负重关节，是骨关节炎最容易累及的关节。表现为膝关节疼痛，合并滑膜炎时可肿胀，运动后加重，下楼或下蹲位明显。

1. 超声表现

（1）膝关节积液及滑膜炎。

（2）完全屈曲膝关节时可见股骨髁关节面软骨厚度改变，早期表现为软骨表面轮廓不清，内部回声增强，后期软骨变薄、厚薄不均、甚至消失。

（3）关节内游离体，软骨成分为主的回声可为低回声，骨性成分为主的为高回声，可随着体位或探头挤压移动。

（4）增生的骨赘在声像图上表现为自骨端边缘突出的高回声，后方可伴有声影。

（5）部分患者可有肌腱的附着点骨赘，特别容易出现在股四头肌腱，表现为肌腱附着于骨局部

骨皮质不光滑，可见多个高回声突起突入肌腱附着点处。

（6）部分患者膝关节后关节囊内积液及滑膜增生严重时，可见腘窝囊肿。

（7）部分患者由于关节间隙变窄，可见内侧半月板向浅面突出（图 12-3-4）。

2. 鉴别诊断 超声诊断骨关节炎时，应注意与类风湿关节炎、痛风性关节炎、创伤性关节炎等鉴别，其超声表现均可表现为关节积液、滑膜增生及软骨破坏，鉴别需结合临床表现、实验室指标、发病部位等。但也应注意，不同的关节炎也可合并出现。

3. 临床意义 在骨关节炎的早期，X 线片显示可无异常，少量积液 X 线检查难以显示；对于关节面软骨的病变，X 线检查更无能为力。超声检查不仅能发现关节积液及滑膜增生，还可了解关节面软骨的病变程度、骨赘的形成，以及了解有无游离体、腘窝囊肿等。超声对于诊断骨关节炎有重要价值。还可在超声引导下在膝关节腔内注射药物缓解膝关节疼痛。

（三）痛风性关节炎

痛风性关节炎 70% 首发于单侧第一跖趾关节，其次为踝关节及膝关节，伴有局部红肿发热，膝关节活动受限。

1. 超声表现 痛风性关节炎的典型超声表现具有很高的特异性。超声表现包括膝关节内尿酸盐结晶沉积、滑膜炎、关节软骨"双轨"征、骨侵蚀、痛风石、肌腱炎（图 12-3-5）。

2. 鉴别诊断 主要与假性痛风性关节炎鉴别，其在膝关节可沉积于关节软骨、半月板等处，表现为点片状高回声。与痛风性关节炎的鉴别要点是：结晶在关节软骨沉积时，痛风的尿酸盐结晶沉积在关节软骨表面，而假性痛风的焦磷酸钙双水化物结晶沉积于关节软骨内部。还需与其他关节炎相鉴别，如骨关节炎、类风湿关节炎等，虽然这些关节炎与痛风性关节炎一样均会出现关节积液、滑膜炎，但这些关节炎不会出现关节软骨"双轨"征等尿酸盐结晶沉积的表现。

3. 临床意义 痛风性关节炎超声特点较为特异，超声诊断准确率高，还可随访观察治疗效果，对于诊断困难的，也可在超声引导下做关节液抽吸以明确病变。

（四）其他关节疾病

膝关节还可由感染、外伤等疾病累及，其超声表现可为关节积液、滑膜增生、骨侵蚀等，没有特

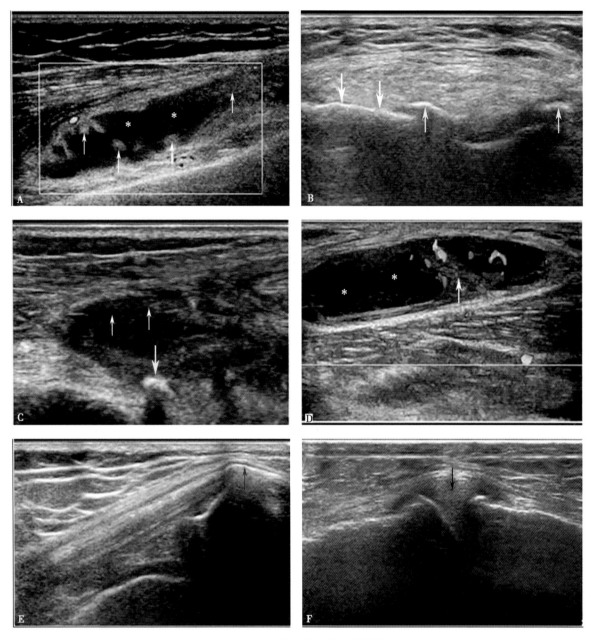

图 12-3-4　膝关节骨关节炎声像图

图 A. 膝关节滑膜炎，可见关节腔内积液（星号）伴滑膜增生（白色细箭头），滑膜内可见点线状血流信号；图 B. 股骨内侧髁软骨消失（白色粗箭头）伴骨赘形成（黄色细箭头）；图 C. 膝关节滑膜增生（白色细箭头），关节腔内高回声游离体伴声影（黄色粗箭头）；图 D. 腘窝囊肿伴滑膜增生，可见腘窝囊肿内积液（星号）伴滑膜增生（白色细箭头），滑膜内可见点线状血流信号；图 E. 股四头肌腱附着点骨赘，可见股四头肌腱附着处斑片状高回声（蓝色细箭头）；图 F. 内侧半月板向浅面突出（黑色细箭头），周边股骨与胫骨可见骨赘形成

异性，诊断需结合临床及实验室检查，如为感染性关节炎，可通过超声引导下关节液体穿刺或滑膜穿刺后病理检查确诊。

二、膝关节周围滑囊病变

创伤、劳损及反复摩擦、骨关节炎、免疫性疾病及代谢性疾病等是膝滑囊炎（bursitis）的常见病因。其中创伤性滑囊炎最常见。滑囊内积液或积血，囊壁滑膜组织增生是膝关节滑囊炎的主要病理表现。临床常表现为滑囊相应位置疼痛、肿胀，慢性滑囊炎的痛感常减弱或消失。浅囊病变可在相应位置触及质软肿物，滑囊病变较大时，常在体表隆起。深部的滑囊炎可引起不同程度的关节功能障碍。

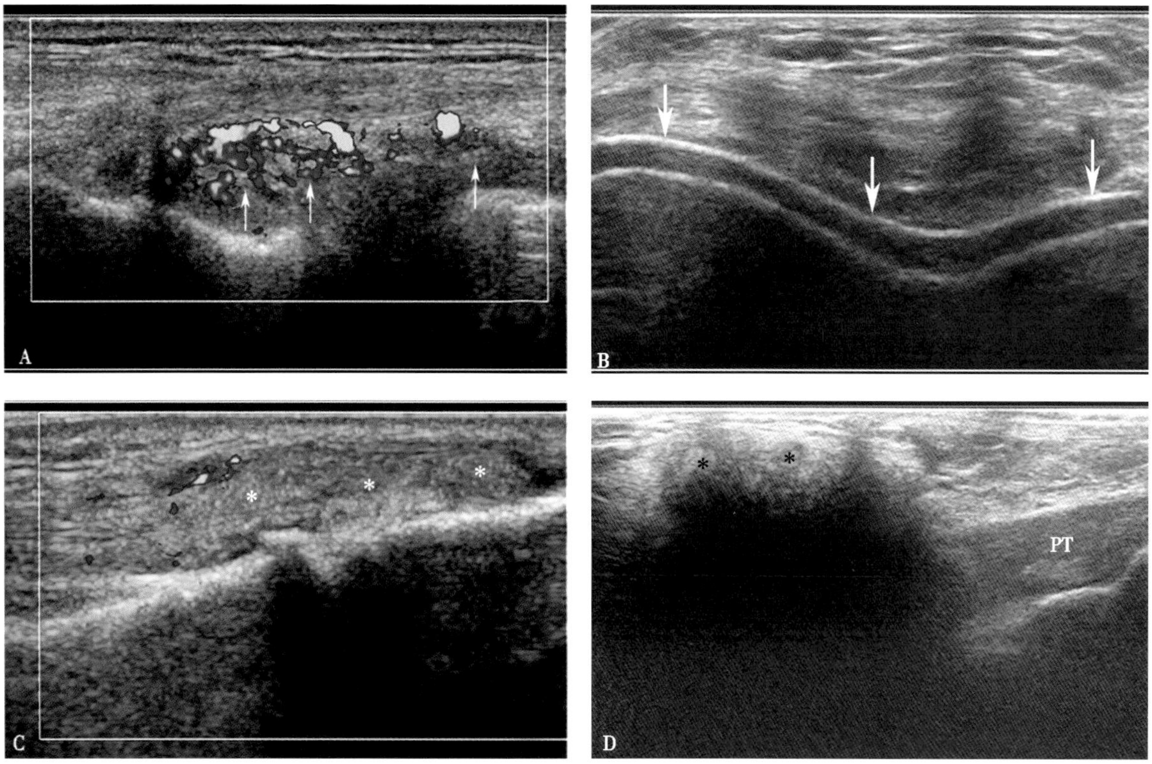

图 12-3-5 膝关节痛风性关节炎声像图

图 A. 急性痛风性关节炎，可见关节腔内滑膜增厚（白色细箭头），关节腔内可见多个点状高回声，滑膜内血流信号丰富；图 B. 股骨髁软骨"双轨"征，可见股骨髁软骨表面线状高回声（白色粗箭头）；图 C. 痛风性髌腱炎，可见髌腱内多个点状高回声，呈"云雾状"改变，髌腱内可见点线状血流信号（白色星号）；图 D. 皮下痛风石，可见皮下髌腱浅面高回声团伴声影（黑色星号）；PT：髌腱

超声表现：急性滑囊炎早期以滑囊内积液（或积血）为主，透声性好，呈无回声或絮状低回声，之后可伴有滑囊内滑膜增厚，增厚滑膜内可探及丰富的血流信号；若未及时处理或未治愈，则可转为慢性滑囊炎，表现为滑囊内大量分隔呈网状，滑膜增厚，伴程度不等的血流信号。常见滑囊病变包括：

（一）腘窝囊肿

腘窝滑囊位于膝关节后内侧区腓肠肌内侧头与半膜肌腱之间，多与关节腔相通。滑囊与关节腔之间有一瓣膜，类似静脉瓣，可防止积液反流入关节腔。该滑囊内的积液及病变称为腘窝囊肿，或 Baker 囊肿。该病分原发性和继发性两类。前者病因不明，部分为先天性。继发性腘窝囊肿很常见，多种关节病变均可诱发该病，如创伤、骨关节炎、类风湿关节炎、术后感染、交叉韧带断裂等。原发性囊肿常在腘窝发现无痛性质软的包块，继发性囊肿则在关节疾病的基础上，腘窝部出现肿胀。囊肿破裂后，会引起小腿肿胀疼痛，症状类似下肢静脉血栓。

超声表现：在腓肠肌内侧头与半膜肌腱之间可见典型的滑囊积液即可诊断本病。声像图可将病灶分 3 部分：①底部：即深入关节腔的部分，位于腓肠肌与关节囊之间；②颈部：位于腓肠肌与半膜肌腱之间，在屈膝时更明显；③浅表部：在筋膜与腓肠肌之间的无回声区（图 12-3-6）。由于腘窝滑

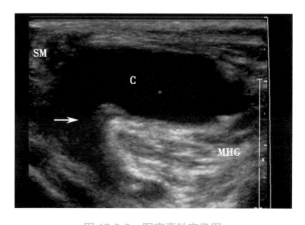

图 12-3-6 腘窝囊肿声像图

腘窝内侧，于腓肠肌内侧头（MHG）与半膜肌腱（SM）之间的滑囊积液（C），呈特有的逗号样形态

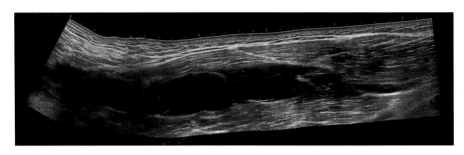

图 12-3-7 腘窝囊肿破裂声像图

腘窝囊肿下壁破裂后,液体沿小腿肌肉间隙向下蔓延

囊与关节腔相通,可与关节病变一样有滑膜增生,也可伴有游离体。

腘窝囊肿可由外伤、挤压等造成破裂,某些较大的病灶也可自发性破裂,破裂口一般位于下壁,破裂后其下缘不再圆钝,其内的滑液或胶冻状物质向下流注,聚集在肌肉间隙内形成低回声团块,并可发生感染,使内部回声明显增强,近似肿瘤(图 12-3-7),要注意与肌间静脉血栓鉴别,前者可沿片状的无回声区向上追踪至腘窝发现残留的滑囊积液。

（二）鹅足腱滑囊炎

生理状态下鹅足腱滑囊一般不能显示,它位于鹅足腱深方与胫骨之间,膝关节前内侧区的创伤、鹅足腱反复牵拉摩擦等,可刺激滑液渗出,严重者伴滑囊壁滑膜组织增生,形成滑囊炎。临床表现为膝关节前内侧区肿胀、疼痛,滑液多时可在鹅足腱位置触及肿物。

超声表现:位于鹅足腱深方与胫骨之间,探及囊性团块,张力大者呈类圆形、椭圆形,张力较小时呈片状积液(图 12-3-8)。急性期囊壁菲薄,慢性期囊壁可增厚。

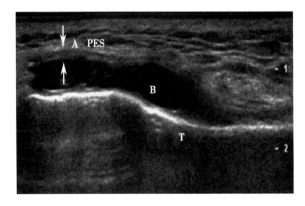

图 12-3-8 鹅足腱滑囊炎声像图

鹅足腱深方与胫骨之间囊性团块,囊壁可见滑膜增生
(箭头);APES: 鹅足腱;B: 滑囊;T: 胫骨

（三）髌前滑囊炎

运动和外伤时髌骨前顶撞或膝关节突然跪地可造成急性髌前滑囊炎,使囊内迅速积血肿大,量多时向髌骨下缘蔓延。临床有上述明确的受伤史,膝关节正前方肿胀、触痛,屈膝时加重,疼痛可蔓延至髌尖部甚至更远,但髌上囊处查体正常。与髌上囊不同,髌前滑囊与关节腔不通。临床表现为髌前疼痛和触痛,运动时该处有摩擦音,在髌骨正前方发现肉眼可见的"包块",检查发现有明确的边界。若诊断及治疗及时,经立即穿刺抽血,辅以包扎加压、囊内注药、休息等,多在 1～2 周内痊愈。急性髌前滑囊炎治疗不及时,或症状减轻后过早进行运动,可发展成慢性创伤性滑囊炎。少数情况下如果长时期下蹲和跪地姿势(比如井下矿工、坑道作业工人),使滑囊反复摩擦受损也可形成慢性滑囊炎而无急性期的受伤病史。如保守治疗不能缓解,则需手术切除。

超声表现:髌前滑囊炎表现为髌骨浅方的囊性团块,结合病史及临床症状易诊断。急性期的髌前滑囊炎为单纯无回声区,内可有漂浮的絮状低回声;慢性期内部呈多发分隔,囊壁增厚(图 12-3-9)。

（四）髌下滑囊炎(髌下浅囊炎及深囊炎)

髌下浅囊炎多由于局部顶撞、挤压伤形成,深囊炎多由于髌腱下止点处的反复牵拉刺激形成。病理过程与髌前滑囊炎类似。髌下浅囊炎可在髌腱浅方发现包块,深囊炎表现为髌腱下止点处疼痛,临床症状与髌腱损伤类似,超声可很容易作出鉴别诊断。

超声表现:正常生理状态下,髌下浅囊不显示,髌下深囊可有少量无回声区。病理状态下,髌下浅囊炎表现为髌腱下段的浅方,与皮下组织之间的囊性团块(图 12-3-10),髌下深囊炎表现为髌腱深方和附着的胫骨之间的囊性团块,可合并囊壁滑膜增生。

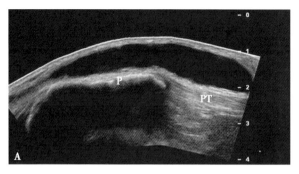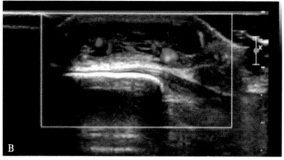

图 12-3-9 髌前滑囊炎声像图

图 A. 急性期见髌前滑囊无回声区；图 B. 慢性期滑液减少，以滑膜增生为主，见滑囊内部呈蜂窝状回声，囊壁增厚，滑膜内可见血流信号；P：髌骨；PT：髌腱

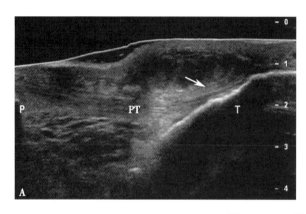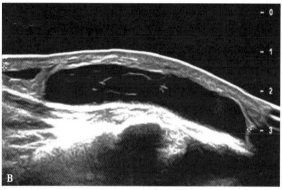

图 12-3-10 髌下浅囊滑囊炎

图 A. 急性期稍后期（一周），表现为无回声区伴囊壁滑膜增厚（箭头）；图 B. 髌下浅囊炎声像图（全景超声），髌腱下段浅方的囊性包块，壁菲薄，内见分隔；P：髌骨；PT：髌腱；T：胫骨粗隆

三、膝关节周围肌腱病变

（一）股四头肌腱病变

肌腱撕裂：股四头肌腱的撕裂多为间接牵拉伤。急性撕裂可由瞬间膝关节屈曲时股四头肌突然收缩，使肌腱纤维受力过大撕裂。临床表现为撕裂处疼痛、关节伸直功能受限，完全断裂后髌骨下移，髌上股四头肌腱止点空虚，关节不能伸直，肌腱回缩可在膝关节上方形成隆起。肌腱病：该肌腱的慢性劳损更常见，多见于反复体育锻炼和体力劳动时，使肌腱长期反复牵拉致慢性变性，一般好发部位为肌腱末端止点处，又称为肌腱末端病。临床表现为髌骨上缘处触痛，运动时膝上区疼痛。

超声表现：股四头肌腱部分撕裂表现为肌腱肿胀增厚，肌腱内纤维缺损，可见纵行无回声裂隙（图 12-3-11）。

跑步、膝关节反复屈伸等牵拉刺激，可使股四头肌腱肿胀、充血。正常的肌腱一般不显示血流信

号，充血肿胀期可显示丰富血流信号。超声显示肌腱增厚，回声减弱，纤维结构不清。

（二）髌腱病变

髌腱收缩时与股四头肌协同完成伸膝动作，反复牵拉或局部撞击可导致肌腱炎（tendinitis）或称为慢性肌腱病（tendinosis），多见于跳高、跳远、排球、篮球运动，临床称"跳跃膝"。主要症状是跳痛、爬楼梯痛和蹲起时膝前区疼痛，查体多数为髌尖部或胫骨粗隆处触痛，或呈弥漫性。其症状与髌骨软化病、膝前区滑囊炎等很相似，易误诊。

猛烈屈膝或跳跃时，髌腱要承受很大的牵拉力。据有人测量，跳远运动的起跳瞬间，起跳腿髌腱的受力可达 528kg。而下蹲时随屈膝角度加大，髌腱所受拉力也增大。当牵拉力超过髌腱的承受力极限时，可发生肌腱纤维的部分撕裂或完全断裂。对于髌腱本身已有退行性变、钙化等的患者，肌腱韧性及抵抗牵拉的能力明显降低，更易导致髌腱撕裂。髌腱断裂多发生在上下止点处，严重者可

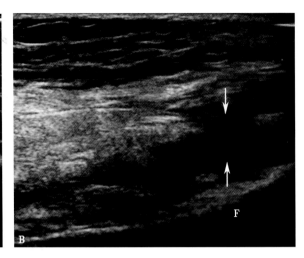

图 12-3-11 　膝关节股四头肌腱损伤声像图表现

图 A. 股四头肌腱部分撕裂,可见外伤后股四头肌腱肿胀增厚、结构紊乱,肌腱连续性部分中断(箭头),断端之间出现低回声区;图 B. 股四头肌腱完全撕裂,肌腱连续性完全中断(箭头),断端之间出现大片低回声区;F: 股骨

造成撕脱骨折。临床表现:髌腱断裂端触痛;患侧伸膝功能丧失;完全断裂后可使髌骨上移,活动范围增大;完全断裂时可在裂口处触及凹陷。

超声表现:

1. 髌腱炎/髌腱病　主要表现为髌腱肿胀增厚,回声减弱,内部可有低回声区,也可见小撕裂形成的无回声,血流信号丰富代表炎症活跃;常出现在附着点处,又称为附着点炎或腱末端病,肌腱内可出现斑片状高回声,肌腱附着处骨皮质可不光滑,高回声的突起为附着点骨赘形成,可突入肌腱内,连续性中断代表骨质破坏(图 12-3-12)。

2. 髌腱撕裂　部分撕裂表现为髌腱内纤维部分缺失,完全断裂则在长轴切面显示为髌腱连续性中断,裂口内可见数量不等的积血。断裂可发生于任何部位,但以两端附着处好发(图 12-3-13)。

(三)髂胫束病变

髂胫束是阔筋膜张肌的肌腱部分,该肌腱走行中跨过股骨外侧髁,下端附着于胫骨前外侧面。由于股骨外侧髁在解剖上有向表面隆起的特点,髂胫束在此处容易与股骨磨损,尤其是长期反复的关节屈伸动作,可造成该处髂胫束反复牵拉磨损,刺激形成局部肌腱炎,临床称为髂胫束摩擦综合征。与其他韧带、肌腱一样,髂胫束末端附着于胫骨处,由于牵拉摩擦亦可形成附着点炎。少数情况下,强力牵拉超过髂胫束负荷时,也可造成髂胫束撕裂。

超声表现:

1. 髂胫束综合征(iliotibial bundle syndrome)　髂胫束跨过股骨外侧髁段肿胀增厚,多数回声减低,该处亦是触痛点。应双侧对比确认髂胫束肿胀的程度,急性期可见局部血流信号增加(图 12-3-14)。

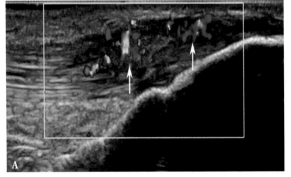
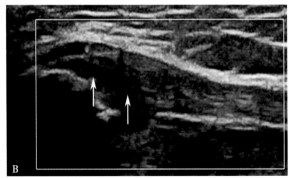

图 12-3-12 　膝关节髌腱病声像图表现

图 A. 髌腱下端肌腱病,可见髌腱下端增粗、回声减弱,附着处肌腱内可见血流信号丰富(箭头);图 B. 髌腱上端肌腱病,可见髌腱上端增粗、回声减弱,附着处肌腱内可见点线状血流信号(箭头)

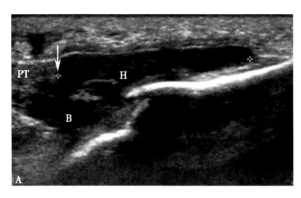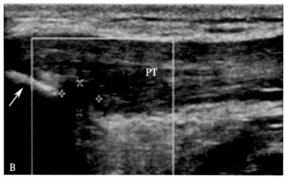

图 12-3-13　髌腱断裂声像图

图 A. 髌腱下段断裂，长轴切面示髌腱下止点处连续性中断，向下箭头所示为髌腱断裂处残端，裂口积血(❖……❖)进入髌下深囊；图 B. 髌腱部分撕裂，长轴切面示髌腱弥漫性肿胀增厚，在附着于髌骨的上止点处可见深层纤维部分缺失呈无回声(❖……❖)；斜箭头：髌骨髌尖部；PT：髌腱；H：血肿；B：髌下深囊

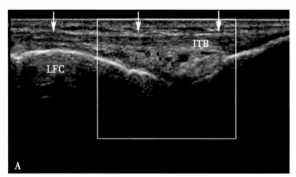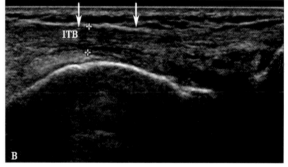

图 12-3-14　髂胫束综合征声像图

图 A. 健侧髂胫束长轴切面，可见髂胫束全程(箭头)为菲薄的纤维条索；图 B. 髂胫束综合征，长轴显示患侧髂胫束在跨过股骨外侧髁处(箭头)局部增厚(+……+)，回声减低；LFC：股骨外侧髁；ITB：髂胫束

2. 髂胫束附着点炎　又称髂胫束末端病，显示髂胫束末端附着处(胫骨前外侧面)局部肿胀增厚，回声减低，有时附着处可见骨赘形成(图 12-3-15)。

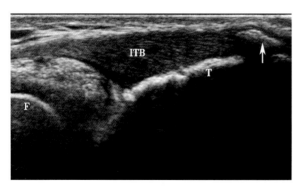

图 12-3-15　髂胫束附着点炎(末端病)声像图

髂胫束末端附着处局部肿胀增厚，回声减低，附着处可见骨赘形成(箭头)；F：股骨；ITB：髂胫束；T：髂胫束附着处胫骨

四、膝关节周围韧带病变

内侧副韧带的主要功能是对抗外翻，运动时膝关节过度外翻动作可造成急性损伤。踢球、摔跤、滑雪等运动时，小腿外旋同时大腿内旋，最易使内侧副韧带扭伤、撕裂，甚至完全断裂，是临床常见病。撕裂多发生于韧带近段及关节间隙位置。表现为膝关节内侧区痛，处于屈曲位不能伸膝，严重者可伴关节旋转不稳。查体可发现关节内侧肿胀，沿韧带走行区压痛。

慢性损伤后(包括反复牵拉、骨关节炎等)，内侧副韧带可发生钙化或骨化，称为 Pellegrini-Stieda病，多有损伤病史，伤后 2 个月可出现韧带内钙化，使膝关节内侧疼痛。

外侧副韧带的主要功能是防止膝过度内翻。外力所致小腿内收内旋等可造成急性拉伤。损伤后，屈膝内收位外侧副韧带张力检查发现张力下降或张力消失。

超声表现：损伤较轻者，双侧对比患侧韧带肿胀增厚，回声减低。正常韧带不能探及血流信号，急性期充血则可探及明显血流（图 12-3-16）。

韧带撕裂时可见无回声裂隙，多为纵行撕裂。若完全断裂，则可见韧带连续性中断，膝被动外翻时实时检查可见两个活动的断端（图 12-3-17）。

慢性退变（包括外伤及骨关节炎等），或急性损伤后未痊愈者，韧带回声增强，纤维纹理紊乱，可有不同程度肿胀，部分病例可发现韧带内钙化灶（图 12-3-18）。

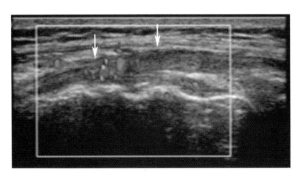

图 12-3-16　内侧副韧带损伤声像图

内侧副韧带近段韧带（箭头）弥漫性肿胀，回声减低，内血流信号丰富，提示为炎性充血期

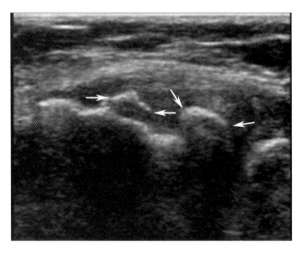

图 12-3-18　内侧副韧带损伤伴钙化

内侧副韧带肿胀，回声增强，内多个高回声钙化灶（箭头）

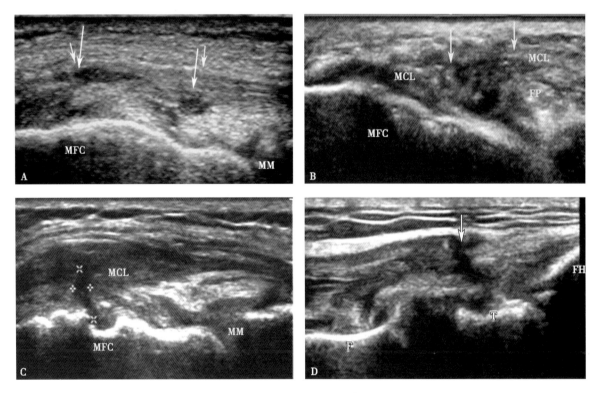

图 12-3-17　侧副韧带撕裂声像图

图 A. 内侧副韧带部分撕裂，长箭头示内侧副韧带（黄色箭头）近端韧带的两处撕裂；图 B. 内侧副韧带完全断裂，箭头所指韧带的两个断端，断端间可见积血，可见进入裂口的脂肪垫（FP）；图 C. 内侧副韧带撕裂（水平裂），可见韧带近段明显肿胀，回声减低，并可见与长轴垂直的缝隙（+……+）；图 D. 外侧副韧带断裂，长轴切面示外侧副韧带远段完全断裂（箭头）；MFC：股骨内侧髁；MM：内侧半月板；MCL：内侧副韧带；FH：腓骨头；F：股骨；T：胫骨

五、膝关节半月板损伤

造成半月板损伤有四个因素：膝关节的半屈、内收外展、挤压和旋转。由于内侧半月板与内侧副韧带紧密相连，因此内侧副韧带损伤常导致内侧半月板损伤。半月板的损伤按照撕裂部位分为前角撕裂、后角撕裂、体部撕裂。按照撕裂形状可分为纵形撕裂、横形撕裂、水平劈裂及边缘撕裂等。半月板损伤多见于运动员、搬运工等，大多数患者有明确的膝关节扭伤史，少数无明显损伤。长年的磨损也可造成半月板变性撕裂，常发生在中老年人，不一定有明确的外伤史。受伤后，膝关节有剧痛，不能自动伸直。关节肿胀，有时有积血。休息4~5天后，肿胀逐渐消失，关节逐渐恢复功能，但始终感到关节不稳定，关节间隙有压痛。少数患者活动时可听到"咔嗒"声。急性期往往不易明确诊断。膝关节间隙处压痛是半月板损伤的重要诊断依据。

由于行走时疼痛，可出现股四头肌失用性萎缩。

超声表现：半月板的垂直纵裂的距离2mm，水平撕裂距离3~4mm，放射状垂直撕裂距离5mm以上，超声即可显示。垂直纵裂超声容易显示，对半月板内缘的撕裂，超声难以显示。半月板损伤时出现病理性界面，由于损伤及分离程度不同，可产生不同的反射回声，其声像图特征为：当半月板完全断裂时，间隙较宽，可见两个高回声界面，其间为一低回声带近似"="状；小的不完全分离的裂伤，多显示为线状低回声；半月板退行性变时，表现为半月板内部回声不均匀，表面不光整，并可出现钙化；半月板的水平撕裂声像图上较难显示，裂口较大时表现为半月板内部出现水平位的低回声区；半月板撕裂时，特别是边缘撕裂时，可发生囊性变，形成半月板囊肿，声像图表现为在半月板区或基底部出现液性暗区，并向外突出（图12-3-19）。

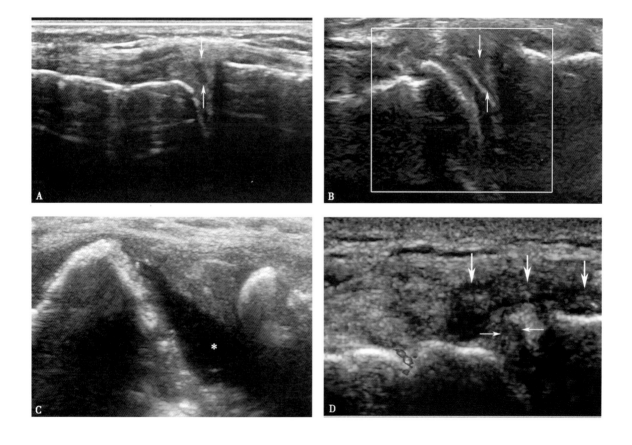

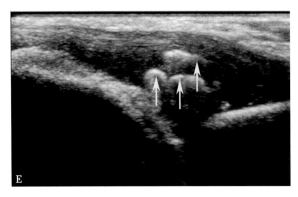
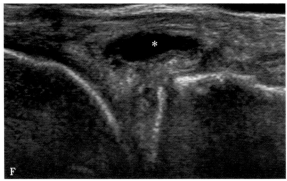

图 12-3-19　膝关节半月板损伤声像图

图 A、图 B. 半月板损伤,可见半月板内部回声不均匀,内可见线状低回声区(白色细箭头);图 C. 半月板损伤伴关节积液,半月板周围片状无回声区(白色星号);图 D. 内侧副韧带损伤伴内侧半月板损伤,可见内侧副韧带肿胀增厚、回声减弱,韧带内血流信号丰富(白色粗箭头),内侧半月板内部回声不均匀,内见片状低回声区(白色细箭头);图 E. 内侧半月板退行性变伴钙化,可见内侧半月板轮廓不清,内见多个片状高回声(黄色细箭头);图 F. 内侧半月板损伤伴囊肿,可见内侧半月板内囊性结节(黄色星号)

第四节　临床应用进展

超声对膝关节病变的优势:超声在膝关节滑膜炎、膝关节周围滑囊炎、肌腱损伤、侧副韧带病变、神经病变等疾病的发现与诊断作用要优于或与 MRI 相当,可用于炎症活跃性评估及治疗效果评估。超声造影可用于评估膝关节滑膜炎的炎症活跃性。

超声对膝关节病变的局限性:膝关节的半月板、关节软骨和前、后交叉韧带由于位置较深或受骨骼遮挡,超声检查不能显示其全貌,其作用不及 MRI,因此不作为此类结构的可靠检查手段,怀疑相应病变时建议做 MRI 检查。

思 考 题

1. 膝关节哪些病变适合做超声检查?

2. 超声与 MRI 评价膝关节病变的优缺点有哪些?

（傅先水　邱　逦）

参 考 文 献

[1] Décard BF,Nagy S,Garcia M,et al. An unusual case of bilateral peroneal palsies due to fabellae. Neurology,2017,88(9):918.

[2] Plagou A,Teh J,Grainger AJ,et al. Recommendations of the ESSR Arthritis Subcommittee on Ultrasonography in Inflammatory Joint Disease. Semin Musculoskelet Radiol,2016,20(5):496-506.

[3] Mandl P,Navarro-Compan V,Terslev L,et al. EULAR recommendations for the use of imaging in the diagnosis and management of spondyloarthritis in clinical practice. Ann Rheum Dis,2015,74(7):1327-1339.

[4] Hayashi D,Roemer FW,Guermazi A. Imaging for osteoarthritis. Ann Phys Rehabil Med,2016,59(3):161-169.

[5] Scirocco C,Rutigliano IM,Finucci A,et al. Musculoskeletal ultrasonography in gout. Med Ultrason,2015,17(4):535-540.

第十三章　足踝关节病变超声检查

第一节　概　　述

随着超声技术的进展,超声在足踝部的应用越来越受到临床的重视。很多足踝部的病变仅仅依靠超声检查就能作出准确诊断,而无需 CT 和 MRI 检查。超声检查可帮助足踝部关节及周围软组织病变诊断、病情评估及治疗评估等。足踝部检查的关节较多,超声检查可观察关节腔内有无积液、滑膜增生、骨侵蚀等病变。对踝关节周围的肌腱、韧带的损伤性病变,超声检查有无可比拟的优势,目前已经成为首选的影像评估技术。超声可检查足踝部相关软组织的解剖变异、腱鞘炎、肌腱断裂、神经卡压、神经损伤、神经源性肿瘤、腱鞘囊肿等,也能对一些特殊部位的骨折起到重要的辅助诊断作用。

第二节　超声检查技术

一、超声应用解剖

(一)韧带解剖

踝关节周围的韧带主要包括三角韧带、距腓前后韧带以及跟腓韧带。

三角韧带:韧带外形呈三角形,向上附着于内踝尖和前后缘。该韧带分为三部分纤维。前方纤维向前延伸,附着于跗骨、舟骨的结节,并与足底的跟舟韧带(或弹力韧带)相混合。中部纤维附着于跟骨载距突,后方纤维伸向距骨内表面和距骨结节。

距腓前韧带:该韧带从外踝的前缘延伸至距骨颈的外侧关节面。

距腓后韧带:该韧带起自外踝窝,水平延伸至距骨外侧结节和内踝。

跟腓韧带:该韧带起自外踝,止于跟骨外表面与腓骨长、短肌的肌腱交叉。

距腓前韧带、距腓后韧带、跟腓韧带组成踝关节外侧韧带复合体。

(二)踝部主要关节

胫距关节:胫距关节是踝部的核心关节,也是踝部活动度最大的关节。由胫骨的下关节面及内、外踝关节面共同形成的"冂"形的关节窝,容纳距骨滑车。

远端胫腓关节:这个纤维关节由一条强韧的骨间韧带构成,将腓骨远端内侧面的凸面和相邻胫骨上的腓骨切迹的凹面连为一体。另外,胫腓前韧带和胫腓后韧带使该关节得以增强。

距跟关节:距跟关节包括两个关节即距下关节(距跟后关节或距下后关节)和距跟舟关节(距下前关节)。这些关节被跗骨管和窦及其内容物隔开。距下关节位于跟骨的后距骨关节面和距骨的后跟骨关节面之间,在 0～20% 的人中可与踝关节相通。距跟舟关节位于距骨头、舟骨后表面、跟骨前关节面和跟舟关节韧带足底侧的近端关节面之间。

跟骰关节:由并列的跟骨和骰骨的四边形平面构成,其周围的韧带进一步加强了其关节囊。

楔舟关节、楔骨间关节、楔骰关节和骰舟关节:楔舟关节由三块楔骨后部的凹形关节面和舟骨远端的凸形关节面构成。此关节的关节囊与两个楔骨间关节(楔骨近端间的小关节腔)、楔骰关节(并列的骰骨和外侧楔骨之间的关节)和骰舟关节(骰骨和舟骨间的一个不规则空隙)相连续。

跗跖关节:内侧楔骨和第一跖骨构成独立的内侧跗跖关节。中间跗跖关节位于第二、第三跖骨和中间、外侧楔骨之间。

(三)腱鞘和滑囊

在踝关节前方,腱鞘包裹着胫前肌腱、踇长伸肌腱、趾长伸肌和腓骨第三肌的肌腱。在踝关节内侧,腱鞘伴随胫后肌、趾长屈肌和踇长屈肌的肌腱。踝关节外侧有腓骨长肌、腓骨短肌的总肌腱鞘。跟骨后滑囊位于跟腱和跟骨后上表面之间。跟腱后滑囊位于跟腱浅面皮下。

(四)支持带和腱膜

上伸肌支持带:上伸肌支持带附着于外踝前面和胫骨内侧部分的前面,与下肢远端的深筋膜相连续。该结构的功能是加强小腿筋膜,控制胫前肌、踇长伸肌、趾长伸肌和腓骨第三肌的肌腱贴附于踝关节背侧。

下伸肌支持带:下伸肌支持带是一个 Y 形结构,其基底附着于跟骨外侧面。两个臂(或分支)位于内侧:上臂位于踝关节水平,附着于内踝;下臂附着于跖筋膜。该支持带的功能是阻止足背肌腱的弓弦运动。

上、下腓侧支持带:这两个腓侧支持带位于筋膜增厚区的外侧,从外踝延伸到跟骨。其功能是把腓骨长短肌肌腱紧紧地限制在腓骨后方。

跖筋膜:也称为足底筋膜,是位于足跖面的一个纵行的粗壮纤维性结构。其中心部是该筋膜最厚的部分,这个部分于跟骨结节处开始变宽,随后向远端变薄,直至分成五份独立的结构,延伸至五个脚趾。跖筋膜的内侧部和外侧部比中心部薄弱且小。

(五)肌肉和肌腱

后间室肌肉分为浅层(包括腓肠肌、比目鱼肌和跖肌)和深层(包括腘肌、胫后肌、踇长屈肌和趾长屈肌),腓肠肌的肌腱,即跟腱,止于跟骨。比目鱼肌下端附着点常有变异,但常见于跟腱中部。细小的跖肌于小腿近段形成一条长肌腱,经邻近跟腱内侧处向远端延伸。

在内踝水平,胫后肌肌腱最靠前,趾长屈肌肌腱位于中间,踇长屈肌肌腱最靠后。"Tom, Dick and Harry"是一种可以指明这三条肌腱前后位置关系的形象记忆法:"T"(tibiahs)代表胫后肌肌腱,"D"(digitorum)代表趾长屈肌肌腱,"H"(hallucis)代表踇长屈肌肌腱。

外侧间室:腓骨长肌和腓骨短肌位于小腿的外侧间室。两条肌肉的肌腱均从踝关节侧方经过腓骨长肌肌腱向内侧延伸,跨过足底,腓骨长肌附着于第一跖骨和内侧楔骨;而腓骨短肌肌腱附着于第五跖骨基底部。腓骨长肌和腓骨短肌的肌腱与外踝水平关系密切。在外踝水平,腓骨长肌肌腱位于腓骨短肌肌腱的后方。

前间室:前间室的肌肉有趾长伸肌、腓骨第三肌、踇长伸肌和胫前肌。趾长伸肌的肌腱大约开始于外踝水平,在远端分成四片,在足背向前延伸至第二、三、四、五足趾。腓骨第三肌的肌腱附着于第五跖骨基底部。踇长伸肌远端附着点为第一足趾远节趾骨基底的背面。胫前肌远端端附着于内侧楔骨的内、下面和第一跖骨基底的相邻部分。胫前肌、踇长伸肌、趾长伸肌的肌腱伴行于小腿的

前部。其中最靠内侧的是胫前肌肌腱,最靠外侧的是趾长伸肌肌腱,踇长伸肌肌腱位于中间位置。"Tom, Harry and Dick"记忆法可用于确定这三条肌腱从内到外的位置关系,"T"代表胫前肌,"H"代表踇长伸肌,"D"代表趾长伸肌。

二、适应证

1. 软组织损伤和炎症。
2. 肌腱和韧带损伤。
3. 关节炎,关节积液,滑膜病变。
4. 关节内软骨病变(晶体沉积性疾病)。
5. 软组织包块、组织肿胀。
6. 神经卡压。
7. 关节内游离体。
8. 某些特殊的骨骼损伤。
9. Morton 神经瘤。
10. 足底筋膜炎。
11. 异物。
12. 其他异常。

三、超声检查方法与声像图

超声检查的内容应该根据临床表现有选择性地进行,下面所述的检查内容是系统检查的所含内容。实际临床应用中应该结合患者的临床表现和临床医师的实际需求选择。

一般将踝关节的检查分为 4 个区域,即前、后、内、外,检查时根据具体需要进行取舍。

(一)踝前区

1. 踝前区伸肌肌腱 患者平卧于检查床上,膝弯曲 45°,足底平放。探头横断分别向上和向下扫查显示胫前肌肌腱、踇长伸肌腱和趾长伸肌腱。同时观察胫前动脉和邻近腓深神经(图 13-2-1)。

同时要检查上伸肌支持带和胫前肌腱位于远侧和内侧的附着点。顺着胫前肌腱显示其位于第一个楔骨的止点(图 13-2-2)。

2. 胫距关节前隐窝 探头纵向置于胫骨关节背侧中部,关节处于中立位。动态扫查时关节前隐窝内的液体可以在关节过度跖屈时流走。通过向内外移动探头位置可显示 60%~70% 的距骨穹顶表面,用于评估距骨表面的软骨(图 13-2-3)。

3. 胫腓前韧带 探头一端置于外踝的内侧前缘,另一端轻微斜向上(10°左右)即可显示胫腓前韧带(图 13-2-4)。

(二)踝外侧区

1. 距腓前韧带 患者平卧于或坐于检查床上,

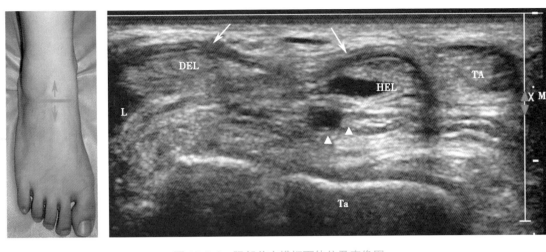

图 13-2-1 踝部前方横切面体位及声像图

DEL：趾长伸肌腱；HEL：鉧长伸肌腱；TA：胫前肌腱；白箭头：伸肌支持带；Ta：距骨；三角箭头：足背动脉与腓深神经；L：外侧；M：内侧

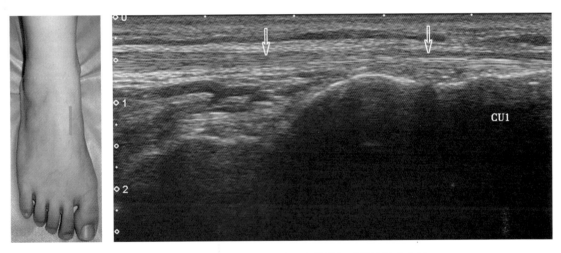

图 13-2-2 踝部前方胫前肌腱止点处纵切面体位及声像图

空心箭头：胫前肌腱；CU1：第一楔骨

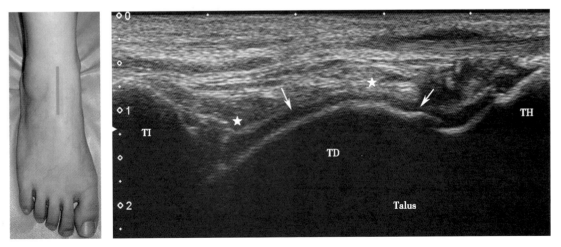

图 13-2-3 踝部前方胫距关节前隐窝体位及声像图

TI：胫骨下端；Talus：距骨；TD：距骨顶；TH：距骨颈；箭头：距骨顶关节软骨；星号：前脂肪垫

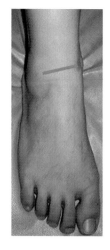
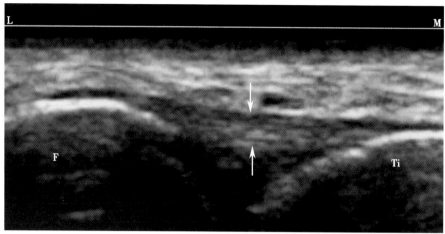

图 13-2-4　胫腓前韧带横切面体位及声像图

F：腓骨（外踝）；Ti：胫骨；箭头：胫腓前韧带；L：外侧；M：内侧

足底平放，可轻微内翻。探头一端置于外踝的内侧前缘另一端向前，探头大致与检查床平行，即可显示距腓前韧带。也可以在内踝处置一小垫，小腿向内侧旋转，能更充分显示距腓前韧带（图 13-2-5）。

超声前抽屉试验：为鉴别距腓前韧带的撕裂是部分性还是完全性，还必须在检查过程中施行前抽屉试验。将足垂于床侧，检查者向前下可拉动足部，同时观测距腓前韧带断端的变化，断端距离变大，提示为完全性撕裂（图 13-2-6）。

2. **跟腓韧带**　患者平卧于或坐于检查床上，于中立位置于检查床上并轻微内翻。探头一端置于外踝的中部下缘，另一端向下大致与足底垂直。这一位置同时可以显示腓骨长肌和腓骨短肌的肌腱位于跟腓韧带的前方。动态超声检查显示，中立位时，跟腓韧带呈屈曲状，背屈位时被拉直（图 13-2-7）。

3. **外踝处腓骨肌腱**　探头置于外踝后面横断显示腓骨长、短肌的肌腱。这些肌腱在这一位置正好呈弧形弯曲，侧动探头使声束垂直于肌腱束可以

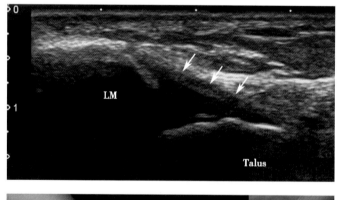
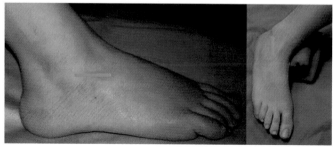

图 13-2-5　距腓前韧带纵切面体位及声像图

LM：腓骨（外踝）；Talus：距骨；箭：距腓前韧带

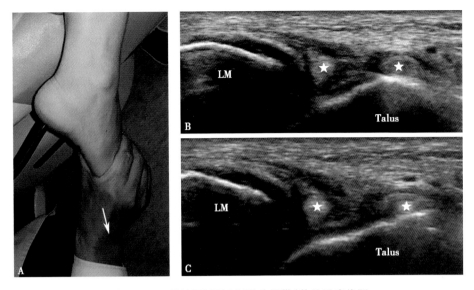

图 13-2-6　前抽屉试验（距腓前韧带）体位及声像图

图 A. 前抽屉试验体位示意图；图 B. 中立位；图 C. 抽屉试验（见断端间距离延长）；LM：腓骨（外踝）；Talus：距骨；星号：距腓前韧带的断端

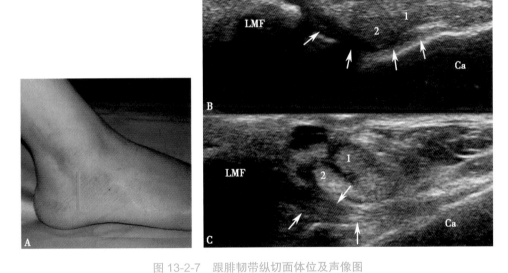

图 13-2-7　跟腓韧带纵切面体位及声像图

图 A. 体位示意图；图 B. 中立位声像图；图 C. 背屈位声像图；箭：跟腓韧带；Ca：跟骨外侧缘；LMF：腓骨（外踝）；1：腓骨长肌腱；2：腓骨短肌腱

避免各向异性效应导致的回声减低。在外踝的后下区域向上向下继续追踪扫查腓骨长、短肌的肌腱，范围不小于 5cm（图 13-2-8）。腓骨短肌应该追踪至其位于第五跖骨底部的止点处（图 13-2-9）。

怀疑肌腱脱位时，检查者要在患者足被动背屈外翻过程中实时观察肌腱向前内侧滑动，严重者越过外踝至外踝前方。

（三）踝内侧区

1. 内踝处的肌腱　胫后肌腱、趾长屈肌腱和踇长屈肌腱。

患者平卧于或坐于检查床上，足于中立位置于检查床上并轻微外翻。也可以在外踝处置一垫子，内踝大致朝上检查。探头一端置于内踝的中部，另一端向后下，显示内踝处的三条肌腱的横断，由前

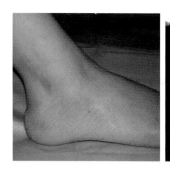
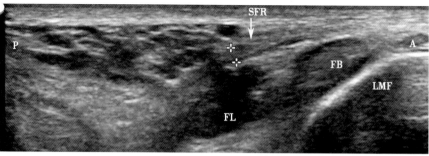

图 13-2-8 腓骨长短肌肌腱横切面体位及声像图

FL：腓骨长肌肌腱；FB：腓骨短肌肌腱；LMF：腓骨（外踝）；箭：屈肌支持带（SFR，两"+"间距代表厚度）；P：后；A：前

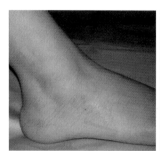
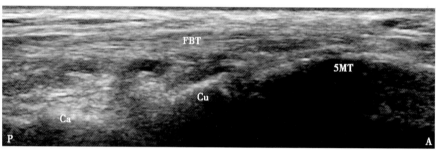

图 13-2-9 腓骨短肌肌腱止点纵切面体位及声像图

5MT：第 5 距骨；FBT：腓骨短肌肌腱；Cu：骰骨；Ca：跟骨；P：后；A：前

向后分别是胫后肌腱、趾长屈肌腱和蹈长屈肌腱（图 13-2-10）。扫查过程中注意探头的侧动以避免各向异性伪像导致的肌腱回声减低。

横断扫查完成后应该对各条肌腱分别做长轴追踪扫查。要追踪显示胫后肌腱的肌肉肌腱连接处和胫后肌腱位于舟骨的止点。

2. **踝管内的结构** 探头和体位与上一条扫查内踝处的肌腱相同。在趾长屈肌腱和蹈长屈肌腱之间即为踝管，其内包括胫后动脉、胫后静脉和胫神经（图 13-2-10），胫后静脉常常有两条或两条以上。

3. **三角韧带** 患者平卧于或坐于检查床上，足

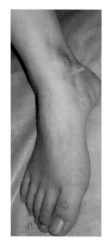
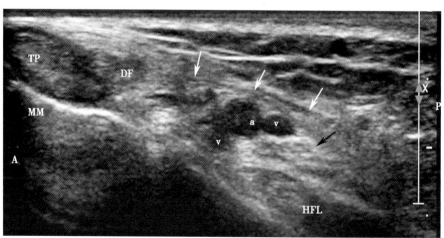

图 13-2-10 内踝横切面体位及声像图

白箭头：屈肌支持带；TP：胫后肌腱；DF：趾长屈肌腱；HFL：蹈长屈肌腱；MM：内踝；a：胫后动脉；v：胫后静脉；黑箭：胫神经；A：前；P：后

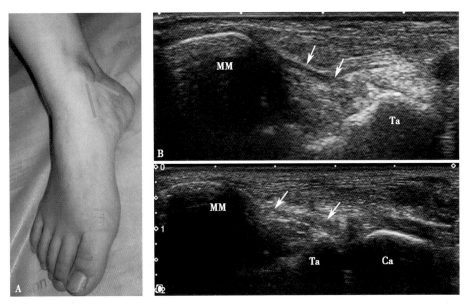

图 13-2-11 三角韧带纵切面体位及声像图

图 A. 从前向后显示胫舟、胫跟和胫距部分的探头位置；图 B. 箭头为三角韧带胫距部分；
图 C. 箭头为三角韧带胫跟部分；MM：胫骨（内踝）；Ta：距骨；Ca：跟骨

于中立位置于检查床上并轻微外翻。也可以在外踝
处置以垫子，内踝大致朝上检查。探头一端置于内
踝的中部，另一端向前下、下方和后下方分别显示
三角韧带的胫舟、胫跟和胫距部分（图 13-2-11）。

（四）跟腱

采用俯卧位，足置于检查床尾，足尖下垂。分别
对跟腱做长轴和短轴扫查。注意要显示跟腱肌肉

连接处和跟腱的跟骨结节附着点处（图 13-2-12）。
注意跟骨结节附着点处的各向异性伪像，可以采用
声束倾斜技术扫查。

（五）跖筋膜（足底筋膜）

平卧位或俯卧位均可，使足底与检查床垂直，
探头置于足底与足长轴平行显示跖筋膜。注意重
点检查跖筋膜的跟骨附着点处（图 13-2-13）。

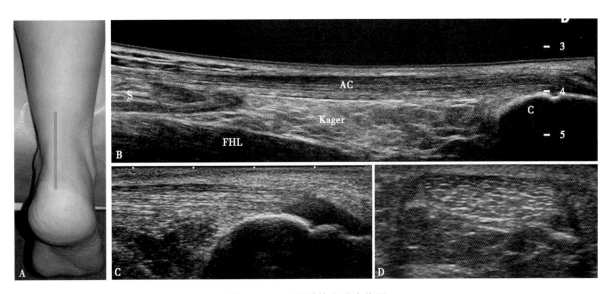

图 13-2-12 跟腱体位及声像图

图 A. 体位图；图 B. 宽景成像；图 C. 显示跟腱的跟骨附着点处；图 D. 跟腱横断；AC：跟腱；C：跟骨；S：比目鱼肌；
Kager：Kager 脂肪垫；FHL：姆长屈肌

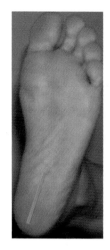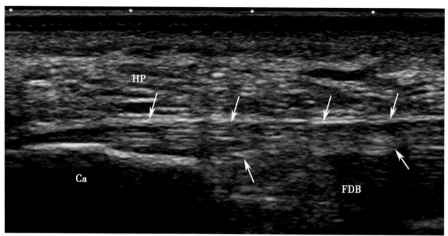

图 13-2-13　足底筋膜纵切面声像图
Ca：跟骨；箭：足底筋膜；HP：足跟垫；FDB：趾短屈肌

（六）跗骨关节

跗骨关节的检查比较简单，探头置于要检查的关节背侧即可。最主要的是距舟关节和距舟韧带（图 13-2-14）。

（七）跖趾关节

探头置于跖趾关节的背侧和跖侧，显示关节结构。第一跖趾关节还需要观测关节的内侧（图 13-2-15）。注意关节跖侧的籽骨。

（八）网状间隙

探头置于跖骨中部横断，显示各跖骨之间的间隙即为网状间隙。注意扫查时要背侧结合跖侧扫查，并要向前向后追踪扫查（图 13-2-16）。

四、超声检查注意事项

1. 踝关节解剖结构复杂，应熟练掌握踝部骨骼、韧带、肌腱、周围神经及其附属结构的解剖结构及其检查方法。

2. 检查时尽量让肌腱、韧带等结构保持紧张状态，并使探头垂直于肌腱、韧带等结构，避免因各向异性伪像而出现检查结果误判。

3. 检查韧带及肌腱损伤时，可主动或被动运动踝关节，比如抽屉试验等，有助于判定韧带、肌腱是否断裂、断裂类型等。

4. 注意双侧对比检查，有助于细微病变的发现。

5. 跖趾关节结构表浅，且表面不平，检查时需多涂抹偶合剂，评估滑膜血流时，探头轻放，不要加压。

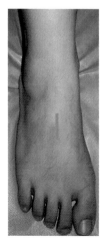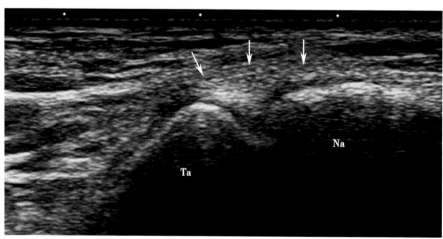

图 13-2-14　距舟关节和距舟韧带体位及声像图
Ta：距骨；Na：舟骨；箭：距舟韧带

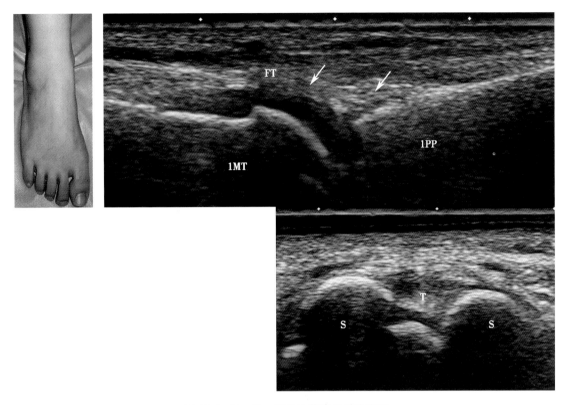

图 13-2-15　第一跖趾关节体位及声像图

FT：姆长伸肌肌腱；1PP：第 1 近节趾骨；1MT：第 1 跖骨；箭：关节囊；S：第一跖趾关节跖侧的籽骨，包埋于趾短屈肌腱内（T）；T：趾短屈肌腱

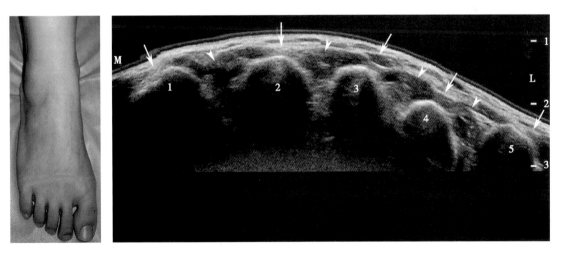

图 13-2-16　足背部横切面体位及声像图

箭头：趾伸肌肌腱；1、2、3、4、5：第 1～5 跖骨；三角箭头：背侧骨间肌（深方即为网状间隙）；M：内侧；L：外侧

（张华斌　邱　逦）

第三节 踝部与足部常见病变的超声诊断与鉴别

一、关节腔积液与滑膜增生

引起踝和足部关节腔积液的原因很多，包括类风湿关节炎、感染、创伤、骨关节炎、痛风等。检查踝关节（胫距关节）时，足部轻度跖屈以检查前隐窝，此部位显示关节腔积液最为敏感（图 13-3-1）。于踝关节前隐窝的矢状切面或外侧可显示关节腔扩张。正常人的踝关节前隐窝可见少量积液。应注意不要把覆盖距骨头和距骨颈的低回声的关节软骨当作积液，通常关节软骨厚 1～2mm。

第一跖趾关节腔内的积液较为常见，跖趾关节的背侧隐窝常向近侧扩展而位于跖骨上（图 13-3-2）。

在足部，跗骨、跖趾关节及趾间关节的背侧隐窝为检查的重点。关节腔内的积液通常为无回声，感染或出血时可以表现为混杂回声。关节滑膜炎症显著时会伴有滑膜的增生。

痛风容易累及第一跖趾关节，其他跖趾关节和胫距关节也常累及，超声表现包括尿酸盐晶体在关节软骨表面的沉积（"双轨"征），以及关节腔内点状高回声沉积（图 13-3-3），甚至痛风石的形成。

类风湿关节炎的超声表现并无特异性，与其他关节炎性病变包括全身性关节炎和感染相似。除了关节腔积液外，结合病变所在部位、X 线检查结果和血清化验结果则对诊断帮助较大。类风湿关节炎时，可以伴有骨侵蚀，其中以第 5 跖骨头为最常见的骨侵蚀部位，而其他跖趾关节和第一趾间关节则较少受累。正常跖骨远段骨皮质亦可呈凹陷形态，勿将其诊断为骨侵蚀病变。类风湿关节炎在足踝部的其他表现包括跟骨后滑囊炎、继发性滑囊形成、类风湿结节、肌腱及腱鞘的异常等。

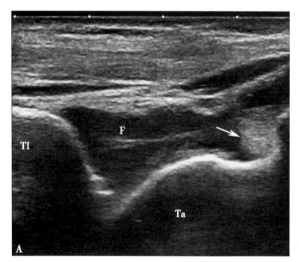
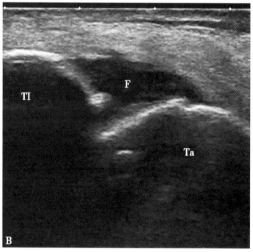

图 13-3-1 胫距关节积液声像图

图 A. 胫距关节前隐窝所示；图 B. 胫距关节内侧隐窝所示；TI：胫骨；Ta：距骨；F：积液；箭头：增生的滑膜

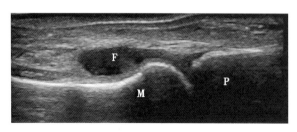

图 13-3-2 跖趾关节积液声像图

跖趾关节的背侧隐窝常向近侧扩展而位于跖骨上；M：跖骨；P：趾骨；F：积液

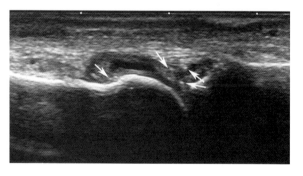

图 13-3-3 第一跖趾关节痛风性关节炎声像图

箭头：增生的滑膜组织内多发的点状高回声

二、滑囊病变

在跟腱远端有两个滑囊，分别是跟骨后滑囊和跟腱后滑囊。跟骨后滑囊正常情况下可见少量积液，其扩张积液的原因包括机械压迫、跟腱撕裂、类风湿关节炎等，或与跟腱附着点炎有关。跟腱后滑囊，位于跟腱远段的浅侧，正常情况下难以显示，为一继发性滑囊。

跟腱后滑囊扩张的原因主要是机械性摩擦或炎性。如跟骨后滑囊和跟腱后滑囊异常扩张，伴有邻近跟腱病变和跟骨后上部显著突出，则被称为Haglund 综合征（图 13-3-4）。

足踝部周围由于异常的压力可形成一些继发性滑囊。内踝浅侧可形成一滑囊。正常情况下距骨头之间有一滑囊，称为跖骨间滑囊，Morton 神经瘤时此滑囊常可扩张。

踝前部还可见一滑囊，称为"跗骨窦滑囊"或"Gruberi 滑囊"，位于趾长伸肌腱与距骨之间，正常

情况下其内可见少量液体。与腱鞘囊肿不同，探头加压时，此滑囊易被压缩。Gruberi 滑囊的特征为位于趾长伸肌腱肌腱后方（图 13-3-5）。

三、肌腱与足底筋膜异常

（一）腱鞘炎和腱围炎

内踝处的肌腱中，胫后肌腱病变最多见。胫后肌腱腱鞘炎最为常见。内踝远侧的胫后肌腱腱鞘内在正常情况下常可见少量积液，最多可达 4mm，有时两侧可不对称。如探头加压局部无疼痛且彩色多普勒未发现血流信号，可进一步证实为正常积液。胫后肌腱腱鞘扩张超过 5.8mm，常提示胫后肌腱早期病变。

腱鞘炎常由机械性或创伤性因素所致，也可能与系统性疾病如血清阴性脊柱关节病和类风湿关节炎等有关。少数情况下，邻近软组织或骨的感染病灶可累及腱鞘。内踝处的腱鞘常与关节腔相通，关节内的游离体有时会出现在腱鞘内。

外踝处的腓骨长短肌肌腱也可发生腱鞘炎，相对不如内踝肌腱常见。腓骨长短肌肌腱的腱鞘内在正常情况下亦可见少量积液，有时可达 3mm，积液通常位于紧邻外踝远侧的位置（图 13-3-6）。

踝前部的肌腱发生腱鞘炎的概率远远小于内踝处和外踝处。其超声表现与其他部位的腱鞘炎都是类似的。

踝后部的跟腱没有腱鞘，但是周围有低回声的腱围组织。腱围组织也可以发生炎性改变，称为腱围炎，一般为肌腱周围的梭形或环形增厚的低回声结构，包绕跟腱，急性期血流较丰富（图 13-3-7）。

（二）肌腱病

与其他部位的肌腱病一样，踝关节周围的肌腱

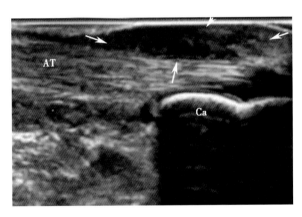

图 13-3-4　Haglund 综合征声像图
箭头：跟腱后滑囊炎；Ca：跟骨；AT：跟腱

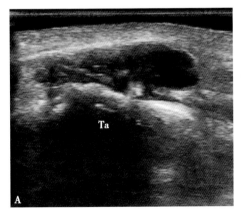
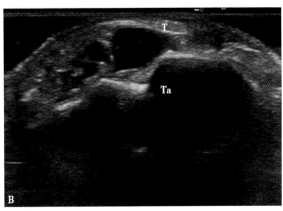

图 13-3-5　Gruberi 滑囊炎声像图
图 A. 长轴；图 B. 短轴；Gruberi 滑囊位于趾长伸肌腱与距骨之间；T：趾长伸肌腱；Ta：距骨

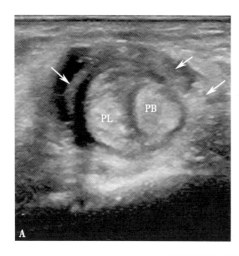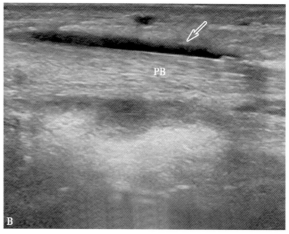

图 13-3-6　腓骨长短肌腱腱鞘炎声像图

外踝处腓骨长短肌肌腱短轴（图 A）和长轴（图 B）扫查，显示肌腱腱鞘内积液（空心箭头）和滑膜增生（箭头）；PL：腓骨长肌肌腱；PB：腓骨短肌肌腱

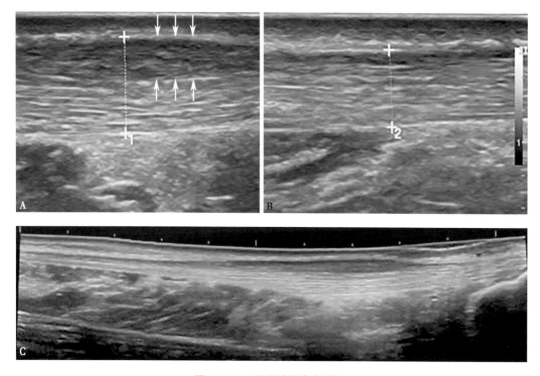

图 13-3-7　跟腱腱围炎声像图

图 A. 病变侧，跟腱旁梭形低回声包绕（箭头）；图 B. 正常对侧跟腱；图 C. 病变侧跟腱的全景成像；两"+"间距代表厚度

也可以发生肌腱病。肌腱病的超声表现为受累肌腱的增粗增厚、回声降低。增厚的肌腱内肌腱纤维结构不清、常常可见局灶的低回声。

肌腱病是一种慢性的肌腱退行性变，好发于肌腱的骨性结构转折处（图 13-3-8）。而发生肌腱末端骨附着点处的肌腱病，常常被称为肌腱末端病或附着点炎，常常伴有局部的骨化和钙化。

（三）肌腱撕裂

肌腱的部分撕裂常发生于已有肌腱病的肌腱，早期可表现为肌腱内部的边界清楚的无回声或低回声区域或裂隙，是肌腱纤维部分断裂所致。严重的肌腱病病变很难与肌腱内部的撕裂相鉴别，因两者为延续的病变过程。

但如病变边界清晰、呈无回声则提示可能为

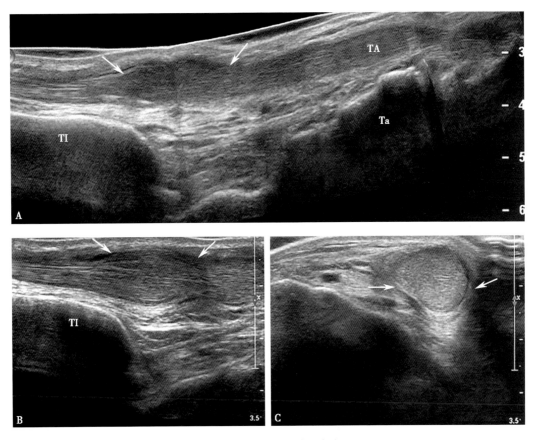

图 13-3-8　胫前肌肌腱病声像图

胫前肌肌腱于踝关节转折处局部梭形增厚（箭头）；图 A. 胫前肌肌腱长轴全景成像；图 B. 病变局部放大；图 C. 病变短轴；TI：胫骨；TA：胫前肌肌腱；Ta：距骨

撕裂病变。踝关节周围肌腱撕裂的一种特殊类型为纵行撕裂。肌腱短轴切面可较好地显示肌腱的纵行撕裂，可见肌腱在短轴上被部分或完全分为两束，间以无回声或低回声的积液、出血或滑膜增生（图 13-3-9）。

肌腱的完全断裂表现为撕裂累及肌腱整个宽度、肌腱断端回缩、两断端之间填充以积液、积血或滑膜增生，甚至脂肪。胫后肌腱撕裂可发生于内踝处。如胫后肌腱已断裂且回缩，短轴切面检查时，不要把趾长屈肌腱当作胫后肌腱。胫后肌腱的断裂亦可发生于肌腱的远端或导致足舟骨附着处发生撕脱骨折，特别是在糖尿病患者，肌腱断端常回缩。于胫后肌腱的远段常可见一籽骨，为正常变异，不要误认为撕脱骨折。

跟腱的断裂可以在跟腱肌腱病的基础上发生，也可能是跟腱的暴力损伤导致，后者尤其多见于年轻人。跟腱完全断裂表现为跟腱纤维的全部断裂和断端回缩，多发生在跟骨止点近侧的 2～6cm 处。跟腱断裂端常为锥形，肌腱回缩处后方可见回声衰减。断端回声衰减形成的声影有助于判断肌

腱回缩端的位置，利于准确测量。跟腱断裂后断端常会弯向前方的 Kager 脂肪垫，两断端之间可充填以呈混杂回声的积液或积血，或呈高回声的脂肪垫（图 13-3-10）。诊断跟腱完全断裂时易出现的误区为：位于跟腱内侧的跖肌腱由于未断裂而误诊为残留的跟腱组织。跟腱完全断裂时，跖肌腱常不受累及而保持完整，可能与跖肌腱较为强健有关。怀疑跟腱完全断裂时，注意应用动态超声检查以进一步明确诊断。被动活动踝部时，跟腱两断端之间的间距常更加明显，因两侧断端不再相连而不能同时运动。

（四）跟腱黄色瘤

黄色瘤（xanthoma）也叫黄素瘤，是指脂肪组织沉积在皮肤和肌腱内的一些富含脂肪的结节或丘疹，外观呈橙黄色，故称黄色瘤。黄色瘤的形成与很多疾病有关，主要是脂肪代谢障碍相关的疾病，如家族性高胆固醇血症、糖尿病、甲状腺功能低下等。沉积在跟腱内的黄色瘤通常为一无痛性软组织包块，通常发生在肌腱远端三分之一处，一般是双侧和对称的。病理学上黄色瘤主要由胆固

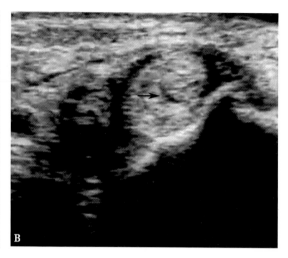

图 13-3-9　胫后肌腱纵行撕裂声像图
图 A. 胫后肌腱长轴；图 B. 胫后肌腱短轴；箭头：肌腱内的撕裂形成无回声

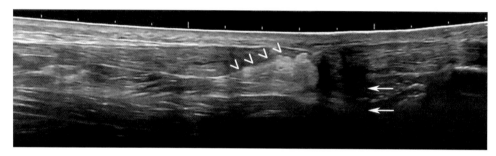

图 13-3-10　跟腱断裂全景成像
跟腱断端呈锥形，Kager 脂肪嵌入断端间隙（箭头），远侧断端后方可见声影（箭头）

醇沉积于组织中形成的富含脂肪的巨噬细胞、炎性细胞和巨细胞的聚集。

超声检查是诊断跟腱黄色瘤的首选。较轻的病例表现为跟腱的增厚，男性跟腱厚度 > 7mm，女性跟腱厚度 > 6mm，同时在跟腱内可见多发性的灶状低回声病灶。严重的病例可在跟腱内出现较大的低回声包块，包块内部回声不均，通常伴有不规则的衰减（图 13-3-11）。

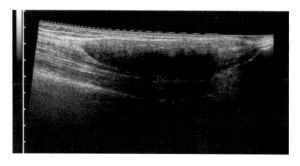

图 13-3-11　跟腱黄色瘤声像图
跟腱内低回声包块，包块内部回声不均，伴有不规则的衰减

（五）足底筋膜炎与足底纤维瘤病

足底筋膜也叫跖筋膜，最常见的病变为足底筋膜炎，多发生于足底筋膜近段跟骨起点处，表现为局部增厚（大于 4mm），回声减低，测量时需在其长轴进行。尽管将此病称为"足底筋膜炎"，但其病变与局部反复的微小损伤、撕裂的修复、组织退变或水肿有关（图 13-3-12）。

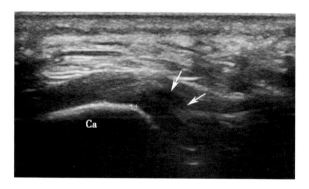

图 13-3-12　足底筋膜炎声像图
足底筋膜近段跟骨起点处，表现为局部增厚，回声减低（箭头）；Ca：跟骨；两"+"间距代表厚度

足底筋膜另一较常见的病变为足底筋膜纤维瘤病，多发生于足底中部的内侧部分。病理上为成纤维细胞增生，常为多发病灶。足底筋膜纤维瘤病具有侵袭性生长的特点，手术切除后容易复发。超声上，足底筋膜纤维瘤病表现为足底筋膜内低回声或等回声梭形结节或肿块，沿着足底筋膜方向肿块常常会伴有尖的"筋膜尾征"出现，结节内有时可见丰富血流信号，其后方可见回声增强（图13-3-13）。此病诊断主要依据结节的位置、多发性等特征来确定。

四、踝与足部的常见包块

足踝部包块的检查要注意首先鉴别包块的来源。来源于关节的包块多为滑膜增生性病变，如色素沉着绒毛结节性滑膜炎（图13-3-14）、滑膜骨软骨瘤病等。来源于腱鞘的边界清晰的低回声包块多为腱鞘巨细胞瘤。来源于骨的包块多为恶性或侵袭性的病变（图13-3-15），这时候应该首选 X 线或 MRI 检查。

足踝部最常见的良性肿块为腱鞘囊肿。典型的腱鞘囊肿为无回声，其后方回声增强，无实性成分（图13-3-16）。然而，很多腱鞘囊肿可为低回声、

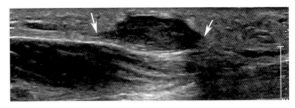

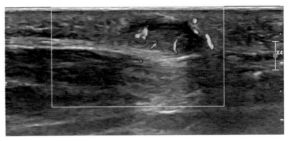

图 13-3-13　足底纤维瘤病声像图

足底筋膜中部内侧低回声，可见沿着筋膜纤维方向的"筋膜尾征"（箭头），病变内可见血流信号

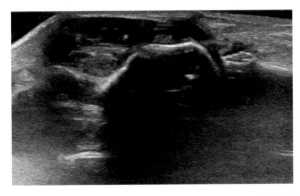

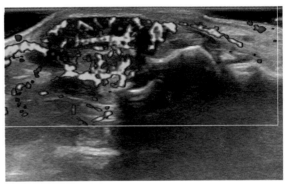

图 13-3-14　第一跖趾关节色素沉着绒毛结节性滑膜炎声像图

第一跖趾关节周围混合回声包块，包块内血流丰富

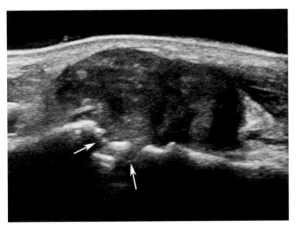

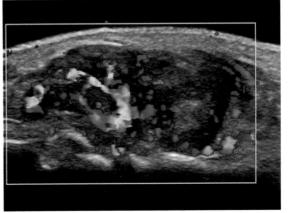

图 13-3-15　足背部转移瘤声像图

足背骰骨前方软组织包块，骰骨骨皮质破坏（箭头），病变内血流丰富且不规则

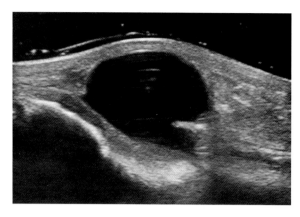

图 13-3-16　足背腱鞘囊肿声像图

分叶状或多房状。此外，囊内黏稠的液体可使反射的回声增加。位于踝管内的腱鞘囊肿有可能压迫胫神经。

足踝部的腱鞘囊肿可能与邻近的关节或腱鞘相连通，也可累及跗骨窦。诊断时注意不要将滑囊积液，如位于趾长伸肌腱与距骨之间 Gruberi 滑囊炎，诊断为腱鞘囊肿。

（张华斌）

五、踝关节周围韧带损伤

踝关节韧带损伤是日常生活及体育活动中常见的外伤，由骤然的内翻、外翻或旋转暴力所致。根据暴力的大小，可造成踝关节周围韧带不完全或完全损伤。早期正确诊断和处理对损伤的恢复和预后具有重要意义。损伤早期治疗不当，遗留踝关节周围韧带的松弛，影响踝关节的稳定性，在站立、行走、下蹲动作时踝关节不稳，久而继发粘连性关节囊炎、创伤性骨关节炎，致疼痛、功能障碍、踝关节撞击综合征等，影响劳动与生活。

踝关节周围韧带繁多，最常损伤的韧带包括距腓前韧带、跟腓韧带、胫腓前下韧带、内踝三角韧带。

（一）外踝韧带损伤

踝关节扭伤是骨科发病率最高的损伤之一，临床上踝关节内翻致外踝韧带损伤最为常见，与以下解剖学基础有关：①内侧的韧带较外侧的韧带坚厚，是防止足跟外翻、距骨异常外翻及前后移动的有力结构；②踝内翻肌群较外翻肌群力量大。

基于上述解剖学因素，日常活动和体育运动中，发生踝关节突然内翻、内收，造成踝关节外侧的韧带损伤。轻者仅有韧带拉伤或部分韧带纤维撕裂、重者可使韧带完全断裂或韧带及关节囊附着处的软骨损伤、骨质撕脱，甚至发生关节脱位。外侧副韧带损伤：①旋后损伤：易导致距腓前韧带损伤和跟腓韧带联合损伤，距腓前韧带损伤约占外踝韧带损伤的 70%，跟腓韧带损伤约占 20%；②内翻伤：单纯的内翻伤易导致跟腓韧带损伤。

临床表现：急性损伤后踝关节外侧突然疼痛，活动时明显，踝关节外侧和足背部肿胀，严重者可出现关节不稳。陈旧性损伤踝关节酸胀不适，走路时踝关节不稳，常发生内翻扭伤，可造成踝关节反复的复发性脱位。还可出现腓骨肌腱炎、腓骨长短肌腱撕裂等并发症。

1. 韧带损伤的分类　根据损伤的严重程度和所累的部位分类。

根据损伤的程度将踝关节单根韧带损伤的严重程度分为 3 级：

（1）Ⅰ级：所累韧带轻度拉伤，无韧带断裂或踝关节不稳。

（2）Ⅱ级：韧带部分撕裂。

（3）Ⅲ级：韧带完全性撕裂。

根据韧带复合体的所累部位，韧带损伤又细分为 4 度：

（1）Ⅰ度：距腓前韧带拉伤或部分撕裂。

（2）Ⅱ度：距腓前韧带完全撕裂，其他韧带完整。

（3）Ⅲ度：距腓前韧带完全撕裂，跟腓韧带部分撕裂。

（4）Ⅳ度：距腓前韧带完全撕裂和跟腓韧带完全撕裂。

根据外踝韧带损伤程度对预后评估，对外踝韧带损伤易导致踝关节不稳的可能性进行评价。韧带损伤后，关节的不协调引起踝关节的不稳定的病例占总病例的 15%～25%。这可能是引起退行性变，向着踝关节骨性关节炎的方向发展的主要原因之一。Ⅰ度、Ⅱ度损伤一般能愈合，临床多采用保守治疗，Ⅲ度、Ⅳ度需要外科手术缝合或重建。

2. 超声表现　高频超声可以清晰地显示踝关节外侧副韧带的纤维结构，现广泛应用于临床。踝关节外侧副韧带包括距腓前韧带、跟腓韧带、距腓后韧带。超声显示韧带增厚，回声呈弥漫性或局限性减低，部分撕裂时韧带纤维结构部分连续性中断，内可见无回声的裂隙，关节腔无明显增宽；完全撕裂时可见韧带纤维结构连续性完全中断，断端游离、挛缩，可呈波浪状，断端积液增多；距腓前韧带完全撕裂常伴有关节囊的破裂，距骨与腓骨之间的关节腔增宽，关节周围积液或呈不均质回声，探头轻加压周围积液可进入关节腔内。伴有撕脱骨折时，可见韧带附着端片状高回声，慢性损伤时韧带内可见斑片状高回声钙化灶（图 13-3-17）。跟腓韧带完全断裂，背屈踝关节可见跟腓韧带连续性中断，腓骨长短肌腱无向前移位，外踝关节周围积液可与腓骨长短肌腱鞘相通，腱鞘内积液增多。判断外踝韧带是否完全撕裂可以用前抽屉试验。

（二）胫腓前下韧带

胫腓前下韧带位于胫骨和腓骨远端之间，踝关节旋转扭伤时容易损伤该韧带。胫腓前下韧带

损伤超声表现与其他韧带损伤相似，单纯拉伤时韧带增厚、回声减低；韧带部分撕裂时可见部分纤维连续性中断所致的裂隙；韧带完全断裂，韧带结构不清晰，连续性完全中断，足背屈和外翻活动时超声检查可见韧带损伤处的胫 - 腓骨之间的间隙增大，可伴有撕脱骨折（图 13-3-18）。胫腓前下韧带损伤时，要除外是否伴有踝韧带联合和胫 - 腓骨之间骨间膜的损伤。此类多发伤亦称为高位踝关节

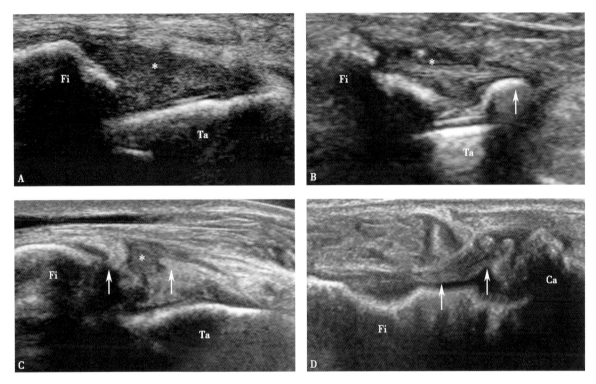

图 13-3-17　外踝韧带损伤声像图

图 A. 距腓前韧带增厚，回声减低（∗）；图 B. 距腓前韧带部分断裂（∗）伴撕脱骨折，可见韧带附着端片状高回声（箭头）；图 C. 距腓前韧带完全断裂，可见断端（箭头）及裂隙（∗）；图 D. 跟腓韧带增厚、回声减低（箭头），内见斑片状强回声；Fi: 腓骨；Ta: 距骨；Ca: 跟骨

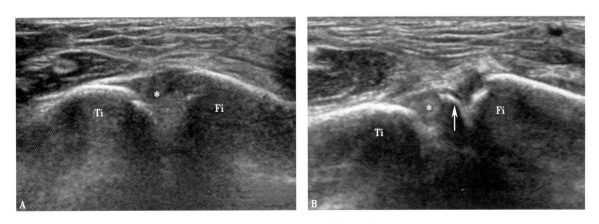

图 13-3-18　胫腓前下韧带损伤声像图

图 A. 胫腓前下韧带增厚、回声减低（∗）；图 B. 胫腓前下韧带增厚、回声减低（∗），腓骨端撕脱骨折——片状高回声（箭头）；Ti: 胫骨；Fi: 腓骨

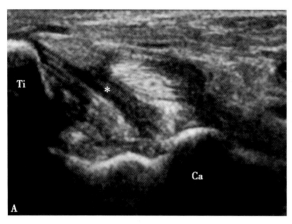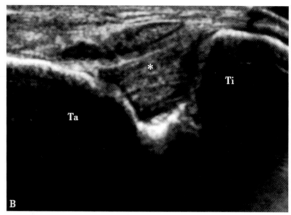

图 13-3-19 内踝三角韧带损伤声像图

图 A. 胫跟韧带增厚、回声减低、纤维结构不清晰（*）；图 B. 胫距后韧带增厚、回声减低、纤维结构不清晰（*）；Ti: 胫骨；Ca: 跟骨；Ta: 距骨

扭伤，不正确诊断和治疗，可导致较高的残存率。高位踝关节扭伤时也可导致高位腓骨骨折，称为 Maisonneuve 骨折。

（三）内踝韧带损伤

踝关节解剖结构内踝关节较外踝关节略高，内踝韧带较厚且牢固。内踝关节三角韧带包括胫舟韧带和胫距前韧带、胫跟韧带、胫距后韧带，损伤多见于车祸创伤或直接暴力损伤所致，单纯踝关节扭伤所致较少。当韧带损伤时，多为韧带复合体的损伤，较少单个韧带损伤。超声检查可见韧带复合体增厚、肿胀，回声减低，韧带纤维结构连续性中断或韧带内不规则无回声区（图 13-3-19），在急性损伤时关节腔内可见大量积血和血块，关节囊破损后皮下软组织内可见积液。

（张华斌 席占国）

第四节 临床应用进展

踝关节是人体关节中最易受损伤的关节。超声在评估足踝关节、韧带、周围神经病变和其他软组织异常中的作用越来越重要。特别是超声对足踝部韧带损伤的分级诊断、对韧带损伤后康复效果的评价更加精准，为临床提供了更多有价值的影像信息。X 线平片及 CT 能观察到踝关节骨侵蚀、骨赘等骨的病变，但对足踝关节滑膜炎、腱鞘炎、踝关节周围韧带损伤及软组织病变的显示效果明显低于超声及 MRI。而超声较 MRI 更便宜、检查时间更短、不受金属影响、可动态观察、可在超声引导下做关节或软组织肿块穿刺，因此高频超声在足踝关节疾病中的应用已经越来越多地被临床医生所接受。

足踝部解剖结构复杂，对操作者技术的依赖性高，所以操作者必须经过标准化培训，才能准确判定病变。随着肌骨超声的普及，越来越多的超声医师掌握踝关节超声的检查技术，能提高超声医师对于踝部疾病的诊断水平，增强临床医生对于踝关节超声检查的信赖。超声新技术的不断出现，如超声造影可用于滑膜炎炎症水平的评估、超声弹性成像可用于韧带损伤的评估等，这些新技术也能拓展超声在足踝部疾病中的应用。

思 考 题

1. 与 X 线和 MRI 相比，超声评价踝关节损伤的优缺点有哪些？

2. 超声可评估哪些踝关节损伤？

（席占国 邱 逦）

参 考 文 献

[1] Gun C, Unluer EE, Vandenberk N, et al. Bedside ultrasonography by emergency physicians for anterior talofibular ligament injury. J Emerg Trauma Shock, 2013, 6（3）: 195-198.

[2] Czajka CM, Tran E, Cai AN, et al. Ankel sprains and instability. Med Clin North Am, 2014, 98（2）: 313-329.

[3] Feger MA, Glaviano NR, Donovan L, et al. Current trends in the management of lateral ankle sprain in the united states. Clin J Sport Med, 2017, 27（2）: 145-152.

[4] Bouché R, Richie D, Garrick JG. Lateral ankle instability. Foot Ankle Spec, 2013, 6（3）: 206-213.

第十四章 常见骨与软组织肿瘤

第一节 概　　述

正常情况下，声束不能穿透致密坚硬的骨组织，仅能显示骨皮质表面的形态，不能显示深部结构。当肿瘤等原因导致骨皮质破坏、连续性中断，或骨皮质明显膨胀变薄时，声束才能穿透病变骨皮质，显示深部病变。超声在骨肿瘤诊断中有一定的应用价值，尤其当病变破坏骨皮质并向周围软组织侵犯时。肢体软组织肿瘤十分常见，种类繁多，成分复杂，主要来源于间叶及神经外胚叶的各种组织，即纤维、脂肪、肌肉、血管、神经、淋巴、间皮、滑膜等组织。软组织肿瘤分为良性、恶性和交界性。由于软组织肿瘤类型和发生部位不同，可有不同的临床表现，其共同的症状为软组织内出现大小不等的肿块。超声检查软组织肿瘤时可提供：肿瘤的位置、大小、形态、边界、内部回声性质（实性、囊性、混合性）、回声强度（低、等、高回声）、回声均匀性；探头加压后肿瘤形态、大小、内部结构及回声的改变；肿物内有无新生血管形成；肿瘤与毗邻神经、血管、肌肉、骨及关节的关系；超声能为术前诊断及手术方案的制订提供帮助，还可在超声引导下对肿瘤进行穿刺以明确病理性质。

第二节 超声检查技术

躯干及四肢部位的病变多应选用中心频率大于 7MHz 的高频探头；若肿物位置表浅，如指（趾）等部位，可选用中心频率大于 12MHz 的高频探头，以获得较好的分辨率；臀部、骨盆部位较深的病变多应选用 3.5～5MHz 探头，以获得较好的穿透力。检查时可将探头直接置于患处扫查，如扫查表面凹凸不平的部位时，可在探头与患处之间加导声垫或涂覆较厚的偶合剂，以获得清晰的图像。应对肿物部位进行长轴、短轴、多切面、多角度扫查，自上而下，纵横有序地进行全面扫查，骨骼病变注意最好环绕肢体长骨扫查，避免漏查长骨对侧病变。有时还需要采用探头加压进行动态观察，更易发现病变特征。对于体积较大的肿物，应使用宽景成像功能，获得完整清晰的图像。

第三节 常见的骨与软组织肿瘤诊断及鉴别诊断思路

一、骨肿瘤

（一）孤立性骨囊肿

1. 病因及病理　孤立性骨囊肿（solitary bone cyst）为病因未明的骨内良性、膨胀性病变，多呈单房囊腔，囊内有淡黄色清亮液体。目前学说多认为是局部血液循环障碍，静脉阻滞、骨内静脉压力增高致骨质吸收、细胞外液积聚造成。病理上，骨囊肿囊壁菲薄，内壁覆盖一层光滑的纤维薄膜，囊腔内为澄清或半透明的黄色略带血红的液体。

2. 临床表现　多见于青少年，男女比例为（2～3）：1。多见于四肢的长管状骨，好发于肱骨及股骨的干骺端或靠近生长板处，并逐渐向骨干移动。临床上发展较慢，病程长，症状轻，以疼痛、局部肿胀为主，约 2/3 的患者的首发症状是病理骨折。

3. 超声表现　病变骨骨皮质膨胀变薄呈壳状强回声，表面光滑，骨内呈单房、圆形或椭圆形囊性无回声区，透声良好，局部无骨膜反应及软组织肿块。CDFI 显示病变内无血流信号。如合并骨折，局部可见骨皮质凹凸不平，连续性中断（图 14-3-1）。

4. 鉴别诊断　超声检查孤立性骨囊肿时应注意与以下疾病相鉴别：

（1）动脉瘤样骨囊肿：表现为骨皮质明显膨胀变薄，骨内呈不规则多房多隔囊实性结构，囊性区液体混浊，部分病例可见红细胞沉积形成的液 - 液平面。而单纯性骨囊肿多为单房囊腔，囊腔内液体清亮。

（2）骨巨细胞瘤：该肿瘤具有局部侵袭性，内含大量的多核破骨巨细胞，血供丰富，好发骨端，好发年龄为 20～40 岁。超声表现为骨端骨皮质局

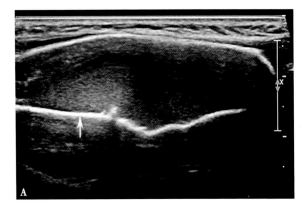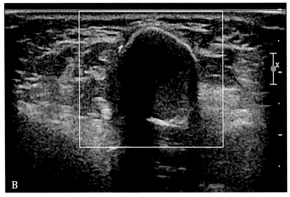

图 14-3-1 孤立性骨囊肿声像图

图 A. 右侧肱骨孤立性骨囊肿长轴切面，骨干骨皮质膨胀变薄（↑），骨内可见单房囊性无回声区，透声良好；图 B. 孤立性骨囊肿短轴切面，CDFI 示病灶内未见明显血流信号

限性膨胀变薄，局部为不均匀实性低回声肿物，肿物内可探及较丰富血流信号，病变多呈偏心性。而孤立性骨囊肿好发于儿童及青少年，好发于干骺端，囊腔内为无回声区，病变内无血流信号。

5. 临床意义 超声诊断孤立性骨囊肿，当病变部位骨皮质膨胀变薄明显时可清晰显示骨内结构；当病变部位骨皮质膨胀变薄不明显时，需更换穿透力更强的低频探头，如仍无法显示病灶，则需放射学检查。

（二）动脉瘤样骨囊肿

1. 病因及病理 动脉瘤样骨囊肿（aneurysmal bone cyst，ABC）是一种非肿瘤性单发的良性骨病变，占原发骨肿瘤的 1.3%；病因不明，有学者认为病因是骨内血管静脉血流障碍造成血管床扩大和充血，有报道认为原发 ABC 中，大约 2/3 的病例可能存在血管畸形、静脉阻塞或动静脉瘘。创伤有可能使这些血管畸形产生局部循环的改变，使血流溢出，骨内压力增加，进而导致溶骨破坏。病理学上，动脉瘤样骨囊肿大体表现为充满血液的海绵样囊腔，病变由薄层新生反应骨壳包绕。按照是否有明确原发病灶可将 ABC 分为原发性和继发性。

2. 临床表现 本病发病率无性别差异，75% 患者的发病年龄在 5～20 岁。病变 70% 位于长管状骨，多见于股骨和胫骨，也常发生于胸椎和腰椎棘突、横突。临床上主要表现为病变部位疼痛和肿胀，病变邻近关节可出现关节运动障碍，易发生病理骨折。

3. 超声表现 典型表现为病变骨局限性骨皮质膨胀、变薄，骨内呈边界清晰低回声区或不规则多房多隔状囊实性结构，部分病例可见红细胞沉积形成的液-液平面。CDFI 显示肿物边缘及内部分隔可见少许血流信号（图 14-3-2）。

4. 鉴别诊断 ABC 需要与以下病变相鉴别。

（1）骨巨细胞瘤：好发于 20～40 岁成年人，好

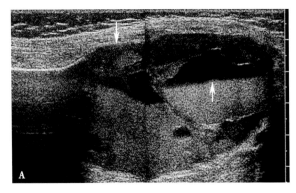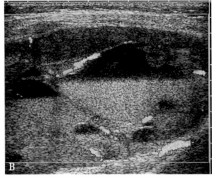

图 14-3-2 动脉瘤样骨囊肿声像图

图 A. 左侧胫骨近端可见骨质破坏，骨皮质膨胀变薄（↓），髓腔内呈多房分隔囊实性结构，可见液-液平面（↑）；图 B. CDFI 示病灶内分隔处可见血流信号（↑）

发于骨端，超声表现为骨端骨皮质局限性膨胀变薄，局部为不均匀实性低回声肿物，肿物内可探及较丰富血流信号，病变多呈偏心性，一般不出现液 - 液平面。

（2）孤立性骨囊肿：好发于儿童及青少年，好发于干骺端，为骨皮质膨胀性单房囊性病变，囊腔内为无回声区，而 ABC 多为多房多隔状囊实性结构。

5. 临床意义　超声检查可显示 ABC 的位置、大小、边界及内部结构，可动态观察病灶内单发或多发液 - 液平面，对这一特征性表现的敏感性较高。

（三）骨软骨瘤

1. 病因及病理　骨软骨瘤（osteochondroma）又叫外生骨疣，是最常见的良性骨肿瘤，发生率为良性骨肿瘤的 31.6%～45%，占所有骨肿瘤的12%，由瘤体及其顶端透明软骨帽和外层纤维包膜构成，其外还可有滑膜囊。发病原因可能为骨骺软骨在生长板异常时，有小片内生软骨分离后，经过化骨形成骨软骨瘤，可一直长到骨骺板闭合时。

2. 临床表现　好发年龄为 10～35 岁，常在 20岁之前发现，男女比例为 2:1，85% 发生在股骨、肱骨及胫骨的干骺端，自骨表面向骨外生长，顶端背向关节面。生长缓慢，病程较长，常无症状。当肿瘤较大压迫邻近血管、神经、肌肉时，可出现相关症状和体征。

3. 超声表现　骨软骨瘤呈骨性强回声突起，从骨的干骺端突出于骨表面，顶端背向关节面生长，肿瘤基底部与正常骨皮质相连续。肿瘤顶端表面可见低 - 无回声软骨帽，呈月牙状或镰刀状，其

厚度与年龄相关，年龄越小越厚，当软骨帽快速增大时要怀疑恶变。CDFI：病变处无明显血流信号。部分肿瘤瘤体较大，形状不规则，对周围肌肉、神经及血管等产生不同程度压迫；部分骨软骨瘤表面可出现低 - 无回声的扩张滑囊（图 14-3-3）。

4. 临床意义　超声可以显示 X 线不能显示的骨软骨瘤软骨帽及周围软组织，评估恶变风险并判断肿瘤对周围组织有无压迫；X 线检查受拍摄角度限制难以完整显示肿瘤，超声检查可以多角度多切面显示肿瘤，超声检查还可定位标记，更好地指导手术及术后随访。但超声无法显示病灶内部髓腔是否与母骨髓腔相连通，对于多发性骨软骨瘤的诊断需要结合 X 线检查。

（四）骨巨细胞瘤

1. 病因及病理　骨巨细胞瘤（giant cell tumor of bone，GCT）是较常见的原发性骨肿瘤之一，发病率占骨肿瘤的 4%～9.5%。组织学上主要由单核基质细胞和多核巨细胞组成。最新版 2013 年WHO 骨肿瘤分类将其归类为富含破骨巨细胞的肿瘤，分为良性、中间性和恶性三种，目前趋向认为是一种介于良、恶性之间的交界性肿瘤，有侵袭性，易局部复发。

2. 临床表现　多见于青壮年，发病的高峰年龄在 20～40 岁，男女发病率无差异。好发于四肢长骨，最多见于股骨下端和胫骨上端，其次为桡骨远端、骶骨、股骨及肱骨近端，一般发生在骨骺融合后的成熟骨的骨端。骨巨细胞瘤多单发。临床表现主要以局部肿胀、疼痛、肿块，关节活动受限

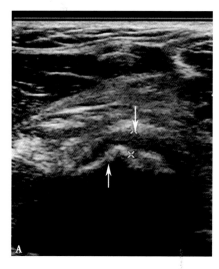
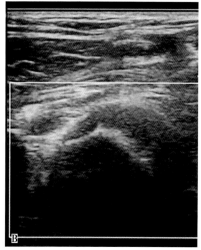

图 14-3-3　骨软骨瘤声像图

图 A. 右股骨远端骨皮质表面可见不规则骨性隆起（标尺），呈宽基底（↑），骨性隆起表面可见较薄无回声软骨帽结构（↓）；图 B. CDFI 示病灶内未见明显血流信号

为主,偶有病理骨折,发生于脊柱者,可致椎体压缩骨折引起相应的神经症状。

3. 超声表现 发生在长骨骨端的 GCT 表现为骨端偏心性的骨破坏,骨皮质膨胀变薄,可有微小破损,肿瘤内为实性不均质低回声,边界清晰。偏良性 GCT 边界清晰,内部及边缘可见血流信号。偏恶性 GCT 边界不清,肿瘤可突破骨皮质侵犯周围软组织形成软组织肿块,形态不规则,呈分叶状及多发结节样,瘤体内可显示丰富的血流信号(图 14-3-4)。

4. 鉴别诊断 应与骨巨细胞瘤鉴别的疾病有:骨囊肿、动脉瘤样骨囊肿;偏恶性的骨巨细胞瘤还应与骨肉瘤鉴别。骨囊肿发病年龄小,而骨巨细胞瘤则发病年龄较大,骨囊肿好发于干骺端,为骨皮质膨胀性单房囊性病变,囊腔内为无回声区,而骨巨细胞瘤多呈偏心性骨破坏,骨内为实性不均匀低回声,血流丰富。动脉瘤样骨囊肿多位于干骺端,骨皮质明显膨胀变薄,骨内呈不规则多房多隔囊实性结构,囊性区液体混浊,内可见液液平面。骨肉瘤常有瘤骨形成及骨膜反应,且软组织肿块明显,常突破骨膜屏障侵犯软组织。偏恶性的骨巨细胞瘤突破骨皮质侵犯周围软组织形成的软组织肿块相对局限,且很少出现骨化及钙化。

5. 临床意义 超声检查可以较好地显示病灶的骨质破坏范围、软组织肿块内部回声及血供情况,可应用于 GCT 的诊断及术前评估。GCT 术后复发率较高,与初发病灶相比复发病灶更易突破骨皮质生长或仅发生在软组织内,此时超声检查较 X 线及普通 CT 平扫敏感性更高。

(五)骨肉瘤

1. 病因及病理 骨肉瘤(osteosarcoma)也叫成骨肉瘤,起源于原始成骨性结缔组织,以肿瘤细胞能够直接产生肿瘤性骨样组织和不成熟的骨组织为特征,是最常见的原发恶性骨肿瘤,约占原发恶性骨肿瘤的 20%。骨肉瘤的组织学分型复杂多样,根据瘤骨多少分为成骨型、溶骨型和混合型。

2. 临床表现 本病好发年龄为 11~30 岁,以儿童及青少年多见,男性发病率大于女性。好发于四肢长骨干骺端,最多见于股骨下段、胫骨及腓骨上段。临床表现为肢体固定部位疼痛、局部肿胀,并出现软组织肿块。

3. 超声表现 超声显像可显示骨肉瘤骨皮质微小破损,粗糙不光滑,继而可见骨膜线状增厚、抬高与骨皮质分离,形成三角形结构,与放射学描述的 Codman 三角完全符合。随病程进展骨质破坏的深度和范围增大,肿瘤突破骨膜屏障侵犯软组织,局部可出现包绕骨皮质的软组织肿块,可呈低回声、高回声及混合回声。肿块内可见大量垂直于骨皮质方向、放射状排列的强回声瘤骨,早期针状瘤骨细小,晚期针状瘤骨粗大且排列密集,与放射学描述的"日光"征较一致。彩色多普勒超声显示肿瘤内血供丰富,新生血管走行紊乱,可探及瘤体内沿针状瘤骨分布的丰富血流信号(图 14-3-5)。

对于成骨肉瘤,超声还可用于对肿瘤新辅助化疗效果的评价和随访,内容包括:①化疗后肿瘤骨的破坏范围缩小;②化疗后肿瘤体积缩小;③化疗后肿瘤骨的包壳形成;④肿瘤内血供明显减少。

4. 鉴别诊断 需与 Ewing 肉瘤、化脓性骨髓炎相鉴别(表 14-3-1)。

5. 临床意义 超声检查可对骨肉瘤的术前诊断、新辅助化疗疗效的评估以及术后患者的随访提供可靠的依据。同时在超声引导下对肿瘤进行穿刺活检可快速获得病理学信息。

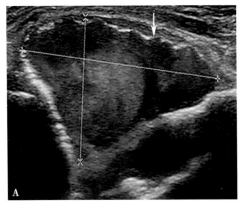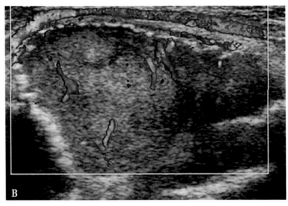

图 14-3-4　骨巨细胞瘤声像图

图 A. 左侧桡骨远端可见偏心性、膨胀性生长的骨破坏区,骨皮质膨胀变薄(↓),骨内可见实性不均质低回声肿块,回声不均(标尺);图 B. CDFI 示病灶内可见较丰富血流信号

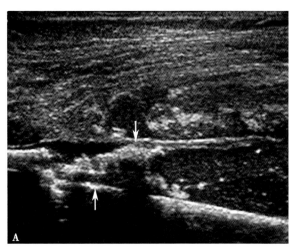

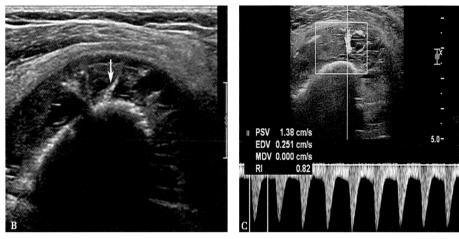

图 14-3-5 骨肉瘤声像图

图 A. 左股骨下段骨肉瘤长轴切面,可见骨膜抬高(↓)及抬高的骨膜与骨皮质(↑)形成 Codman 三角,不规则强回声瘤骨后方可见声影;图 B. 肿瘤短轴切面,肿瘤内可见垂直于骨皮质方向的强回声针状瘤骨(↓);图 C. CDFI 示病灶内可见丰富血流信号,并探及高阻动脉血流频谱

表 14-3-1 骨肉瘤超声鉴别诊断

疾病名称	Ewing 肉瘤	骨肉瘤
好发年龄	稍低(平均 12.4 岁)	稍高(平均 15 岁)
好发部位	长骨骨干及骨干 - 干骺端 > 干骺端	90% 在长骨干骺端,其余部位只占 10%
骨膜反应	葱皮样者多于针状(放射或垂直状)	针状(放射或垂直状)多于葱皮样
瘤骨	无,但少数可有反应性骨硬化	有
疾病名称	化脓性骨髓炎	骨肉瘤
病程进展	急性期比骨肉瘤进展快	骨髓炎慢性期常比骨肉瘤进展慢
软组织改变	弥漫性肿胀,但无肿块	易突破骨皮质,常形成软组织肿块
骨膜反应	常呈层状(单或多层)或花边状,无定形,罕有针状(放射或垂直状)	常呈层状,针状(放射或垂直状),三角状

二、软组织肿瘤

(一)脂肪瘤

1. 病因及病理 脂肪瘤(lipoma)是一种由分

化成熟的脂肪组织构成的常见良性肿瘤,可发生在任何脂肪存在的部位。大体上,脂肪瘤边界清楚,包膜完整,由浅黄色的脂肪组织构成,并被纤维性小梁分隔成小叶状。镜下,脂肪瘤由分化成熟的脂

肪细胞组成，瘤细胞无明显异形性。

2. 临床表现 为软组织最常见的肿瘤，可发生在皮下脂肪层、筋膜层、肌间隙以及肌层内。好发于上背部、颈肩部、腹壁和四肢远端，好发年龄为40~70岁。主要表现为缓慢生长的无痛性肿块，少数情况下肿瘤生长较快，可引起神经卡压症状。触诊肿物质地较软，肿物位置较深时不易触及。

3. 超声表现 按内部回声高低将脂肪瘤分为高回声型、等回声型、低回声型和混合回声型，其回声类型与内部脂肪组织和结缔组织的含量有关。典型的脂肪瘤声像图表现为边界清晰，呈椭圆形或圆形的低、等回声或稍高回声肿物，内部可见多发平行于皮肤的条索状高回声，探头加压易变形，肿瘤内多无血流信号。脂肪瘤内脂肪组织含量较多时呈低回声；当脂肪瘤内纤维结缔组织成分增多时，由于反射界面增多，脂肪瘤的回声会增高。部分皮下脂肪层内的脂肪瘤与周围脂肪层回声相似，此时超声检查应结合触诊提高检出率（图14-3-6）。

4. 鉴别诊断

（1）脂肪组织增生：常好发于中年女性，患者往往肥胖，对称或非对称性，伴有或不伴有疼痛，超声表现为局部脂肪组织增厚，无明显边界，回声与周围脂肪组织相同。

（2）低度恶性分化良好的脂肪肉瘤：多呈高回声，位置相对较深、体积常较大，内部血流信号较多。

（3）位于背部的脂肪瘤应与弹力纤维瘤相鉴别，后者常位于肩胛下角周围深方肌层内，内部可呈条形低回声和高回声交替的多层状结构。

5. 临床意义 超声检查可对软组织内脂肪瘤作出较明确诊断，并提供肿瘤的位置、大小、边界、回声类型、血流信号等信息。可与脂肪组织增生、

弹力纤维瘤等疾病鉴别诊断，但体积较大且位置深在的脂肪瘤与分化良好的脂肪肉瘤较难鉴别，必要时可行 MRI 检查，MRI 脂肪抑制序列对脂肪来源肿瘤中的成熟脂肪细胞敏感性及特异性较高，确诊仍需组织病理学检查。

（二）血管瘤

1. 病因及病理 血管瘤（hemangioma）是以血管内皮细胞增殖为特征，由大量新生血管构成的、性质不一的一组肿瘤。本病可发生在身体的任何部位，按发生部位可分为皮肤、皮下、肌肉、滑膜、神经及骨骼内等类型。可分为毛细血管瘤、海绵状血管瘤、蔓状血管瘤，其中以海绵状血管瘤较为多见。

（1）毛细血管瘤多位于皮肤层和皮下，呈局限性血管扩张或略高出皮肤，鲜红色压之不褪色。

（2）海绵状血管瘤主要是小静脉和脂肪组织向周围延伸、扩张而形成薄壁的囊腔状结构，病灶大片相互吻合，其囊内血流速度缓慢。

（3）蔓状血管瘤主要由细小的动脉和静脉异常吻合，使血管丛明显扩张形成局部瘤体，瘤体范围广泛、界限不清，有多发性小动静脉瘘存在，血管内流速较快。

2. 临床表现 多见于婴儿、儿童和青少年，80%~90%小于30岁，女性为男性的2~3倍。大多数发生于皮下、肌间及肌内。一般无明显自觉症状，可有间歇性疼痛、局部肿胀；或局部可触及肿物。有时在肿胀处可触及震颤、闻及血管杂音。血管瘤属良性肿瘤，但术后易复发。

3. 超声表现 毛细血管瘤多表现为位于皮肤及皮下层的实性低回声团块，内血流信号较丰富。海绵状血管瘤及蔓状血管瘤多表现为位于皮肤层、

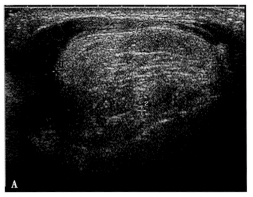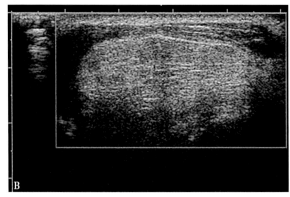

图 14-3-6 肌内脂肪瘤声像图

图 A. 左手鱼际处肌层内可见一高回声肿物（标尺），边界清楚，内可见平行于皮肤的条索样高回声；图 B. CDFI 显示脂肪瘤内未见明显血流信号

皮下脂肪层、肌层内蜂窝样结构或迂曲扩张管状结构的囊实性包块，加压探头，肿物可被压缩，内管状无回声可被压闭或变细，部分管腔内可见实性低回声血栓或高回声静脉石。海绵状血管瘤：彩色多普勒显示肿物内可见静脉血流为主的血流信号，当静脉管腔内充满血栓时可无血流信号。蔓状血管瘤：彩色多普勒显示肿物内可见丰富的搏动性血流信号，有细小动静脉瘘的部位血流呈五彩镶嵌状，脉冲多普勒可探及低阻动脉血流频谱（图 14-3-7）。

4. 鉴别诊断　本病需与淋巴管瘤等疾病相鉴别。淋巴管瘤好发于儿童，包括囊性淋巴管瘤、海绵状淋巴管瘤，肿瘤呈多房囊状无回声结构，分隔上可见血流信号，探头加压后无明显缩小。血管瘤与淋巴管瘤有时可合并存在，称为脉管瘤。

5. 临床意义　二维和彩色多普勒超声可清晰显示软组织血管瘤的部位、形态、大小、内部结构及血流等特征，其诊断敏感性和特异性均较高，是软组织血管瘤首选的检查方法及治疗后随访手段。

（三）血管球瘤

1. 病因及病理　血管球瘤（glomus tumor, GT）起源于全身各部位细小动静脉吻合处的血管球，是一种少见的间叶性肿瘤，良性多见。血管球的生理功能为控制末梢血管的舒缩，调节血流、血压及体温，血管球被一种精细的成胶原网所包绕，其中大量无髓鞘的感觉神经纤维及交感神经，最外层包有纤维组织膜。本病病因不明，多数认为是由于血管球在一定诱发因素作用下发生异常增生而形成的肿瘤。

2. 临床表现　病变多见于真皮及皮下组织，任何部位均可发病，多数病例发生于指（趾）甲下，单发多见，女性多于男性，好发于 20~45 岁。常伴有难以忍受的触痛和遇冷时引起的疼痛发作。

3. 超声表现　多位于甲下，边界清晰、形态规整、类圆形、单发、实性低回声肿物，直径多<10mm，探头加压患处疼痛明显。彩色多普勒可显示肿块内部丰富的血流信号，呈"彩球状"，脉冲多普勒可探及低速低阻动脉血流频谱（图 14-3-8）。

4. 鉴别诊断　本病需与毛细血管瘤、腱鞘巨细胞瘤等鉴别。毛细血管瘤直径多>1cm，位置较表浅，无触痛；腱鞘巨细胞瘤常位于手部肌腱、关节旁，呈实性分叶状，无触痛，血流不丰富。

5. 临床意义　软组织血管球瘤具有比较特异性的超声表现，高频超声分辨力好，对血管球瘤的诊断敏感性较高，可做到术前精确定位，超声可作为软组织血管球瘤首选的影像学检查方法。

（四）腱鞘巨细胞瘤

1. 病因及病理　腱鞘巨细胞瘤（giant cell tumor of tendon sheath，GCTTS）是起源于腱鞘、关节滑膜、关节外滑膜囊的良性肿瘤性病变。一般生长缓慢，好发于手及足部，为关节外的色素绒毛结节性滑膜炎，可分为局限型和弥漫型。本病病因不明，可能与炎症、外伤和胆固醇代谢紊乱有关。

2. 临床表现　局限型腱鞘巨细胞瘤（F-GCTTS）常见于指（趾）小关节及肌腱旁，屈侧多见，呈局限性结节状，体积较小，常单发，术后较少复发。弥漫型腱鞘巨细胞瘤（D-GCTTS）大多位于大关节旁，常见于踝关节、膝关节、肘关节旁，常包绕关节周围呈弥漫浸润性生长，体积较大，术后易复发。

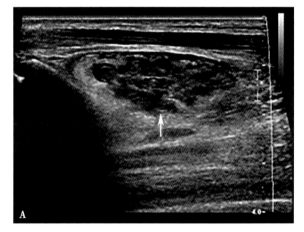
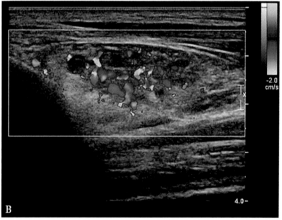

图 14-3-7　肌内血管瘤声像图

图 A. 左前臂远端肌层内可见一囊实性肿物，周边见高回声环绕（↑），内见迂曲扩张的管状结构；图 B. 肿瘤内可探及丰富血流信号

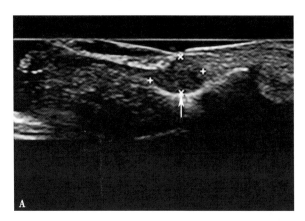

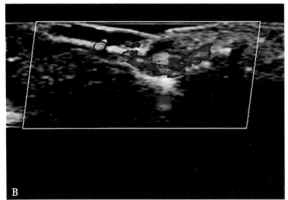
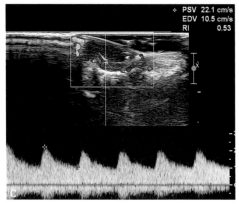

图 14-3-8 血管球瘤声像图

图 A. 甲根部可见一实性低回声肿物(标尺),边界清楚,回声均匀,邻近指骨明显受压凹陷(↑);图 B. CDFI 显示瘤体内可探及丰富血流信号;图 C. PW 显示肿物内为低阻动脉血流频谱

3. 超声表现　局限型腱鞘巨细胞瘤表现为边界清楚、回声较均匀的实性低回声肿物,形态规则或欠规则,多呈团块状,多位于指间关节周围及肌腱旁,可包绕腱鞘生长,肿瘤可压迫邻近骨皮质形成局部凹陷;弥漫型腱鞘巨细胞瘤表现为包绕关节的较大实性低回声肿物,形态多不规则,呈分叶状,边界欠清,回声欠均;彩色多普勒显示多数肿物内部可见少量或丰富血流信号,呈斑点状或树枝状分布(图 14-3-9)。

4. 鉴别诊断　局限型腱鞘巨细胞瘤需与腱鞘纤维瘤相鉴别,后者相对少见,声像图表现与前者相似,较难鉴别,确诊需结合病理;弥漫型腱鞘巨细胞瘤需与色素沉着绒毛结节性滑膜炎(PVNS)相鉴别,两者具有相似的组织学特性,不易区分,后者多位于关节内,滑膜明显增厚,关节积液更多为血性。

5. 临床意义　超声检查结合临床表现可对多数腱鞘巨细胞瘤作出明确诊断,超声可作为临床首选的检查方法和随访手段,可术后监测肿瘤复发情况。

（五）韧带样纤维瘤

1. 病因及病理　韧带样纤维瘤(desmoid-type fibromatosis, DF)又名侵袭性纤维瘤病、硬纤维瘤。是一种少见的中间性、具有局部侵袭能力的成纤维细胞或肌成纤维细胞性肿瘤。该病虽为良性纤维增生性病变,但是具有明显侵袭性生长的生物学行为,恶变和转移较少见,但术后局部复发率很高。

2. 临床表现　本病好发于年轻女性,常见于腹直肌内,可能与妊娠和生育腹壁损伤等有关。腹外病变以肢带区和近端肢体及背部多见,好发于深部软组织,多起源于肌肉、筋膜或腱膜。该肿物质地较硬,与肌肉骨骼有粘连时活动受限,无明显疼痛。

3. 超声表现　沿肌纤维生长的梭形或分叶状实性低回声肿物,可累及多个肌肉;肿瘤体积通常较大,边界不清,无明显包膜;肿瘤内可见片状高回声,一般无液化坏死,后方声衰减明显;肿瘤常包绕或侵犯邻近骨骼、血管、神经、肌腱等结构;肿瘤易局部复发,复发后可呈多灶性生长,边界不清,形态极不规则。彩色多普勒显示肿瘤内部可见散在血流信号(图 14-3-10)。

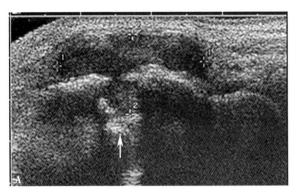

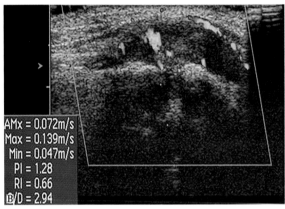

图 14-3-9　腱鞘巨细胞瘤声像图

图 A. 右手拇指掌指关节旁可见不规则实性低回声肿物（标尺），邻近指骨受侵蚀（↑）；图 B. CDFI 显示肿物内可见较多血流信号

4. 鉴别诊断　腹外型韧带样纤维瘤需与纤维肉瘤等其他软组织恶性肿瘤相鉴别。纤维肉瘤常表现为肌肉内较大的占位性病变，多呈向心性生长，生长迅速，肿瘤出血、坏死常见，亦可见钙化，血流信号较丰富。

5. 临床意义　超声检查不仅能显示 DF 的准确定位、界定肿瘤范围，而且能提示肿瘤与周围组织毗邻关系，对 DF 的术前评估和术后监测都有重要意义。

（六）脂肪肉瘤

1. 病因及病理　脂肪肉瘤（liposarcoma）是源于间叶组织的恶性肿瘤，占软组织恶性肿瘤的 14%～18%，主要由脂肪母细胞到成熟脂肪细胞不同分化阶段的细胞构成。按组织学类型可分为高分化型脂肪肉瘤、黏液样脂肪肉瘤、去分化脂肪肉瘤、多形性脂肪肉瘤和非特殊类型脂肪肉瘤。

2. 临床表现　好发于 50～70 岁，男性略多于女性，多发生于下肢，尤其是大腿、臀部和腘窝，其次是腹膜后、小腿、肩部和上臂。多表现为深部无痛性肿块，体积较大，边界不清，晚期可出现疼痛及功能障碍。

3. 超声表现　因组织学类型和分化程度不同，声像图表现不一。高分化型脂肪肉瘤多表现为团块状或分叶状，边界较清楚，内部呈较均匀高回声，可有相对低回声区，可见少许血流信号。黏液样脂肪肉瘤是最常见的类型，表现为较均匀的低回声，其中黏液成分常呈囊性，可见少许血流信号。高度恶性脂肪肉瘤如多形性脂肪肉瘤，多呈强弱不等的混合性回声，血流信号较丰富。瘤内继发出血、坏死时，可出现不规则无回声；肿瘤亦可侵犯邻近骨骼，出现骨皮质破坏、缺损（图 14-3-11）。

4. 鉴别诊断　高分化型脂肪肉瘤主要需与较大、位置深的脂肪瘤相鉴别，两者均含有不同程度的成熟脂肪成分，均可表现为高回声肿物，前者瘤体内可见低回声区及少许血流信号；黏液样脂肪肉瘤主要与含黏液成分的肿瘤相鉴别，如黏液纤维肉瘤等；其他类型脂肪肉瘤需与滑膜肉瘤、纤维肉

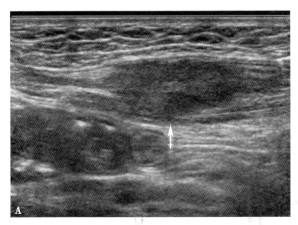

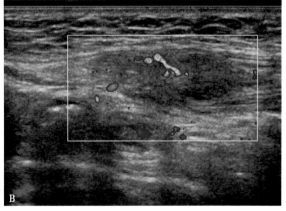

图 14-3-10　韧带样纤维瘤声像图

图 A. 腹壁肌层实性低回声肿物，沿肌纤维呈浸润性生长，无明显包膜（↑）；图 B. CDFI 显示肿物内可探及点线状血流信号

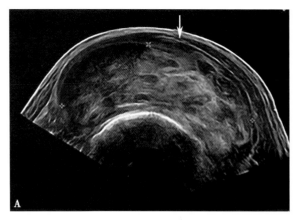
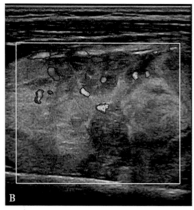

图 14-3-11 脂肪肉瘤声像图

图 A. 宽景成像显示左大腿深部肌层内较大实性软组织肿物,边界尚清,回声高低不均(↓);
图 B. CDFI 显示肿瘤内可探及较丰富血流信号

瘤等相鉴别。但软组织肉瘤的超声表现特异性不高,确诊还需结合病理。

5. 临床意义 大多数脂肪肉瘤呈局部浸润生长,切除后复发率较高,超声不但对术前确定手术方式、切除范围有指导意义,还可作为手术后随访监测的重要手段。

(七)滑膜肉瘤

1. 病因及病理 滑膜肉瘤(synoviosarcoma)属于间叶性梭形细胞肿瘤,是由未分化间叶细胞发生的具有滑膜分化特点的恶性肿瘤。其具有向上皮细胞及纤维细胞双相分化的特点,组织上分为纤维分化性、上皮分化性及混合分化性3种。病理学上分为双相型、梭形细胞型及非特殊类型3种。

2. 临床表现 滑膜肉瘤多发生于青壮年,约半数发生在 20~40 岁,男女发病无明显差异,常发生于四肢近关节周围,以下肢关节特别是膝关节旁多见,约占 2/3,与腱鞘、滑囊和关节囊的关系密切,很少发生于关节腔内。临床上滑膜肉瘤起病隐匿,肿瘤生长缓慢,病程长短不一,多表现为可触及的深在的无痛性软组织肿块,一般不引起明显的功能障碍,少数有疼痛及压痛和毗邻关节的功能障碍。

3. 超声表现 邻近关节或其他部位深在的团块状或分叶状的低回声肿物,边界尚清,呈浸润性生长,沿肌腱、腱鞘及组织间隙蔓延,甚至包绕邻近关节生长,可浸润破坏邻近骨质;肿瘤体积较大,多伴囊变、坏死及出血,常见钙化。彩色多普勒显示肿物内可见较丰富血流信号,脉冲多普勒可探及高速高阻动脉血流频谱(图 14-3-12)。

4. 鉴别诊断 除典型的脂肪肉瘤具有特征性

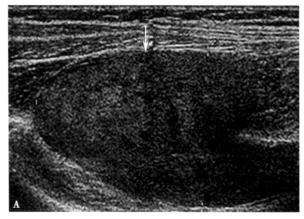
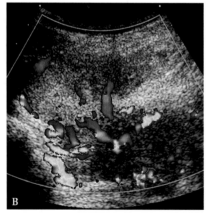

图 14-3-12 滑膜肉瘤声像图

图 A. 右膝关节旁可见一较大实性低回声肿物,形态不规则呈分叶状,内回声欠均(↓);图 B. CDFI 显示肿瘤内可探及丰富血流信号

影像学表现外，其他软组织肉瘤均缺乏特异性影像学表现。滑膜肉瘤主要需与纤维肉瘤、韧带样纤维瘤等相鉴别。纤维肉瘤有巨大软组织肿块而骨质破坏较轻，无明显钙化，纤维肉瘤发病年龄较滑膜肉瘤大。韧带样纤维瘤多见于中青年，好发于大腿、腹壁及腹膜后，呈浸润性生长，边缘欠清晰，回声较低，且多均匀，内可见高回声条索影。

5. 临床意义 超声能够清晰地显示肿瘤的形态、大小及与邻近组织的关系，不但对术前确定手术方式、切除范围有指导意义，同时借助超声引导下细针穿刺活检亦能提高本病术前诊断的准确性。

第四节 临床应用进展

在正常情况下，声束不能穿透致密坚硬的骨组织，仅能显示骨皮质表面的形态，不能显示深部结构。当肿瘤导致骨皮质破坏、连续性中断，或骨皮质明显膨胀变薄时，声束才能穿透病变骨皮质，显示深部病变，超声在骨肿瘤诊断中有一定的应用价值。骨肿瘤超声检查所见必须结合临床病史、体征、肿瘤的好发年龄和部位综合分析判定，准确的定性诊断须穿刺病理检查。超声对骨肿瘤的整体显示不如X线、CT和MRI，如病变局限于髓腔内或骨内，骨质完整、厚度没有改变时，超声无法显示病变，但临床实践证明超声诊断骨肿瘤可起到辅助作用：①骨皮质被肿瘤溶解破坏、缺损或变薄，可探查到肿瘤病灶及其范围，区别囊、实性；②判定恶性骨肿瘤向骨外侵犯，形成软组织肿块的大小及有无邻近重要血管、神经的侵犯；③应用CDFI可提供肿瘤内及周边的血流信息（包括血管的分布、血流多少及类型），有助于判定肿瘤良、恶性；④随访监测，动态观察和评估肿瘤化、放疗疗效及是否有术后复发；⑤判定恶性骨肿瘤有无远处器官及淋巴结等转移，寻找骨转移癌的原发灶；⑥超声引导定位进行肿瘤穿刺活检，使之更容易避开邻近重要血管、神经及肿瘤的坏死区。

近年来，随着超声技术的不断进展，超声对软组织肿瘤的显示能力与MRI近似，可成为影像学诊断的初选方法。超声对证实软组织肿瘤的存在、肿瘤囊、实性的判定是敏感可靠的，可较准确提供所在的解剖部位、大小和形态，与邻近血管、神经、关节和肌腱的关系，以及内部血流等信息。对实性肿瘤性质的判定，因其大体组织结构相近似，每种肿瘤的超声表现缺乏特异性，不能作出准确的组织学诊断。但根据超声的诸多表现，如肿瘤发生的部位、形态、大小、边界及内部回声、有无可压缩性、有无供养血管及血流类型、有无钙化等信息，再结合病史、临床表现、生长速度、好发部位、好发年龄等情况，可以帮助缩小鉴别诊断的范围，有助于判定肿瘤良、恶性。超声引导下进行肿瘤穿刺活检，可以精确定位、判定进针深度、避开重要神经、血管、选择取样部位。此外，超声在判断肿瘤与周围组织器官的解剖关系、在监测肿瘤复发等方面具有优势，简单易行。但欲判定软组织肿瘤确切的骨侵犯情况，应该借助X线和CT。

思 考 题

1. 超声检查软组织肿瘤较MRI有何优势及不足？

2. 超声主要依据哪些技术评价软组织肿瘤？

（陈 涛）

参 考 文 献

[1] 周永昌，郭万学. 超声医学. 北京：人民军医出版社，2014.

[2] Yalcinkaya M, Lapcin O, Arikan Y, et al. Surface Aneurysmal Bone Cyst: Clinical and Imaging Features in 10 New Cases. Orthopedics, 2016, 39(5): 897-903.

[3] Freyschmidt J, Ostertag H. Ewing's sarcoma, fibrogenic tumors, giant cell tumor, hemangioma of bone: Radiology and pathology. Radiology, 2016, 56(6): 520-535.

[4] Wang C, Song RR, Kuang PD, et al. Giant cell tumor of the tendon sheath: Magnetic resonance imaging findings in 38 patients. Oncol Lett, 2017, 13(6): 4459-4462.

[5] McCarville MB. What MRI can tell us about neurogenic tumors and rhabdomyosarcoma. Pediatr Radiol, 2016, 46(6): 881-890.

第十五章　脊柱外科的术中超声

第一节　概　　述

随着脊髓造影、CTM、MRI 的广泛应用，对于常规脊柱、脊髓病变的诊断、定位已不困难。由于脊髓解剖位置特殊而深在，MRI 成像时自身采集信号时间过长，还会受到周围骨质、脂肪、呼吸、心跳以及脑脊液波动影响，因此脊髓 MRI 成像并不能完全满足临床需要，况且这些均属于手术前后的静态观察，并不能在手术中即时了解病变及椎管减压情况。尽管近几年术中 MRI 检查也尝试应用于临床，但因其价格高昂，无法推广应用。

术中超声（intraoperative ultrasound，IOUS）是为进一步满足临床外科诊断和治疗的需要发展起来的一门超声新技术，已发展成为超声医学的一个重要分支。它是指在手术中将探头直接放在脏器表面进行探测，其分辨率高，病变显示更加清晰，诊断的敏感性、特异性大大提高。近几年来脊髓神经外科已取得相当大进展，这与术中超声的应用是分不开的。IOUS 应用于脊柱外科，使病变及其毗邻解剖关系显示更加清晰，彩色多普勒超声还可以显示病变内部及周围的血流动力学信息，协助制订手术方案。IOUS 具有实时动态、方便灵活、安全无创、费用低廉、定位准确、可反复检查等独特优势，已经成为脊柱外科手术中的重要工具之一。

第二节　超声检查技术

一、适应证

由于骨质的遮挡，超声很难应用于脊柱的检查，但术中将骨质去除，超声就成为一种极好的检查方法。在患者生命体征平稳的前提下，进行 IOUS 检查无明显禁忌证。IOUS 对脊柱外科的适应证包括：

1. 评估椎管内肿瘤的位置、形态、大小、内部血供情况，有利于术中明确手术切除范围，判断实际手术切除程度。

2. 各个部位椎管狭窄性疾病的定位。通过对比正常和减压后脊髓形态改变，即刻评价脊髓减压程度，有利于优化手术方案。

二、超声检查方法及注意事项

IOUS 术前应先复习相关疾病的 CT、MRI 检查，并熟悉正常的解剖结构和相关病变的病理特点，明确术中超声的检查目标，制订出详细的扫查步骤。可以选择常规扫查，部分数据可以脱机分析。总之争取在较短时间内，获得最佳图像质量，获取最多信息，协助术者制订手术方案。术中超声应尽量缩短扫查时间，避免不必要的延误。

目前术中超声探头向微型、多功能、可变频等方向发展，包括笔式探头、I 形探头、T 形探头、穿刺探头等专用探头。对于脊柱外科术中探头的选择，应针对不同的手术选择合适的探头。对于评价脊髓肿瘤的手术，可选用 10MHz 或更高频率探头，以提供较好的空间分辨力。对于脊柱椎间盘突出、椎管狭窄的患者，可选用低频 5～10MHz 凸阵探头，有利于扩大脊髓扫查范围，更好地评价硬膜囊减压情况。

脊柱术中超声检查时，患者体位通常为俯卧位，由于骨性结构产生声影，声束无法穿透成像，因此在脊柱手术中，术中超声的应用在椎板去除术后。手术视野应彻底止血，反复冲洗血块、清除组织碎屑，缓慢灌入无菌生理盐水，然后再进行超声检查（图 15-2-1）。这种做法的优点是探头不直接接触硬膜囊，不会对硬膜囊产生直接挤压，同时又提供良好的声窗，提高图像质量。在扫查过程中，在可显示范围内进行横断面及纵断面扫查。

脊柱外科术中超声的步骤及方法：

操作规程：

（一）术前准备

高频术中超声探头的超声诊断仪，探头频率为 4～10MHz，偶合剂，无菌橡胶套（长 60～100cm）。

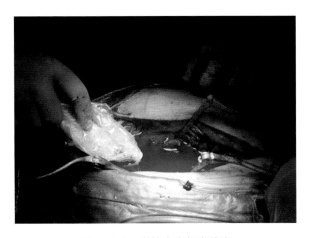

图 15-2-1　脊柱术中超声检查

（二）操作方法

1. 体位　患者取俯卧位，外科医师进行患者的颈部或胸腰部椎体开窗手术操作。在椎板切除术后其内注入生理盐水形成声窗进行超声检查。

2. 将无菌橡胶长套末端倒入大量偶合剂，将探头放入。

3. 操作步骤

（1）一位超声医师常规无菌操作，穿无菌手术服，右手持探头，放入声窗内。

（2）另一位超声医师操作超声仪器，调节各项参数。于病变部位通过生理盐水声窗观察脊髓形态、彩色多普勒、脊髓搏动以及测量脊髓背侧和腹侧动脉的收缩期峰值流速和舒张期峰值流速。

（3）全部患者进行超声检查时予以同步心电图监测，并根据心电图波形确定脑脊液流动时相。

（三）注意事项

1. 探头与无菌橡胶套之间接触紧密，尽量避免空气进入。

2. 测量脑脊液流动速度时，探头角度与脑脊液流动腔的角度尽量＜60°。

3. 操作熟练，保持操作 5～10 分钟内完成。

第三节　正常脊髓和椎管狭窄减压术中超声成像特点

脊髓位于椎管内，呈圆柱形，外包被膜，上端在枕骨大孔处与脑相连，下端在成人平第 1 腰椎体的下缘，浸泡在脑脊液中。在脊髓末端逐渐变细呈锥状，称为脊髓圆锥，自脊髓圆锥向下延为细长的终丝，其末端止于尾骨的背面。腰、骶、尾部的脊神经前后根在椎管内下行，围绕在终丝的周围称为马

尾。术中超声可清晰显示椎管内结构（图 15-3-1），正常的硬膜囊结构表面呈平滑的高回声线，其内可见中等回声、条状的脊髓结构，脊髓两侧为条状的无回声区，代表流动的脑脊液。背侧蛛网膜下腔脑脊液中可见条索状分隔，脊髓中央可见轨道样的高回声为中央导水管。中央导水管居中位置标志脊髓结构正常，中央导水管的扭曲、偏离都可提示可能伴有潜在脊髓病变。维持脊髓正常位置的齿状韧带，在硬膜囊横切面显示清晰（图 15-3-2），呈

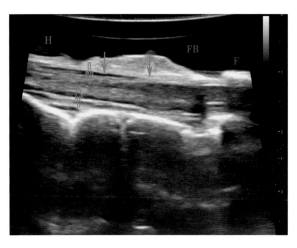

图 15-3-1　正常胸部脊髓声像图

正常的硬膜囊结构纵切面，表面呈平滑的高回声线（实心箭头），其内可见中等回声、条状的脊髓结构（空心箭头），脊髓两侧为条状的无回声区，代表流动的脑脊液；H：头侧；F：足侧；FB：生理盐水

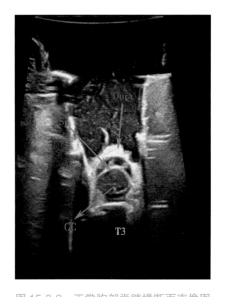

图 15-3-2　正常胸部脊髓横断面声像图

可见近似圆形的低回声脊髓（sp），外周为光滑环形高回声，为硬膜囊（Dura），两者之间的无回声为脑脊液；在脊髓中央的高回声为中央导水管回声（CC）；T_3：第 3 胸椎

线样高回声,连接在脊髓侧壁和硬膜囊之间。在脑脊液无回声液体对比下,神经根可清晰显示,为低回声结构,呈两条平行线样回声,位于蛛网膜下腔内,存在于硬膜囊的腹外侧。在脊髓末端横切椎管扫查,马尾区可见线样高回声聚集成团,轮廓呈现为 X 形,中心结构为终丝,腹侧硬膜囊与椎体之间可见硬膜外间隙扩大,为脂肪和结缔组织填充(图15-3-3)。纵切扫查可见索条状高回声为神经根末端,蛛网膜下腔扩大(图 15-3-4)。实时彩色多普勒扫查可探及脊髓深方的脊髓前动脉血流,能量多普勒可探及与其伴行的低速静脉血流。脊髓、硬膜囊的形状和大小与其位置密切相关。颈部脊髓最厚,多为椭圆形,胸部脊髓多细窄,呈圆形,腰部脊髓在两者之间。硬膜囊和脊髓均受呼吸、心跳的影响,在超声实时扫查时可见明显的脊髓搏动。

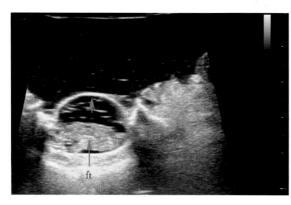

图 15-3-3　正常马尾横断面声像图

马尾外观近似 X 型,两侧高回声团为神经根回声(r),中心部高回声为终丝(ft),背侧硬膜和蛛网膜之间可见间隙(短箭头)

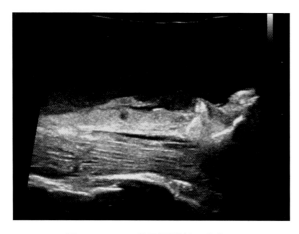

图 15-3-4　正常马尾纵断面声像图

索条状高回声为神经根末端,蛛网膜下腔扩大

椎管狭窄是由于骨质或纤维组织增生肥厚,致椎管或神经根管管腔狭窄,刺激或压迫脊髓神经,引起相应的临床表现。手术治疗是首选方法。其治疗效果不但与术前诊断及采取的手术方式有关,很大程度上还取决于手术减压范围和硬膜囊形态的恢复程度。

对于大多数颈椎管狭窄患者,单纯后路椎管扩大成形术,就能解决脊髓受压,但对于合并巨大椎间盘突出或骨赘的多节段脊髓受压,术式选择仍存在争议,争议的主要原因是术中无法实时判断脊髓腹侧的减压情况。传统的方法是观察硬膜囊的搏动情况,这种方法缺乏客观性且不可靠。IOUS 不仅能帮助术者观察硬膜囊脊髓的形态,还能够帮助判断硬膜囊腹侧受压物的性质,如变性突出的椎间盘、增生的骨赘及骨化的后纵韧带。在声像图上,椎间盘表现为连接椎骨之间的低回声,而增生的骨赘及骨化的后纵韧带为明显的高回声伴声影。与骨赘相比,后纵韧带有明显的连续性。通过声像图特点可以判断骨赘的形态,这也关系到手术方法的选择。因此 IOUS 能够实时判断硬膜囊、脊髓受压情况,可以使手术方案更加精准,降低手术风险。

颈椎管狭窄患者术中超声纵切扫查可清楚探及正常及受压段硬膜囊、脊髓结构。正常的硬膜囊结构表面呈平滑的高回声线,其内可见中等回声、条状的脊髓结构,脊髓两侧为条状的无回声区,代表流动的脑脊液;受压段可见硬膜囊、脊髓明显变细窄,与 MRI 图像完全一致(图 15-3-5),术中超声横断扫查正常硬膜囊呈椭圆形,同一患者 MRI 显示正常硬膜囊、脊髓也为椭圆形(图 15-3-6),受压段硬膜囊超声显示呈扁椭圆形,也与 MRI 图像一致(图 15-3-7)。

胸椎管狭窄引起的脊髓严重损害可导致患者双下肢截瘫以及大小便失禁,手术治疗是首选方法。然而,胸椎管减压手术难度大,风险高,其术后双下肢瘫痪发生率可高达 30%。治疗效果不但与术前诊断及采取的手术方式有关,很大程度上还取决于手术减压范围和硬膜囊形态的恢复程度。笔者所在医院对于多个节段胸椎管狭窄患者采用 360° 脊髓环形减压术,该方法的基本原则是一次手术从患者后路同时解除胸脊髓腹背侧压迫。术中采用凸阵中频探头,其优点是显示脊髓节段范围大。常规声像图纵断面扫查可以显示正常段脊髓和受压段脊髓,直观判断硬膜囊的受压程度及范围。但是硬膜囊受压的位置并非固定,并且探头的轻微摆动对纵切面扫查影响较大,可能高估或低

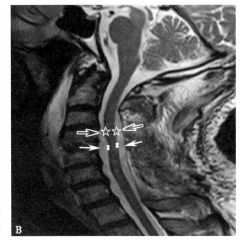

图 15-3-5　术中硬膜囊和脊髓纵切面声像图及 MRI 图像

图 A. 超声纵断面显示正常及受压段硬膜囊和脊髓；图 B. 同一患者 MRI 显示正常及受压段硬膜囊和脊髓；空心箭头：正常段硬膜囊；星号：正常段脊髓；实心箭头：受压段硬膜囊；乘号：受压段脊髓；H：头侧；F：足侧；D：背侧；V：腹侧

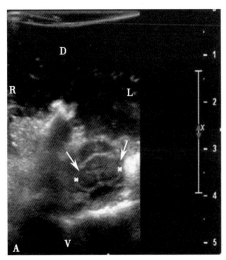
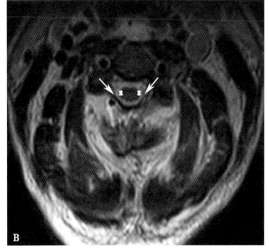

图 15-3-6　术中正常硬膜囊和脊髓横断面声像图及术后 MRI 图像

图 A. 超声横断面显示正常硬膜囊及脊髓呈椭圆形；图 B. MRI 显示正常硬膜囊及脊髓呈椭圆形；箭头：硬脊膜；乘号：脊髓；R：右侧；L：左侧；D：背侧；V：腹侧

估挤压的程度。通过实践发现，在纵断面扫查的基础上，旋转探头 90°，进行横断面扫查能更准确地反映硬膜囊形态及其与周围组织的关系，确认受压部位。通常硬膜囊轻度受压者，其外形呈稍扁椭圆形，而程度重者为半圆形。术中需要分离骨化的后纵韧带与硬膜囊，利用超声横断面声像图，使术者直观地判断增生骨赘及骨化后纵韧带与硬膜囊粘连的位置，无需试探性剥离，使手术更加精准，缩

短了手术时间。

术中超声可清楚显示受压段硬膜囊、脊髓明显变细窄，腹侧多有高回声结构（为骨化后纵韧带）挤压，声像图与术前 CT 是完全一致的（图 15-3-8）。在腹侧减压前硬膜囊、脊髓明显受压，呈扁圆形，在腹侧减压后脊髓恢复成近似椭圆形（图 15-3-9）。CT 扫描结果显示硬膜囊前后方均获得充分减压，与手术减压后的超声声像图完全一致（图 15-3-10）。

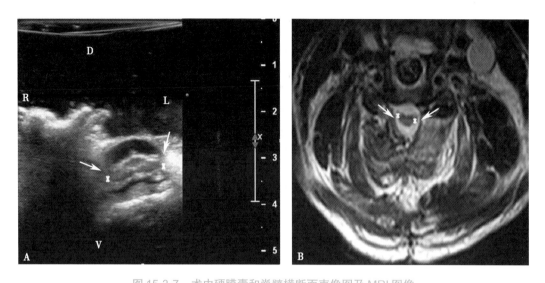

图 15-3-7　术中硬膜囊和脊髓横断面声像图及 MRI 图像

图 A. 超声横断面显示受压段硬膜囊及脊髓呈扁椭圆形；图 B. MRI 显示受压段硬膜囊及脊髓呈扁椭圆形；箭头：硬脊膜；乘号：脊髓；R：右侧；L：左侧；D：背侧；V：腹侧

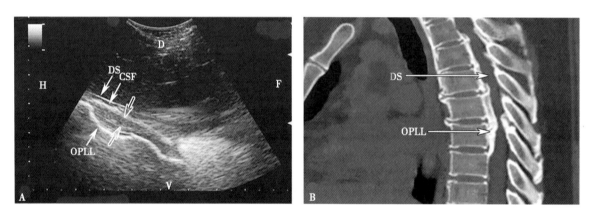

图 15-3-8　术中超声声像图及术前 CT 图像

图 A. 去除椎管的后壁，利用生理盐水为声窗进行超声检查，可以清晰显示硬膜囊（DS）、脑脊液（CSF）、脊髓（空心箭头）、骨化后纵韧带（OPLL）；图 B. 同一患者术前 CT 显示后纵韧带（OPLL）骨化，硬膜囊（DS）、脊髓明显受压；D：背侧；V：腹侧；H：头侧；F：足侧

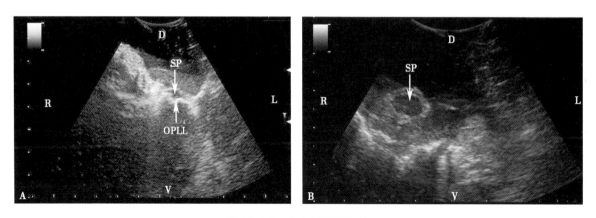

图 15-3-9　术中超声声像图

图 A. 横切面显示 $T_5 \sim T_6$ 间脊髓腹侧减压前，后纵韧带（OPLL）骨化明显，压迫脊髓（SP）呈半圆形；图 B. 同一患者横切面显示 $T_5 \sim T_6$ 间脊髓腹侧减压后，脊髓（SP）恢复呈近似圆形；D：背侧；V：腹侧；L：左侧；R：右侧

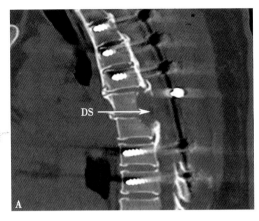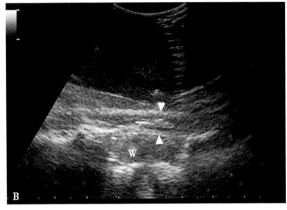

图 15-3-10　术后 CT 图像和术中超声声像图

图 A. 术后 CT 扫查可见椎管扩大, 硬膜囊(DS)受压较前明显缓解; 图 B. 同一患者术中超声纵切扫查见环形减压后的硬膜囊(箭头)形态恢复正常; W: 人工注入生理盐水

第四节　脑脊液流动的术中超声监测

脑脊液(cerebral spinal fluid, CSF)是存在于脑室系统、脊髓中央管和蛛网膜下腔内的透明无色液体, 内含无机离子、葡萄糖和少量蛋白, 细胞很少, 主要为单核细胞和淋巴细胞, 其功能相当于外周组织中的淋巴, 对中枢神经系统起缓冲、营养、保护、运输代谢产物及维持正常颅内压的作用。脑脊液总量在成人约 150ml, 它处于不断地产生、循行和回流的平衡状态。

与血液循环相比, 人们对脑脊液循环的认识要晚得多。其原因是颅椎管系统在解剖上有其特殊性, 不像心血管系统那样有动脉、静脉分工明确的管道系统, 同时脑脊液的流速亦比血液流速慢得多且复杂得多, 监测时难度大。以往对脑脊液流动的研究局限于核素脑室、脑池造影和 X 线电影脑室造影以及蛛网膜下腔穿刺测压的方式。但这些手段有些不可避免的缺点, 包括它们都是侵入性操作, 且皆为间接手段。

目前研究显示: 与血液相比, 脑脊液充满于脑室系统、脊髓中央管和蛛网膜下隙内, 是在一个腔隙间流动而不是在管腔里流动。脑脊液的流动呈双向, 收缩期动脉血流入增加, 脑血流量明显增加, 引起脑膨胀, 脑室系统受压, 使脑脊液向足侧流入椎管。而舒张期静脉血流出增多, 脑血流量减少, 脑脊液向头侧流动。脑脊液随心跳也出现收缩期/舒张期的变化。呼吸对脑脊液的流动也有小幅度的影响, 吸气时胸腔内的压力降低, 脑脊液向头侧流动; 呼气时胸腔内压力增高引起向颅内传导的

动脉搏动增强, 颅内血流量增加, 进而使脑室内脑脊液通过中脑导水管向足侧方向流出。因此, 脑脊液向头侧的流动在吸气末达到高峰, 而向足侧的流动在呼气末到达高峰。

在利用超声监测脑脊液流动时面临许多挑战, 因为与血流相比, 正常脑脊液流动有以下特点: ①脑脊液中含有的细胞和蛋白质与血液相比明显减少, 因此产生的多普勒信号微弱; ②脑脊液以低速度在一个不规则腔隙间非均匀流动, 而不是在管腔里均匀流动; ③脑脊液的流动呈双向。由于超声仪器主要针对血流监测设计, 要对脑脊液进行超声监测, 高性能的超声仪器和针对脑脊液监测所需要对超声仪器作出的调整是必需的。仪器需要调整的项目包括: 增益、脉冲、彩色多普勒/脉冲多普勒增益、脉冲/彩色多普勒滤波器、时间增益补偿、聚焦。

Chiari I 型畸形的解剖的异常伴随脑脊液循环受阻及多种小脑、脑干和脊神经受压损害的症状。治疗本病的关键是行后颅窝减压术, 彻底去除颅颈交界处的硬性或软性压迫。为减少并发症和手术失败, 在颅骨减压术的同时可行硬膜成形术。尽管本病手术治疗目的明确, 但对于后颅凹手术中减压的程度一直存在争议。一部分学者认为某些患者进行单独的颅骨减压术足以恢复脑脊液循环, 而无需进一步硬膜成形术。另一部分学者则认为颅骨减压术与硬脑膜成形术相结合才能更好地恢复后颅窝结构的完整性, 才能有效减压, 恢复脑脊液的流动。无论采用何种术式, 手术的重点是恢复脑脊液循环, 因此客观评价脑脊液流动是手术的关键。

超声检查在后颅窝减压术中的应用对神经外

科而言是一个重大进展,超声在 Chiari 畸形术中的应用主要是在骨质减压后硬膜成形术前。在打开硬膜前,超声用于了解骨窗下解剖结构位置以及脑脊液流动的情况。术中超声可清晰显示解剖结构包括小脑扁桃体、小脑蚓、脊髓、延髓、双侧椎动脉、小脑后动静脉、蛛网膜动静脉。国外学者认为充分的局部减压术后,患者的脑脊液流速应达到3～5cm/s,该数值可作为临床医师结束手术的参考指征。笔者在对 20 例 Chiari Ⅰ型患者行术中超声检查,并在手术过程中实时监测脑脊液流动及其流动速度,发现在颅骨减压术后局部可以清晰显示硬膜、小脑扁桃体等结构(图 15-4-1)。Chiari Ⅰ畸形矫正术过程中,在第一步颅骨减压后 Chiari Ⅰ 畸形矫正术过程中,在咬除枕骨,后颅凹减压术后,19例患者监测到脑脊液流动的多普勒信号微弱或消失(图 15-4-2)。进一步完成硬膜成形术后,可见脑脊液流动活动加大,频谱形态清晰,显示为双向流动(图 15-14-3)。根据同步心电图监测时相分析,收缩期脑脊液由头侧向足侧流动,舒张期则流动方向相反(图 15-4-4)。动态观察可见流速随呼吸运动出现微弱起伏变化。脑脊液流动速度也明显增快,速度可达 4～13cm/s,其数值较文献报道的要高,可能与角度校正有关。

实时脑脊液流动监测可以帮助术者选择个体化手术治疗方案,在术中指导后颅凹减压术与硬膜成形术的术式并协助建立脑脊液循环通路,评价手术效果。

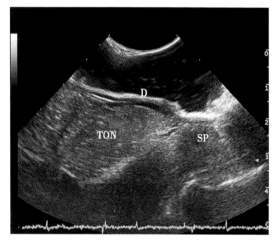

图 15-4-1　颅骨后颅凹减压术中声像图
在咬除枕骨鳞部后利用生理盐水为声窗进行超声检查,可以清晰显示硬膜(D)、小脑扁桃体(TON)、脊髓(SP)结构

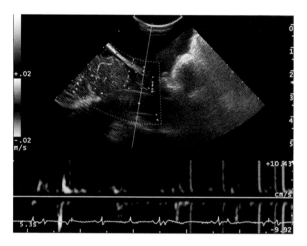

图 15-4-2　咬除枕骨后颅凹减压术探测脑脊液流速
咬除枕骨后颅凹减压术后监测到的脑脊液流动频谱形态不清楚

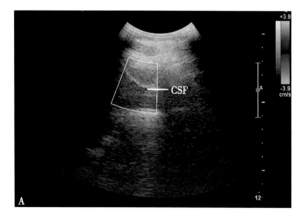

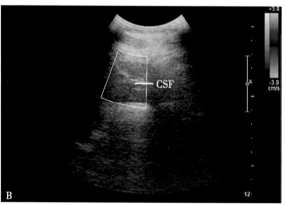

图 15-4-3　咬除枕骨后颅凹减压及硬膜成形术后彩色多普勒显示脑脊液流动
硬膜成形术后,可见脑脊液(CSF)流动活动加大,呈红蓝交替运动,图 A、图 B 均为同一部位脑脊液

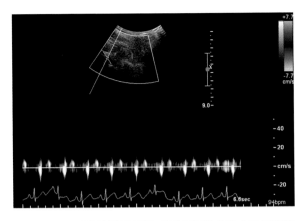

图 15-4-4　咬除枕骨后颅凹减压及硬膜成形术后探测脑脊液流速图

进一步完成硬膜成形术后，可见脑脊液流动活动加大，频谱显示为双向流动，收缩期脑脊液由头侧向足侧流动，舒张期则相反

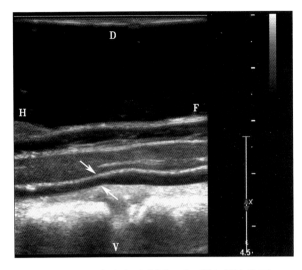

图 15-5-1　术中脊髓腹侧无受压纵切面声像图

术中完成椎管扩大后纵切扫查，可明确显示减压后的硬膜囊和脊髓，脊髓腹侧与硬膜囊之间有间隙（箭头）；D：背侧；V：腹侧；H：头侧；F：足侧

第五节　脊髓搏动的术中超声监测

椎管狭窄手术的主要目的是解除受压脊髓的压迫，在术中，术者常规通过直视观察硬膜囊的搏动，主观判断脊髓减压程度。这种方法简单、直观，但存在以下局限性：①由于后路减压术中后侧椎管已敞开，即使前方存在局限性压迫，仍有可能出现硬脊膜搏动；②当压迫解除后，硬脊膜搏动并不一定即刻恢复；③脑血管搏动对脑脊液的推动可能并非是硬膜囊搏动的唯一动力，椎管内血管的搏动可能也是动力之一，特别当腹侧存在压迫时，脊髓前动脉的搏动也有可能引起硬膜囊搏动。由于存在这些局限性，通过观察硬膜囊搏动恢复来判断减压效果并不完全可靠。

术中完成椎管扩大后，术野内注入生理盐水形成声窗进行超声检查，扫查过程中注意采用横切及正中矢状面交替观察的方法，固定探头切面观察正常及受压硬膜囊、脊髓运动状态达两分钟，并记录脊髓形态与硬膜囊运动规律。脊髓状态分 3 型：Ⅰ型，脊髓腹侧与硬膜囊之间始终存在间隙（图 15-5-1）；Ⅱ型，随着脊髓搏动，脊髓腹侧与硬膜囊表面接触后又弹开（图 15-5-2）；Ⅲ型，脊髓腹侧与硬膜囊之间一直不存在间隙，紧贴腹侧致压物（图 15-5-3）。文献表明术中脊髓腹侧蛛网膜下腔间隙保留足够空间有助于神经功能恢复。因为脊髓腹侧蛛网膜下腔间隙足够的空间可以使脑脊液循环通畅，脊髓前动脉以及神经根动脉减压充分后，脊髓也能获得良好的血流灌注。

通常在术中超声观察到硬膜囊搏动主要分两种情况，一种以呼吸节律为主，一种以心脏节律为主。呼吸节律为主的表现为与呼吸同步出现幅度较小的搏动。以心脏节律为主时多发生在脊髓腹侧有压迫物时，脊髓腹侧脑脊液流动的间隙消失，脊髓表面的脊髓动脉直接推动脊髓运动进而也同时推动硬膜囊。

在术中超声观察到的脊髓搏动形式多种多样。对于脊髓腹侧明显受压的患者，脊髓搏动多为"跷跷板"样的运动形式，脊髓头侧和足侧运动方向相反，其频率与心脏搏动一致。脊髓运动同样受到呼吸影响，表现为与呼吸同步的小幅度颤动。Kimura 在颈椎管狭窄术后超声观察患者脊髓搏动的研究中发现，在自然状态下脊髓搏动以心脏节律为主，推测以呼吸节律为主的脊髓搏动主要是由于全麻状况下呼吸机应用导致。

总之，硬膜囊与脊髓解剖关系密切，在正常生理状态下两者运动应该保持协调一致。而对于椎管狭窄的患者，在硬膜囊、脊髓不同减压状态下，两者运动可以协调一致，也可以不一致。硬膜囊、脊髓运动协调性影响因素很多，局部压迫只是其中一个重要因素，但不是唯一因素，脊髓自身弹性、脊髓重量、脊髓表面动脉直径、动脉硬化程度、脑脊液流动情况以及颈部位置均可能有关。

术中超声检查能够实时清晰显示硬膜囊与脊髓的搏动，脊髓运动与硬膜囊运动不完全同步，有助于客观评价脊髓减压状态。

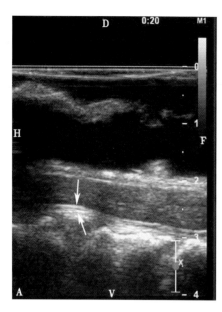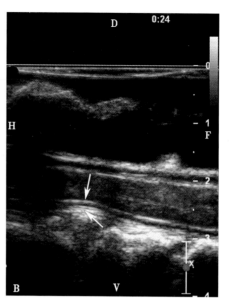

图 15-5-2 术中脊髓腹侧间断受压纵切面声像图

图 A. 术中完成椎管扩大后纵切扫查，可明确显示减压后的硬膜囊和脊髓，搏动状态在记录的第 20 秒脊髓腹侧有稍高回声椎间盘突出，脊髓腹侧与椎骨表面接触；图 B. 同一患者显示减压后的硬膜囊和脊髓，脊髓腹侧有稍高回声椎间盘突出，在记录的 24 秒脊髓腹侧与椎骨表面接触后分开；D：背侧；V：腹侧；H：头侧；F：足侧；箭头：脊髓腹侧蛛网膜下腔间隙

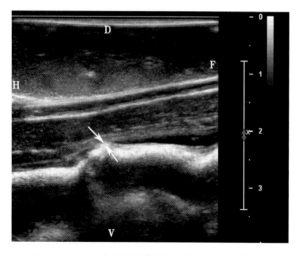

图 15-5-3 术中脊髓腹侧始终受压纵切面声像图

术中完成椎管扩大后纵切扫查，可明确显示减压后的硬膜囊和脊髓，脊髓腹侧高回声骨赘对蛛网膜下腔间隙明显挤压（箭头），与硬膜囊之间无间隙；D：背侧；V：腹侧；H：头侧；F：足侧

第六节 超声造影在脊柱外科中的应用

椎管狭窄症属于慢性脊髓压迫症，椎管狭窄在刺激或压迫脊髓神经同时，最终导致其血液供应障碍从而引起脊髓功能异常。多数学者认为，脊髓血流灌注状态与患者的症状、体征密切相关，并且与术后脊髓功能恢复也息息相关。常规应用彩色多普勒血流成像观察脊髓的血流灌注情况时，几乎无法得到有效的多普勒血流信息。

实时灰阶超声造影技术结合新型超声造影剂评价病变及器官的组织血流灌注，已经在腹部脏器应用中取得成功，同样在椎管狭窄术中利用超声造影剂也可以评价脊髓血流灌注情况。

椎管狭窄术中超声检查方法同前所述，在去除椎管的后壁，其内注入生理盐水形成声窗进行超声检查。造影方法如下，经肘部静脉团注造影剂 2.5ml，立即尾随 5ml 生理盐水冲洗管道，采用中频线阵探头同步采集并存储造影剂开始注入到注射后 1 分钟的连续动态声像图。可在以硬膜囊腹侧减压后再次进行造影检查可获得正常及受压脊髓的时间 - 强度曲线（time-intensity curve，TIC）并计算各种参数。

在腹侧减压前后注入造影剂，显示手术前后脊髓血流灌注变化。在术中可以实时观察到在腹侧减压前微气泡通过受压脊髓明显受阻，运动缓慢，呈现"通而不畅"；在彻底减压后，脊髓内微气泡可自由通过。这种现象也可以协助术者判断受压脊髓减压程度。TIC 曲线发现在腹侧减压前 TIC 曲线较为平直（图 15-6-1），在彻底减压后，相应的

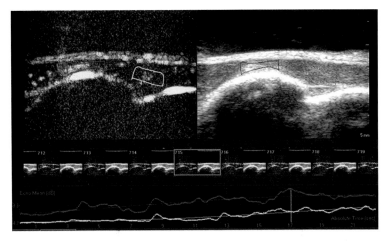

图 15-6-1　术中脊髓腹侧受压超声造影声像图及其时间 - 强度曲线

去除椎板后纵切扫查脊髓,受压脊髓腹侧仍有高回声的后纵韧带挤压,红线勾画出受压脊髓感兴趣区,获得相应时间 - 强度曲线较平直(红色);黄线勾画出正常脊髓感兴趣区,获得相应时间 - 强度曲线(黄色)

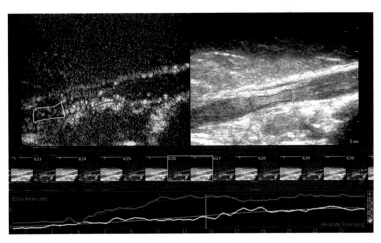

图 15-6-2　术中脊髓腹侧减压后超声造影声像图及其时间 - 强度曲线

同一患者环形减压后纵切扫查脊髓,原脊髓受压处形态细窄,红线勾画出原受压脊髓感兴趣区,获得相应时间 - 强度曲线(红色)斜率较前明显增大;黄线勾画出正常脊髓感兴趣区,获得相应时间 - 强度曲线(黄色)

TIC 曲线斜率增大,较为陡直(图 15-6-2)。说明腹侧减压手术能够明显改善脊髓血流灌注,曲线斜率有助于反映脊髓血流灌注改变。

　　笔者对 12 名胸椎管狭窄患者在术中进行环形减压的前后进行静脉注射造影,在患者背侧椎板去除后行第一次超声造影,纵向扫查脊髓长轴,所有病例均可见到在脊髓表面腹侧或背侧一条粗大血管,其内可见微气泡通过。这只粗大血管为脊髓的前动脉或后动脉。说明在慢性脊髓压迫中脊髓表面大血管无明显闭塞和血栓形成,受损伤的主要是其实质内部血管系统。第二次超声造影是在脊髓环形减压后,评价的是在受压脊髓在完全环形减压

后的血流灌注情况,也就是脊髓缺血后再灌注的微循环改变情况。在注入造影剂肉眼就可观察到,原受压脊髓微气泡数量较正常脊髓明显增多。

　　术中超声造影椎管狭窄减压术中应用,实时动态地显示了受压、减压后以及正常的脊髓血流灌注,利用软件技术可以半定量分析不同状态下脊髓血流灌注特点。通过量化分析进一步表明减压手术必要性,显示手术可以明显改善脊髓血流灌注。

思　考　题

　　1. 在脊柱外科椎管狭窄减压术中超声检查时,能观察到哪些结构?能够对术者提供哪些帮助?

2. 超声能否在脊柱相关性病变中有拓展性应用？

（江　凌）

参 考 文 献

[1] Li-Gang Cui, Ling Jiang, Hua-Bin Zhang, et al. Mornitoring of cerebrospinal fluid flow by intraperative ultrasound in patients with Chiari I malformation. Clinical Neurology and Neurosurgery, 2011, 113 (3): 173-176.

[2] 江凌, 刘晓光, 姜亮, 等. 术中超声在胸椎管狭窄减压术中的应用价值. 中国医学科学院学报, 2012, 34 (2): 99-103.

[3] Ahmed Alaqeel, HUSSAM abou Al-shaar, AlaaAlaqeel, et al. The utility of ultrasound for surgical spinal decompression. MedUltrason, 2015, 17 (2): 211-218.

第十六章 肌骨介入超声

第一节 概　　述

　　肌骨疾病的介入引导主要依靠X线、CT、超声或体表标志等方法。X线及CT引导技术由于有射线辐射、费用较高、不便携及不能显示软组织结构等不足，而超声具有便携、没有电离辐射、价格低、可动态评估、操作简便及能显示软组织结构被临床广泛应用。

　　近年来，随着肌骨及介入超声的发展，肌骨超声的实时动态影像可实时观察穿刺针在体内的位置，对于超声可见的靶目标，穿刺针精准到达，并能避开穿刺路径中的血管、神经等重要结构，实现多种类型的肌骨介入治疗，在介入操作中具有相当的优势。既往临床医师对肌骨疾病的穿刺活检及治疗多凭解剖部位和经验在触诊引导下对可疑病变区域进针，不能判断穿刺针是否准确到达目标区域、药物是否有效地注入到目标区域，以及是否损伤其他邻近组织结构如神经和血管。超声引导下肌骨疾病的穿刺、抽吸、针刺或注射比触诊引导技术相比更加安全、精准，疗效改善也更显著，其准确性建立在对穿刺针、针尖和目标结构的实时动态显像。肌骨介入超声（musculoskeletal interventional ultrasound）包括各种超声引导下关节病变的治疗、超声引导下囊性病变的治疗、超声引导下肌腱病变及腱鞘炎的治疗、超声引导下神经阻滞、超声引导下软组织肿瘤活检等。

第二节 应用现状

一、超声引导下关节腔穿刺或注射治疗

　　关节腔穿刺的目的包括诊断与治疗，主要包括关节腔穿刺抽液和（或）注药，以及关节滑膜活检等。超声引导下关节腔穿刺活检及治疗目前已广泛用于肩关节、膝关节、肘关节、踝关节、腕关节等部位。

　　超声引导下的诊断性穿刺主要包括滑膜液的抽吸、分析和滑膜活检等。滑膜液体分析可用于诊断关节病变，如诊断感染性、出血性或晶体性关节病。关节滑膜活检能帮助临床医生对病变进行更深入的研究与评估。实时超声引导穿刺能准确引导穿刺针尖进入关节腔或滑膜组织（图16-2-1），可实时观察整个穿刺活检及治疗过程，避免损伤周围重要血管和神经等结构。相比于既往临床医生的盲法穿刺，具有精准、疗效显著、并发症少等优势；相比于X线/CT引导，超声引导具有无辐射、经济、方便等优势，并可清楚显示软组织。

　　关节腔注药治疗可用于治疗类风湿关节炎、银屑病关节炎、痛风性关节炎、骨性关节炎、感染性关节炎等疾病引起的关节疼痛和功能障碍。治疗前，首先超声评估关节病变情况，关节腔积液明显，应尽量将液体抽吸干净，然后根据病情选择注射药物，积液量少可直接将药物注入关节腔。通常情况，对于炎性关节病缓解症状时，可给予患者关节腔内注入糖皮质激素类药物，如曲安奈德、复方倍他米松注射液等。对于骨性关节炎患者，多使用玻璃酸钠注射液，增加关节滑液，保护关节软骨。对于感染性关节炎患者，可抽吸关节液标本进行细菌培养与药物敏感试验，液体抽吸干净后，可用适量生理盐水冲洗关节腔2～3遍，并根据药敏试验

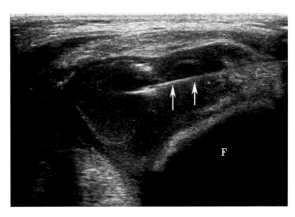

图 16-2-1　超声引导下小儿髋关节腔穿刺治疗
箭头：穿刺针；F：股骨头

结果选择最敏感的抗生素注入关节腔内。注意结核性关节炎不能注入糖皮质激素。对于粘连性关节囊炎（adhesive capsulitis），即"冻结肩"，在超声引导下从后入路进针，穿刺针到达盂肱关节腔后注入生理盐水、糖皮质激素类药物及利多卡因，松解粘连带和消炎止痛，有较好的疗效。在注射药内加少量的超声造影剂，可以让针尖显示更清晰，更加地精准注药（图16-2-2）。

对于位置较深的关节或位置复杂的大关节注射，例如骶髂关节的注射，常规超声仍然有一定的难度，近年来，超声融合成像技术的应用日趋普及，使用超声与CT图像或超声与MRI图像的实时融合，可有效提供穿刺成功率。

二、超声引导下囊性病变的治疗

超声引导下囊性病变的治疗主要包括腱鞘囊肿、滑膜囊肿、腘窝囊肿、肌肉血肿及各种滑囊炎如鹰嘴滑囊炎、坐骨结节滑囊炎、髌前滑囊炎引起的积液的抽吸和（或）注药。上述病变，临床治疗方法多样，当出现急性或慢性疼痛或功能障碍时，

或者腘窝囊肿破裂时均是超声引导下穿刺治疗的适应证。超声引导下抽吸和注药具有无创、精准、费用低等优势，由于穿刺针通过皮肤仅留下针眼大小的创口，既能避免囊性病变外科手术切除带来的皮肤瘢痕，又能有效减少感染发生的概率。

治疗前，首先超声评估囊性病变的大小或范围，以及与周围组织的关系。超声引导下腱鞘囊肿和滑膜囊肿治疗时，首先将囊内容物抽出，可注入少量糖皮质激素类药物。腱鞘囊肿/滑膜囊肿囊内容常黏稠呈黄白色胶冻状，一般选择18~22G穿刺针（图16-2-3）。当囊液无法抽出时，有报道可先注入尿激酶稀释然后再抽吸，可取得良好的效果；亦可用较粗针尖或针尖反复多点刺破囊壁后，将囊液挤出，又称囊肿去顶术。对于滑囊炎引起滑囊积液者，一般先将液体抽尽，常常为黄色或淡红色液体或混有絮状滑膜增生组织，而后可用适量生理盐水冲洗后注入糖皮质激素类药物（图16-2-4）。对于有分隔的囊腔，应穿过分隔将每个囊腔内的液体尽量抽吸干净并注药。

对于肌肉血肿，推荐急性期即简单抽吸治疗，

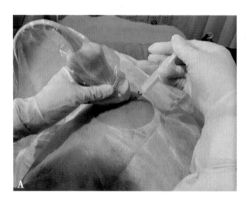
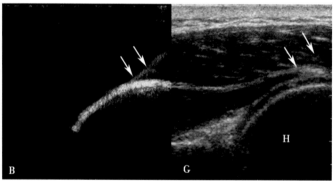

图 16-2-2　超声造影引导下盂肱关节腔穿刺

A：患者侧卧位，从后入路进针；B：超声造影显示穿刺针准确进入关节腔，箭头显示穿刺针；G：关节盂；H：肱骨

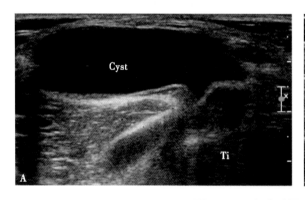
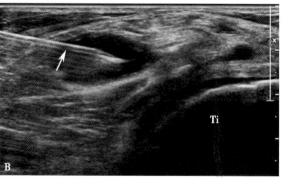

图 16-2-3　超声引导下腘窝囊肿穿刺治疗

图 A. 腘窝处可见一逗号状囊性团块；图 B. 超声引导下穿刺针进入囊肿内抽吸；箭头：穿刺针；Cyst：腘窝囊肿；Ti：胫骨

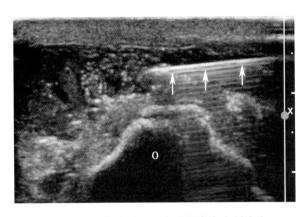

图 16-2-4　超声引导下鹰嘴滑囊炎穿刺治疗
箭头：穿刺针；O：鹰嘴

以加快肌肉愈合。对于慢性肌肉血肿，超声引导下可将血肿完全抽吸干净，并用生理盐水冲洗血肿腔，能有效促进血肿吸收恢复。

三、超声引导下肌腱病变介入治疗

肌腱病变的超声引导下治疗包括对肌腱病、肌腱腱鞘炎、钙化性肌腱炎等病变。对于经休息、服用镇痛药、冰敷或物理治疗后症状仍不能缓解的顽固性疼痛患者，可进行超声引导下介入治疗，包括超声引导下腱鞘内、腱周注射和超声引导下肌腱针刺治疗。

超声引导下腱鞘或腱周注射常使用 22～25G 穿刺针，肌腱长轴或短轴切面平面内进针，针尖到达病变的肌腱腱鞘或表面后缓慢推注药物，药物为糖皮质激素类、生理盐水及利多卡因混合液，量根据病变的大小或需要注射，切勿将药物直接注入肌腱内，随后再用穿刺针反复针刺肌腱肿胀、回声减低、回声不均匀、钙化或血流信号增多的区域，促进炎症或钙化灶的吸收（图 16-2-5）。另外，也可对骨膜进行弥漫性针刺，使其出血，或注射少量糖皮

质激素类药物以促进肌腱的炎症吸收。当穿刺针能在肌腱病变区域自由穿过，没有阻力时，治疗即可结束。穿刺时，应尽量避免针刺病变周围的正常肌腱组织，还应注意保护周围重要的神经血管结构。针刺治疗后，患者可出现短暂的疼痛加重，但会在 1～2 周内逐渐好转，在此期间，患者必须限制患肢过度活动，避免肌腱反复处于紧张状态。对于钙化性肌腱炎，超声引导下穿刺治疗对于吸收期的患者一般有较明确的疗效。可选择 16～18G 穿刺针，使用钙化灶的长轴切面，穿刺针平行于探头方向（平面内法）使针尖进入钙化灶中心，然后使用生理盐水和利多卡因混合液进行钙化灶的反复的冲洗和抽吸，直至针筒内液体混浊，更换新的液体直至冲洗液变清亮。但是对于跟腱等下肢的钙化，往往效果不满意。肌腱腱鞘炎在急性期，腱鞘增厚或积液时，在超声引导下在腱鞘内注入 0.1～0.5ml 糖皮质激素类药物，有较好的疗效。对狭窄性腱鞘炎，超声引导下可行精准松解治疗（图 16-2-6）。

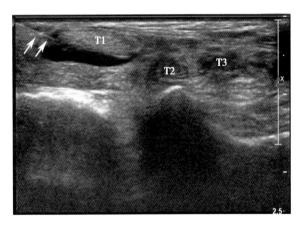

图 16-2-6　超声引导下胫后肌腱穿刺治疗
箭头：穿刺针；T1：胫后肌腱；T2：趾长屈肌腱；T3：姆长屈肌腱

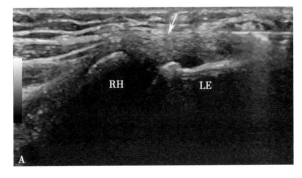

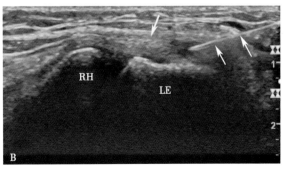

图 16-2-5　超声引导下网球肘穿刺治疗

图 A. 超声引导下将药物注射在伸肌总腱与皮下组织之间；图 B. 穿刺针在肌腱撕裂处反复针刺；白色箭头：穿刺针；黄色箭头：伸肌总腱；LE：肱骨外上髁；RH：桡骨头

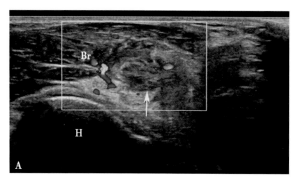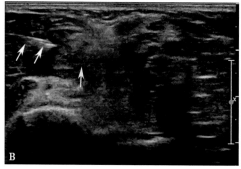

图 16-2-7 超声引导下前臂正中神经阻滞治疗

图 A. 患者前臂外伤后，正中神经局部增粗、回声减低，血流丰富；图 B. 超声针到达神经周围后行药物注射；白色箭头：穿刺针；黄色箭头：正中神经；H：肱骨；Br：肱肌

四、超声引导下神经阻滞 / 松解

神经阻滞（nerve block）适用于外科手术、顽固性疼痛的诊断或治疗等，根据神经位置的深浅选择不同长度的 22～25G 穿刺针，使用 2ml 局麻药加或不加 1ml 糖皮质激素类注射液，通常选择神经短轴或长轴切面，穿刺针平面内法进针，靶目标为神经鞘膜、神经节周围或神经丛内，应使药物弥散在神经或神经节周围或神经丛内（图 16-2-7）。

超声引导下神经松解（neurolysis）治疗主要适合于局限性神经瘢痕粘连、卡压，经药物、康复理疗等治疗后，疗效不佳者，如腕管综合征、肘管综合征、旋前圆肌综合征、梨状肌综合征等。超声引导下生理盐水分离方法可以松解神经周围的瘢痕粘连或卡压，根据神经卡压的程度和范围选择 5～10ml 局麻药和生理盐水（或混入糖皮质激素类）混合液进行神经周围注射，进行神经分离或减压术。对于腕横韧带增厚导致的腕管综合征，可以在超声引导下对增厚的腕横韧带进行针刺松解（图 16-2-8）。

第三节 临床应用进展

超声引导肌骨疾病介入操作需要操作者熟悉掌握相关的解剖知识、机器调整、娴熟的手法和充分的练习。针对人体内不同部位结构特征，选择不同的穿刺针及最安全、疗效最好的方法。超声引导下肌骨的介入治疗的难点在于适应证的掌握和治疗时机的选择。由于肌骨系统的病变主要的问题是疼痛和功能障碍，因此注意不一定存在异常声像图就需要治疗。因此治疗前应评估异常声像图与患者症状或体征的关系。同时，由于肌骨系统病变的治疗方法有多种，应掌握好治疗时机，例如钙化

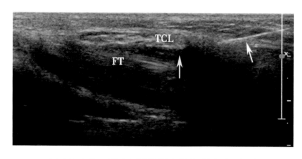

图 16-2-8 超声引导下腕横韧带松解治疗

白色箭头：穿刺针；黄色箭头：正中神经；TCL：腕横韧带；FT：指屈肌腱

性肌腱炎、肌腱的腱病引起的网球肘等。

近年来，肌骨介入性超声应用的领域和深度不断拓展，使得多种病变达到微创治疗的目的。例如超声引导下筋膜疼痛综合征的治疗、肌肉痉挛的超声引导下松解等。三维超声引导下神经阻滞、剪切波弹性成像技术在监测肌腱介入治疗疗效等方面均取得一定的进展。随着临床研究的进一步深入，肌骨介入性超声必将有更大的发展。

思 考 题

1. 肌骨介入超声的应用范围有哪些？
2. 肌骨系统病变的介入治疗时机如何把握？
3. 超声引导下介入治疗时有哪些注意事项？

（卢 漫 朱家安）

参 考 文 献

[1] Cheng X，Zhang Z，Xuanyan G，et al. Adhesive capsulitis of the shoulder: evaluation with us-arthrography using a sonographic contrast agent. Scientific RepoRts，2017，7（1）：5551.

[2] Guo XY1, Xiong MX, Zhao Y, et al. Comparison of the Clinical Effectiveness of Ultrasound-Guided Corticosteroid Injection with and without Needle Release of the Transverse Carpal Ligament in Carpal Tunnel Syndrome. Eur Neurol, 2017, 78: 33-40.

[3] 成雪晴, 卢漫, 贺凡丁, 等. 超声引导下复方倍他米松联合玻璃酸钠注射治疗肩峰下滑囊炎的临床研究. 中华医学超声杂志(电子版), 2015, (6): 488-492.

[4] Soto Quijano DA, Otero Loperena E. Sacroiliac Joint Interventions. Phys Med Rehabil Clin N Am, 2018, 29(1): 171-183.

第十七章　肌骨超声在自身免疫性疾病中的应用

第一节　概　述

自身免疫性疾病是指机体对自身抗原发生免疫反应而导致自身组织损害所引起的疾病。骨关节系统常受累，包括关节、肌肉、骨骼以及关节周围的软组织等。系统性自身免疫性疾病主要包括类风湿关节炎、血清学阴性的脊柱关节病、风湿性多肌痛、硬皮病等。近年来，超声和 MRI 已越来越广泛和深入地应用于自身免疫性疾病的早期诊断、病情评估和疗效随访中。尤其是超声检查已成为风湿病医师临床工作的关键性技术手段，被称为风湿病医师的另一个"听诊器"。在全世界范围内，超声技术甚至已成为许多国家风湿病医师的必备技能，而且以此为目的的培训课程和资质考核也正在欧洲得到广泛提倡和推广。

超声能检测到关节或关节旁软组织的早期炎症，并能对 X 线检查不能或难以检测的组织进行评估（关节软骨、脊柱旁以及关节旁软组织等）。现代超声技术设备对解剖结构成像的分辨率已高达 0.1mm，有助于检测轻微炎症病灶和早期关节损伤。超声在检测关节积液和滑膜增生方面高度敏感，彩色超声可提供炎症过程受累组织血流增多的证据。超声在检测风湿性骨侵蚀方面较传统平片更为敏感，还能评价骨侵蚀的活动性。不仅如此，超声成像还有助于检测腱鞘炎、肌腱炎、滑囊炎和附着点炎等其他风湿免疫病病变。肌骨超声已逐渐成为超声医师和风湿科医师都青睐且都可实际操作的重要技术。

不过，超声检查技术在自身免疫性疾病中的应用也存在着局限性。大多数的超声图像表现，如关节积液、滑膜增生、骨侵蚀等是非特异的。由于骨骼遮挡超声波所致超声辐照入路的限制，超声不能评价所有的关节面，而且超声在诊断运动器官疾病时高度依赖操作医师的经验（操作者依赖性）；此外超声仪器质量的影响也不容忽视。

第二节　应用现状

一、肌骨超声在自身免疫性疾病诊断中的作用

（一）类风湿关节炎

类风湿关节炎（rheumatoid arthritis，RA）是一种最常累及小关节的慢性系统性自体免疫性疾病。RA 病变早期通常累及小关节及肌腱的滑膜组织，表现为滑膜炎和腱鞘炎；随着疾病进一步进展，滑膜血管翳逐渐形成，侵蚀关节软骨，进而导致不可逆性的关节软骨、软骨下骨、肌腱和韧带的破坏，最终造成关节畸形，严重影响患者生活质量。目前认为，RA 的早期诊断和干预有助于改善患者的长期预后。

1. **在类风湿关节炎诊断与鉴别诊断中的作用**　超声检查滑膜炎的敏感性明显高于临床检查。超声可检出低至毫米级水平的关节滑膜炎，特别是对于在 2010 年分类标准中占重要地位的小关节滑膜炎（腕关节、掌指关节、指间关节、跖趾关节等），具有非常好的显示能力，其分辨率甚至超过 MRI。研究表明，在临床工作中采用超声技术检测滑膜炎，可将 RA 诊断准确性提高 42%～53.2%。因此 EULAR 专家共识认为，当 RA 临床诊断出现疑问时，超声是明确诊断的重要辅助手段。

超声检查技术在 RA 的鉴别诊断中也具有重要作用。一方面，超声有助于 RA 和其他原因的关节炎进行鉴别：骨关节炎常累及膝关节、远端指间关节，超声检查可见骨赘形成、关节间隙变窄等特征性改变；脊柱关节炎常发生附着点炎；痛风性关节炎超声检查可检测到关节腔内尿酸盐结晶沉积，甚至呈"暴风雪征"以及痛风石形成，还可检测到痛风盐结晶在软骨表面沉积形成的"双轨征"。另一方面，超声还能对造成局部关节症状的多种病因提供鉴别诊断依据：超声可有效鉴别关节症状是来源于关节滑膜炎还是腱鞘炎或者邻近滑囊炎，上述

病变在声像图上从病变部位到结构改变均有各自特征性表现；超声动态检查的独特优势还有助于将滑膜炎与某些创伤性病变相鉴别，例如肩关节撞击综合征可动态观察到肩峰与冈上肌肌腱或肩峰下滑囊的撞击（参见第七章）；二水合焦磷酸钙结晶沉积病（假性痛风）可见关节软骨内结晶沉积表现为软骨内与关节缘平行分布的多发性高回声点、肌腱内高回声点以及滑囊和关节隐窝内均质结节状或椭圆形高回声沉积物；羟磷灰石沉积病（钙化性肌腱炎）累及关节时也可产生急性关节炎的症状，但在声像图上可发现肌腱内羟磷灰石沉积的特异性表现（参见第七章）。

2. 在评价类风湿关节炎活动性中的作用　多普勒超声成像，特别是能量多普勒血流超声成像（power Doppler ultrasonography，PDUS）能敏感检出软组织内的低速血流信号，目前已广泛应用于临床检测增生滑膜中新生血管即血管翳的形成。声像图表现为在关节及滑囊的增生滑膜、肌腱/腱鞘上出现点状、线状或者团状的血流信号。滑膜血管翳的出现意味着炎症具有活动性，也是 RA 向骨与软骨破坏侵袭性进展的重要信号。大量研究已证实，血流信号的多少与增生滑膜内新生血管以及血管内皮生长因子的表达量呈密切正相关。能量多普勒血流信号已成为目前临床判断 RA 活动性和进展情况的重要指标。此外，彩色超声有助于将增生滑膜与坏死组织、出血、纤维组织以及复杂性积液等进行有效鉴别。

3. 在评价类风湿关节炎结构性损伤中的作用

（1）骨侵蚀：骨侵蚀是 RA 骨质破坏与结构性损伤的早期改变，是 RA 病情进展和预后判断的重要标志。EULAR 指南建议，手足传统 X 线检查是检测骨侵蚀的初始影像技术，当 X 线检查阴性或者为达到早期检测的目的时，可考虑采用超声检查技术。EULAR 建议的骨侵蚀声像图特点及检测标准是：在长轴和短轴两个相互垂直的切面上均出现骨皮质的局部缺损，严重者呈"虫蚀样"改变。目前已证实，超声检测骨侵蚀的敏感性优于传统 X 线检查。在早期 RA 中，超声检查所发现的骨侵蚀是 X 线检测的 6.5 倍，检出骨侵蚀的患者数则为 7.5 倍；而在晚期阶段，两者分别为 3.4 倍和 2.7 倍。这一结论也得到了以 MRI 和 CT 为参照研究的进一步证实。

（2）软骨损伤：X 线检查仅能通过间接征象判断软骨损伤，而超声却能提供透明软骨的精细影像，识别 RA 患者关节软骨的微小病变。与 X 线检查相比，超声能对指关节软骨进行有效且可靠的测量，具有更高的敏感性。正常的关节透明软骨表现为覆盖于关节骨皮质表面的低回声或无回声结构。软骨损伤的声像图表现为：关节软骨面粗糙、回声增强，继而变薄甚至消失，软骨下骨质不规则甚至出现骨侵蚀。

（3）肌腱撕裂：RA 常累及肌腱，导致腱鞘炎或腱周炎。肌腱与腱鞘炎症的反复发作会继发肌腱结构性改变，如肌腱粘连或撕裂等，从而导致严重的关节功能不全。静态与动态超声检查中，肌腱损伤都有特征性表现；而且，超声可对肌腱从炎症到部分撕裂、完全撕裂的病理发展过程予以区分与判定。因此，超声检查技术在评价肌腱损伤的重要作用得到公认，已经成为肌腱损伤检查的主要影像学手段。需要指出的是，关节炎症和骨侵蚀检查才是 RA 患者超声检查的重点内容，肌腱超声检查应为在此基础上的重要补充。

（二）风湿性多肌痛

风湿性多肌痛（polymyalgia rheumatica，PMR）是以颈部、肩部或骨盆带疼痛和僵硬为主要表现的疾病群，其病因尚不明确。2012 年，ACR/EULAR 关于 PWR 的分类标准中，强调了超声检查在受累结构成像中的作用，特别是在临床检查炎症不严重的情况下。临床标准分级评分中至少 4～6 分才能达到疾病诊断敏感性 68%、特异性 78%。然而，8 分超声评分中 5 分可就可使 PMR 的检出敏感性达到 81%、特异性达到 66%。因此，超声检查技术的应用提高了 PMR 的诊断准确性，特别是在临床检查有疑问的病例中具有格外重要的作用。

（三）脊柱关节炎

脊柱关节炎（spondyloarthritis，SpA）是一组与 *HLA-B27* 基因密切相关的慢性炎症性风湿性疾病，具有特定的病理生理、临床、放射学和遗传特征。这一类疾病主要包括强直性脊柱炎、反应性关节炎、银屑病关节炎及炎症性肠病性关节炎等。该类病变的主要临床特征为炎性腰背痛伴或不伴外周关节炎，以及一定特征的关节外表现。其炎症过程最初发生于韧带或肌腱附着于骨的附着点、软骨和较小范围的滑膜组织，随着新骨在纤维瘢痕组织上的形成，最终导致关节强直和中轴与外周关节不可逆的骨化。依据 SpA 病理改变与临床表现的不同，可分为中轴型 SpA 和外周型 SpA：前者主要是指累及颈、胸、腰椎和骶髂关节的关节炎、韧带/肌腱附着点炎等；后者主要指脊柱以外的外周关节滑膜炎及韧带/肌腱附着点炎。

目前认为，传统 X 线检查和 MRI 是用于 SpA 诊断最重要的影像学工具，其次是超声和 CT。在临床实践中，影像学在检测病变、监测疾病活动性和结构性进展、评价预后和预测治疗结局中具有重要作用。对于中轴型 SpA，首选检查是骶髂关节 X 线检查和 MRI。MRI 可检测骨髓水肿等早期活动性炎症改变，以及包括骨侵蚀、硬化或骨髓水肿等在内的结构性改变。超声是骶髂关节炎检测重要辅助手段，超声发现骶髂关节血流信号的显示以及低阻频谱的检测对活动性骶髂关节炎具有诊断价值。在外周型 SpA 中，MRI 和超声则发挥重要作用。2011 年外周型 SpA 分类标准为：关节炎或附着点炎或指 / 趾炎，和（1）加上下列至少一项 SpA 特征：葡萄膜炎；银屑病；克罗恩病 / 溃疡性结肠炎；前驱感染；*HLA-B27*（+）；影像学证实的骶髂关节炎，或（2）至少加上下列至少两项（其他的）SpA 特征：关节炎；附着点炎；指 / 趾炎；既往炎性背痛病史；SpA 家族史。超声可用于检测关节滑膜炎、腱鞘炎和滑囊炎等病理改变，而且还是评价肌腱 / 韧带附着点炎的首选影像学方法。超声检查可在临床症状不明显的时候敏感检出肌腱 / 韧带附着点炎，其表现为：灰阶超声上显示肌腱 / 韧带附着点厚度增加和（或）回声降低；局部可见钙化、骨赘和骨侵蚀；肌腱（韧带）- 骨附着点处血流信号提示炎症的活动性；周边软组织如滑囊可出现积液等炎性改变。

（四）其他疾病

超声技术在特发性炎性肌病（idiopathic inflammatory myopathies, IIM）的诊断中可用于检测肌肉改变。在多发性肌炎和肉芽肿性肌炎中，灰阶超声常显示肌肉回声增强，反映疾病急性期的水肿表现；彩色超声可评估患者肌肉内血流的变化，研究表明超声检测的高血流状态与血清肌酸激酶活性密切相关。在增生性肌炎中，超声显示为局部肌肉组织不均匀性肿胀伴钙化；长轴切面可显示保留正常的肌纤维形态伴期间低回声线条结构，呈"干泥浆"样表现。在结节病中，偶见肌肉受累，超声可显示沿肌纤维分布的、界限清晰的长条形低回声结节。此外，超声检查还能用于 IIM 与化脓性肌炎、脓肿、静脉炎等具有相似临床症状的软组织病变的鉴别诊断（参见第六章）。

超声还是包括红斑狼疮、白塞病、原发性干燥综合征等在内的自体免疫性疾病外周关节炎和附着点炎检测的敏感影像学技术。应当指出的是，超声检查技术在上述疾病中的应用敏感性较高，但特异性较低，目前仅能在其诊断评价中发挥辅助检测作用，难以从声像图表现本身获得确诊病因信息。

二、肌骨超声在疗效评价及预后判断中的作用

（一）疗效评价

目前认为，风湿免疫疾病应尽早诊断和治疗，治疗目标是使疾病缓解或者处于低活动状态。治疗方法以全身性药物治疗为主，辅以局部关节治疗。治疗药物包括改善症状的非甾体抗炎药（NSAIDs）、控制炎症的糖皮质激素以及占主要地位的控制病情的抗风湿药（DMARDs，包括传统制剂和生物制剂）等。

预测患者对治疗的反应情况有助于更好地选择临床决策。在 RA 的治疗中，EULAR 指南建议，与 RA 疾病活动性的临床表现相比较，彩色多普勒超声成像所检测的炎症活动性对治疗反应的预测价值更高。更丰富的滑膜血流信号，意味着更高的炎症活动性，也提示更易于获得较好的治疗反应；而 DAS28 等临床指标则难以具有这样的预测价值。

不论采用哪种治疗药物和治疗方案，超声检查都是预测和评价疗效、监测病情和判断预后的重要方法。虽然目前并无超声评价风湿免疫病疗效的确切指南，但大量研究证实，超声检查所观察到的滑膜炎、腱鞘炎、滑囊炎、肌腱 / 韧带附着点炎以及骨侵蚀等病变均是风湿免疫病疗效评价的有效指标。特别是能提示炎症活动性的超声血流检测，可敏感可靠地反映药物对疾病的作用。

有证据表明，在处于临床缓解期（参照 DAS28、ACR 或 SDAI 标准）的 RA 患者中，15%～62% 超声检查显示有炎症表现持续存在，即所谓的亚临床性滑膜炎。亚临床性滑膜炎的存在是患者 1 年内复发或进一步进展的有效预测指标：无 PDI 炎症活动患者中约有 20% 在该期限内出现疾病复燃，而存在 PDI 活动性的患者中则有约高达 47% 出现复发。因此，对亚临床性滑膜炎的检测有助于临床采取更积极的处理措施避免疾病的进一步进展或复发。

（二）预后判断

超声所检测到的关节炎症可用于预测未分化型关节炎向临床 RA 的进展。研究表明，多普勒超声检查显示某一关节受累时，其从未分化型关节炎进展至 RA 的可能性 OR 值为 9.9，而当至少四个关节检测到炎症时 OR 值高达 48.7。此外，超声检测到的小关节肌腱腱鞘炎有可能是 RA 的超早期表现。

超声所检测到的滑膜炎（灰阶或 PDI）以及骨侵蚀也是 RA 早期滑膜炎向关节结构性损伤进展的良好预测因素。超声检测到的滑膜炎对 MRI 证实的侵蚀性进展的预测价值更优于 MRI 检测到的滑膜炎（似然比分别为 1.75 和 1.45）。

临床治疗类风湿关节炎患者的目标是阻止或减缓患者关节畸形的发生，因此预测患者的远期疗效一直是临床的难点和问题。近年来的临床研究表明，在患者早期的治疗窗口期观察有无影像学缓解，尤其是超声血流提示的病变活动性的改变，可在一定程度上预测患者的远期疗效，从而调整目前的治疗策略。

三、超声评分系统在自身免疫性疾病中的应用

（一）关节滑膜炎及腱鞘炎评分系统

1. 半定量超声评分方法　虽然超声检查技术在风湿免疫疾病的诊治中具有重要价值，但其操作者依赖性强、观察者一致性差以及缺乏量化指标等缺陷限制了该技术的进一步应用，特别是在疾病的病情监测、疗效评价和预后判断等方面。因此，经过多年研究，风湿病专家逐渐倾向于采用半定量超声评分系统以弥补上述缺陷。

目前，临床上常采用的关节积液、滑膜炎、腱鞘炎、PDI 及骨侵蚀评分方法有助于对相关超声征象进行初步的量化（图 17-2-1～图 17-2-5），其中腱鞘炎与骨侵蚀仅采用有或无分级法。半定量超声评分方法是个较粗的分类方法，但是特别利于患者的治疗前后的对照。

2. 超声整体评分系统　为了提高对风湿免疫疾病患者的整体评价，近年来大量临床研究在超声半定量评分基础之上，逐渐推出了综合多个关节病变评分的超声整体评分系统（ultrasonic global scoring system，GLOSS）。例如 Backhaus 等提出了七关节超声评分系统，这是第一个将 RA 软组织病变（滑膜炎和腱鞘炎 / 腱周炎）和破坏性改变（骨侵蚀）综合于同一 GLOSS 内的评分系统。该评分系统按照 EULAR 推荐的标准方法对受累侧七关节（腕关节、第二和第三掌指关节、第二和第三近端指间关节以及第二和第五跖趾关节）进行超声检查，并获得滑膜炎、腱鞘炎 / 腱周炎及骨侵蚀灰阶和 PDI 整体评分，该评分与 DAS28 相关性好，可用于 RA 患者治疗后病情的整体评估。此外，还有 20 关节、28 关节、38 关节及 78 关节等多种 GLOSS 系统。国内相关研究较为滞后，但随着临床风湿病学的肌骨超声的发展，包括小关节 GLOSS 等在内的评分系统也已逐渐应用于临床。

GLOSS 采用标准化检查方法和评价方法，即统一超声检查部位（对具有疾病代表性的关节成像且每一关节采用代表性标准切面观察）、统一观察目标（滑膜炎、腱鞘炎、疾病活动性和骨侵蚀）并采用统一的半定量分级评分标准评价病变，操作简便、便于掌握，可减小检查者主观性影响、增加观察者评价的客观性，更易于在超声医师与临床医师间获得高一致性。

（二）附着点炎评分系统

附着点炎的超声评分推荐较新的马德里附着点炎超声指数（Madrid sonographic enthesitis index，

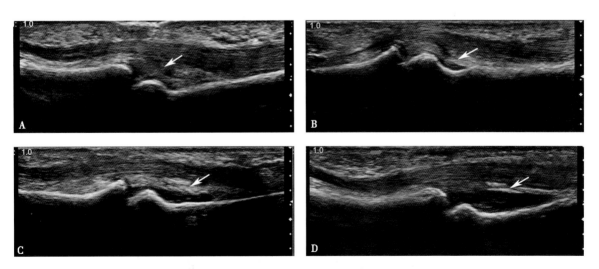

图 17-2-1　关节腔积液超声半定量分级声像图表现

图 A. 关节积液 0 级：无积液；图 B. 关节积液 1 级：少量积液呈线状；图 C. 关节内中等量积液、无关节囊膨隆；图 D. 关节腔内大量积液、有关节囊膨隆

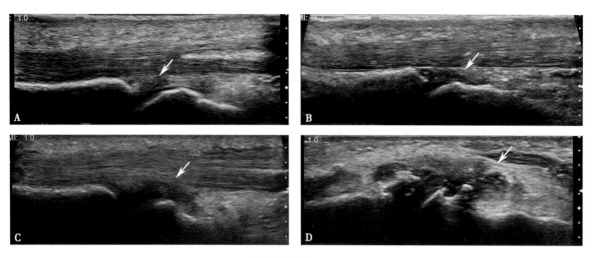

图 17-2-2　滑膜增生超声半定量分级声像图表现

图 A. 滑膜无增生，0 级；图 B. 滑膜增厚 1 级，未超出关节两侧骨干顶连线；图 C. 滑膜增生 2 级，向一侧超出关节两侧骨干顶连线；图 D. 滑膜增厚 3 级，两侧均超出关节两侧骨干顶连线

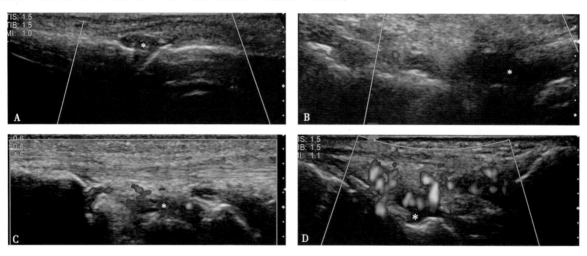

图 17-2-3　滑膜血流超声半定量分级声像图表现

图 A. 滑膜无血流，0 级；图 B. 滑膜血流 1 级，单根或点状血流信号；图 C. 滑膜血流 2 级，血流信号所占面积小于滑膜面积的 50%；图 D. 滑膜血流 3 级，血流信号所占面积大于滑膜面积的 50%

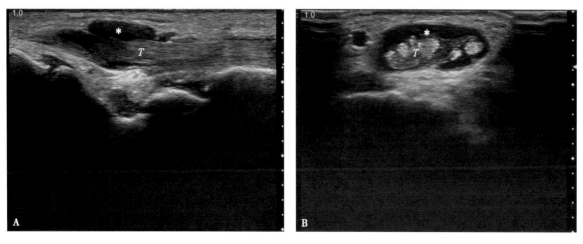

图 17-2-4　腱鞘炎声像图表现

图 A、图 B 分别为腱鞘炎长轴和短轴声像图，两个相互垂直的切面上均可见腱鞘内液性暗区环绕肌腱；T：肌腱；*：腱鞘积液

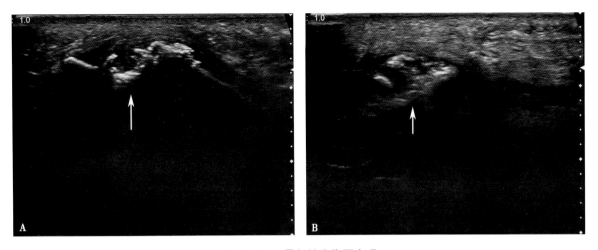

图 17-2-5　骨侵蚀声像图表现

图 A、图 B 分别为骨侵蚀长轴和短轴声像图，两个相互垂直的切面上均可见同一处骨皮质缺损（箭），呈"虫蚀样"改变

MASEI）。MASEI 是结合肌腱 / 韧带附着点炎结构性改变和活动性的综合性评分指标，逐渐应用于 SpA 等疾病的临床诊治。目前常用的方法是将 6 对共 12 个肌腱附着点的 MASEI 评分总和，包括：跖腱膜近端、跟腱远端、髌腱近端和远端、股四头肌远端肌腱和肱三头肌肌腱的附着点（图 17-2-6）。12 个部位总分合计 136 分。

四、介入超声在风湿免疫病中的应用

理论上声像图上能显示的结构，都能在超声引导下针对其进行介入性操作。介入超声的实时动态、精准引导、微创无放射性、操作简便、副作用少等优势使得该技术在临床得到广泛应用。介入超声在风湿免疫疾病中的应用主要包括诊断和治疗两个方面。

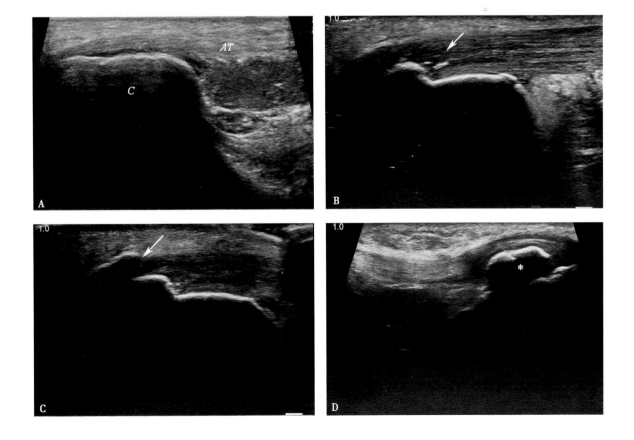

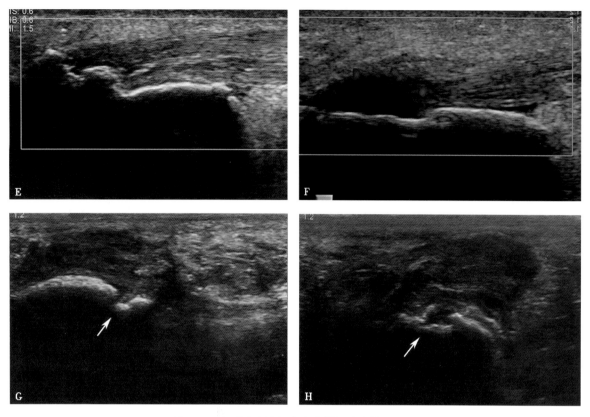

图 17-2-6 附着点炎超声半定量评分声像图表现

图 A～图 D 所示分别为附着点钙化超声评分 0～3 分；图 A. 正常跟腱，跟腱内无钙化；图 B. 跟腱内小钙化（箭头）；图
C. 跟腱附着点部骨赘（箭头）；图 D. 跟腱内大钙化（＊）；图 E、图 F 所示分别为附着点血流 PDI 评分 0 和 3 分；图 E：附
着点部内无血流信号；图 F：附着点部有 PDI 血流信号；图 G、H 所示分别为附着点部骨侵蚀（箭头）的两个相互垂直切
面；图 G：长轴切面；图 H：短轴切面；AT：跟腱；C：跟骨

（一）介入超声在风湿免疫疾病诊断中的应用

风湿免疫疾病的超声介入诊断主要包括超声
引导下抽吸和超声引导下组织活检。超声引导下
关节腔液体抽吸分析有助于鉴别关节积液的类型，
将 RA 与感染性关节炎、代谢性关节炎（如痛风性
关节炎、假性痛风）等相鉴别。超声引导下滑膜
组织活检有助于从组织学角度早期确诊关节炎的
类型，可将滑膜增生改变与其他特殊类型滑膜病
变（色素沉着绒毛结节性滑膜炎等）及肿瘤进行鉴
别，还可依据病理改变的证据调整治疗方案（例如，
CD_{68} 阳性的巨噬细胞与抗风湿治疗疗效相关）。此
外，超声引导下肌肉组织活检还常应用于特发性炎
性肌病的诊断。

（二）介入超声在风湿免疫疾病治疗中的应用

针对严重炎症病变或疼痛症状明显的关节、肌
腱及滑囊进行局部治疗是风湿免疫病全身性药物
治疗的重要补充，对于缓解患者症状、提高生活质
量具有重要价值。超声引导下治疗可显著提高穿

刺准确率、从而提高治疗效果，有效避免误伤邻近
组织与血管造成的并发症，达到"精准"治疗靶组
织的目的。

目前，针对风湿免疫病的超声引导介入治疗
主要包括超声引导下腔内药物注射、超声引导下
局部神经阻滞以及超声引导下放射性或化学性滑
膜切除术等。超声引导下腔内药物注射主要应用
于滑膜炎、滑囊炎和腱鞘炎以及肌腱 / 韧带附着点
炎的局部治疗（具体见第十六章），超声引导下局
部神经阻滞主要应用于局部镇痛治疗（详细内容见
第十九、二十章）。这两种技术目前最常应用于临
床。超声引导下放射性或化学性滑膜切除术是针
对慢性难治性增生性滑膜病变，在超声实时精确引
导下，向关节腔内注射放射性核素（包括钇 90、磷
32、钐 153、铼 188、铒 169、钬 166 和镝 165 等）或
者化学药物（锇酸或利福平），利用核素发射出 β 射
线或化学药物的局部损伤作用，抑制滑膜中的炎性
细胞增生，使病变的滑膜变性、纤维化直至坏死，

达到切除滑膜的目的，同时减少软骨及骨质破坏，而无全身治疗相关副作用，适用于几乎所有能进行注射治疗的关节腔。超声成像除能引导穿刺针准确穿入关节腔、使核素或药物精确定位于滑膜表面之外，还能估测积液量和滑膜面积，从而指导核素或药物的用量。该技术操作简便、安全可靠、经济实用、并发症少、适应证较广，目前正在临床得到逐步推广。

第三节　临床应用进展

过去多年大量的研究证据支持在风湿免疫病的临床评价中采用影像学手段进行早期诊断、病情监测、疗效评价、预后判断和识别并发症。由临床风湿病学者为主制定的 EULAR 和 ACR 的指南建议以及大量专家共识中，都已将超声检查纳入至自身免疫性疾病的诊治。但也应看到，现有临床指南对超声检查的应用并不完全，例如关于 RA 的建议中尚缺乏腱鞘炎和滑囊炎的内容，关于关节间隙狭窄的超声评估仍然没有统一的标准。此外，超声监测关节损伤中的使用频率等，仍无确定性方案。这些都是未来需要研究解决的问题。

目前，风湿免疫病临床诊治所广泛使用的超声检查技术主要为灰阶和多普勒成像，而近年来超声新技术的不断发展也为风湿免疫病的超声检查赋予了新的内涵和可能。超声造影可评价组织微循环灌注，在检测滑膜血管翳形成以及炎性肌病中具有更高的敏感性。弹性成像可从组织在外力作用下形变或组织内剪切波速度变化定性定量评价组织的硬度，能在二维超声解剖结构出现变化之前检测到肌腱肌肉组织的硬度变化，为更早期检测附着点炎提供了可能。三维成像可立体显示组织解剖结构和血流分布，为小关节和肌腱病变的更精确整体评价提供了新的方向。此外，超声分子成像能从分子水平评价组织与病变，也为采用靶向分子药物治疗的新型精准治疗方法提供了精准分子影像评价的可能。

总而言之，超声已经成为风湿免疫病临床诊治的支柱影像技术之一。牢记超声技术的局限性，充分发挥其优势，未来其应用也必将更加广泛和深入。

思　考　题

1. 为什么类风湿关节炎超声能够影响临床的诊断和治疗策略？

2. 风湿科医师在 RA 的临床诊治中应如何应用超声检查技术？

（华　兴　朱家安）

参　考　文　献

[1] 菲尔斯坦（美）著，栗占国，译. 凯利风湿病学. 第 9 版. 北京：北京大学医学出版社，2015.

[2] Kay J, Upchurch KS. ACR/EULAR 2010 rheumatoid arthritis classification criteria. Rheumatology (Oxford), 2012, 51Suppl6: vi5-9.

[3] Radner H, Neogi T, Smolen JS, et al. Performance of the 2010 ACR/EULAR classification criteria for rheumatoid arthritis: a systematic literature review. Ann Rheum Dis, 2014, 73 (1): 114-123.

[4] Hu Y, Zhu J, Xue Q, et al. Scanning of the sacroiliac joint and entheses by color Doppler ultrasonography in patients with ankylosing spondylitis. Journal of Rheumatology, 2011, 38 (8): 1651-1655.

[5] de Miguel E, Muñoz-Fernández S, Castillo C, et al. Diagnostic accuracy of enthesis ultrasound in the diagnosis of early spondyloarthritis. Ann Rheum Dis, 2011, 70 (3): 434-439.

第十八章 肌骨超声在代谢性疾病中的应用

第一节 概 述

美国风湿病联合会命名与分类委员会修订的风湿性疾病分类体系，将风湿病分为 10 大类，包括 100 余种疾病。其中代谢性疾病所致的关节病是一个较大的分类，常见疾病包括：

1. 晶体诱导的关节炎 ①尿酸钠结晶所致（痛风）；②焦磷酸钙结晶所致（假性痛风、软骨钙化病）；③碱性磷酸钙结晶所致（羟基磷灰石）。

2. 其他生化异常如草酸盐、脂质晶体沉积等。最常见且目前认识较为全面的代谢性关节炎为痛风，本章做重点论述。

从广义上讲的代谢性疾病，包括骨生化代谢障碍引起的骨质疏松症、软骨病、黏多糖代谢障碍等代谢性骨病目前多为定量超声技术测定筛查范畴，肌骨超声影像应用很少；而糖尿病、甲状腺疾病等引起的关节改变少见且无特异性，在此均不赘述。

第二节 应 用 现 状

一、诊断

痛风属代谢性风湿病范畴，是一种单钠尿酸盐（monosodium urate monohydrate，MSU）沉积所致的晶体相关性关节病，为痛风性关节炎（Gouty arthritis，GA），与嘌呤代谢紊乱和（或）尿酸排泄减少所致的高尿酸血症直接相关。发病率因地域有很大差异，据统计美国 3.9%，法国 0.9%，英国 1.4%~2.5%，德国 1.4%，我国患病率为 1%~3%，并呈逐年上升趋势。国家风湿病数据中心网络注册及随访研究的阶段数据显示，我国痛风患者平均年龄为 48.28 岁（男性 47.95 岁，女性 53.14 岁），逐步趋于年轻化，男：女为 15：1。

（一）病因及病理

由于尿酸代谢障碍或排出减少，致循环中大量嘌呤代谢的终产物尿酸含量增高，尿酸盐结晶在局部关节组织沉积，尿酸盐结晶具有化学趋化性，能活化补体，产生 C3a 和 C5a，吸引中性粒细胞和巨噬细胞在关节、滑膜上聚集和活化，释放炎症性活性介质，诱发炎症反应，活化滑膜细胞和软骨细胞释放胶原酶等蛋白酶，引起组织损伤，引起急性关节炎。随着血清尿酸盐的增多，尿酸盐结晶沉积在软骨、滑膜、肌腱、软组织等部位。慢性关节炎期，痛风石（tophus）为特征性临床表现，痛风石为尿酸盐结晶，并产生慢性异物反应，周围被上皮细胞、巨噬细胞所包围形成的异物结节，可出现在关节内、关节周围软组织。

原发性痛风病因不明或有先天性尿酸代谢障碍，有家族性和遗传性；继发性痛风有明确的高尿酸血症病因。

（二）临床表现

根据病程进展分 4 期：①无症状高尿酸血症（hyperuricemia）期，血浆尿酸水平高于 7.0mg/dl，仅表现血尿酸值升高，一般无明显临床症状；②急性痛风性关节炎期，以夜间发作的急性关节炎红肿、疼痛为典型表现，首次发作以第 1 跖趾关节最多见，发生率据报道可达 70%~90%，其次为足背、踝、膝、腕和肘关节；③痛风发作间歇期，初次发作后出现间歇期，随病情进展，间歇期逐渐缩短，反复发作晶体沉积可造成关节软骨破坏和骨侵蚀，关节持续性肿胀疼痛，甚至关节功能障碍；④慢性痛风石期，随着病情进展和反复，由单关节发展为多关节，尿酸盐结晶反复沉积导致局部纤维组织增生形成结节，即痛风石形成，标志着疾病进入慢性期。

（三）超声表现

痛风性关节炎的超声表现随病变的不同阶段和严重程度有所变化。重点观察内容为软骨表面、关节或滑囊内的尿酸盐结晶沉积和痛风石的表现。

1. 关节软骨表现 软骨表面出现不规则条带样高回声，与骨 - 软骨交界面所产生的高回声相平行，两条高回声带之间为透声良好的无回声透明软骨，形似两条平行铁轨，即为"双轨征"，这是痛风患者尿酸盐沉积于关节软骨上的特异性征象（图 18-2-1）。

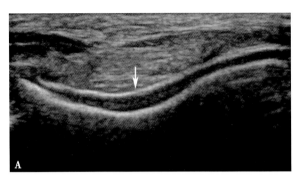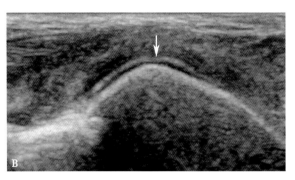

图 18-2-1　痛风患者软骨声像图

图 A、图 B 分别为股骨滑车软骨和距骨软骨,可见软骨表面条带样高回声(箭头),与骨 - 软骨交界面所产生的高回声相平行似两条铁轨

在 2015 年美国风湿病学会 / 欧洲抗风湿病联盟(ACR/EULAR)痛风分类新标准中,超声影像的表现与双能 CT 对于痛风的诊断评分同样被放到了非常重要的位置,超声对于关节软骨表面、关节或滑囊内尿酸盐沉积的显示可以直接评为 4 分(≥8 分即可诊断痛风)。

2. 痛风石　超声表现为不均质"云雾状"团块样回声,内部可见密集簇状的点状高回声,伴或不伴声影,也称"暴风雪征""落雪征""冰霜征"等(图 18-2-2),周边可见低回声包绕。CDFI 通常低回声内可有血流信号。痛风石的检出也是疾病特异性诊断要点之一。

3. 关节腔积液、滑膜增生、肌腱炎、腱鞘炎、滑囊炎　尿酸盐结晶在关节内、肌腱内、腱鞘内、滑膜囊内析出沉积,可以形成"云雾状"高回声,也称为"暴风雪征",也可为点片状强回声,可合并关节、腱鞘、滑囊积液及滑膜增生(图 18-2-3),跖趾、膝、踝关节为常见累及部位。多普勒超声有助于判断增生滑膜血供状况,有学者对痛风滑膜炎血管增生进行分级,用于评估炎症活跃性及对治疗的反应。肌腱炎超声表现为肌腱增粗、回声减弱,可在肌腱纤维内见尿酸盐结晶沉积形成的"云雾状"高回声,炎性活动期可于肌腱内检测到血流信号(图 18-2-4)。

4. 骨质改变　骨侵蚀的超声表现在痛风性关节炎并非特异,为在两个垂直断面观察到骨皮质不光滑,连续性中断。最常累及部位为跖趾关节。骨侵蚀区域内或周围可检出痛风石回声(图 18-2-5)。

5. 不同病程及进展的超声表现　在无症状高尿酸血症患者中,超声影像即可敏感检出软骨表面、关节内的尿酸盐结晶沉积。急性发作期超声表现为受累关节周围皮下软组织水肿,关节腔积液,液性暗区内可见"云雾状"或"落雪状"高回声光点;滑膜增厚,彩色或能量多普勒可检出较丰富的血流信号。痛风反复发作进入慢性期,除软骨双轨征及痛风石等典型征象外,还需重点扫查和显示骨侵蚀的发生和程度。

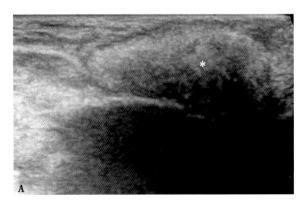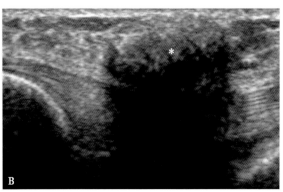

图 18-2-2　痛风石声像图

图 A. 第一跖趾关节腔内痛风石,表现为关节腔内高回声团伴浅淡声影(*),周边可见低回声包绕;图 B. 跟腱浅面皮下痛风石(*),表现为皮下高回声团伴较明显声影,周边可见低回声包绕

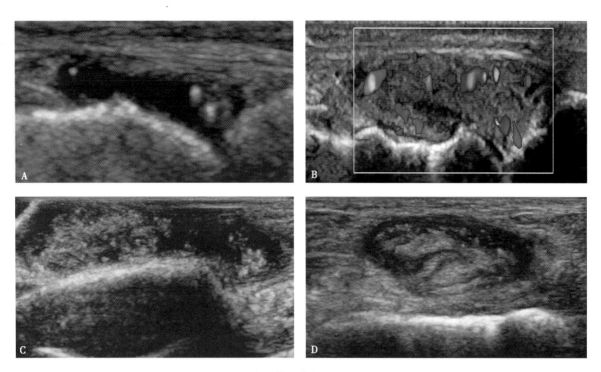

图 18-2-3　痛风患者关节滑膜炎、滑囊炎及腱鞘炎声像图

图 A. 跖趾关节滑膜增厚，内可见尿酸盐结晶沉积；图 B. 跖趾关节滑膜炎血流信号；图 C. 鹰嘴滑囊炎，滑囊内积液可见尿酸盐结晶沉积；图 D. 指屈肌腱腱鞘炎，肌腱滑膜增厚，内可见尿酸盐结晶沉积

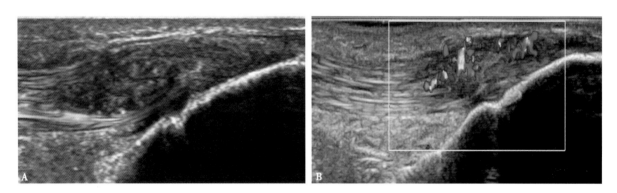

图 18-2-4　痛风患者肌腱炎声像图

图 A. 髌腱下端附着端增粗，腱纤维内部可见"云雾状"高回声；图 B. 髌腱下端内血流信号增多

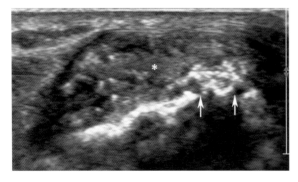

图 18-2-5　痛风患者跖趾关节痛风石伴骨侵蚀

第一跖趾关节腔内痛风石（*），局部骨皮质不光滑，连续性中断（箭头）

（四）鉴别诊断

痛风的特异性征象为软骨的"双轨征"、尿酸盐结晶沉积和痛风石的检出，关节腔积液、滑膜炎、骨侵蚀等超声表现不具有特异性。需鉴别的主要疾病为：①类风湿关节炎：主要累及人群为中老年女性，关节内高回声较少见。受累关节多为对称性，以手、腕等小关节多见且为首发症状关节。病史、图像、结合实验室检查及受累关节部位，不难鉴别。②另一需要鉴别的疾病为双水焦磷酸钙晶体沉积（假性痛风），多见于老年人，表现为关节软骨、半月板的钙质沉积，与骨关节炎有关。晶体沉

积部位在透明软骨或纤维软骨内,声像图显示晶体沉积高回声位于软骨极低回声内部的点、片状高回声,而非软骨表面,此外没有痛风石,肌腱炎、滑囊炎少见,无关节外晶体沉积。

（五）临床意义

超声诊断痛风特异性很高,具有很好的诊断价值。超声引导下滑膜液抽吸进行滑膜液分析可有效诊断与鉴别各种晶体性关节炎,如可以使用偏振光显微镜区分尿酸单钠结晶和双水焦磷酸钙结晶,以及电子显微镜辨识羟磷灰石和碱性磷酸钙结晶、类固醇晶体等。

二、疗效评价

高频超声可敏感检出无症状高尿酸血症患者关节软骨及软组织的尿酸盐结晶沉积,与细针穿刺结果一致性高,从而可作为此类患者的早期降尿酸治疗以预防痛风的发生和进展,有效预防骨侵蚀。

已有研究证实,超声影像的变化可反映降尿酸药物和抗炎治疗效果。随着血尿酸水平下降,软骨"双轨征"和软组织"暴风雪征"等征象可逐渐减弱或消失,超声表现与血尿酸水平密切相关。一项回顾性分析从几个数据库数百篇相关文献中严格筛选出病例数较多、超声随访与其他临床影像资料齐全的仅3篇疗效评估研究,均显示不论病情、病程,经过降尿酸治疗后,超声影像都可敏感、有效提示尿酸盐结晶沉积征象和痛风石的变化,而同期调查中,却未发现MRI对于降尿酸反应评估的有效性研究。国内对于痛风治疗长期随访与超声影像的关系研究还较缺乏。

第三节　临床应用进展

不论在国外的最新诊疗分类指南,还是国内的痛风诊疗指南中,超声影像对于痛风诊断的重要性都已被确定。我国2016年痛风诊疗指南中,更是推荐对临床表现不典型的痛风疑似患者,考虑使用超声检查受累关节及周围肌腱与软组织以辅助诊断。在痛风的早期诊断、疗效评估和疾病转归随访方面,不论从便捷和经济角度看,还是患者依从性方面,超声检查都有着无可比拟的优势。Villaverde等的系统回顾性研究表明,目前没有有力证据证明MRI在对于痛风治疗的反应和疗效评估方面的有效性。相比于双能CT,超声也有同时反映关节、软骨和肌腱等软组织的优势。肌骨超声在痛风诊断的常规临床应用中普及、开展已成为近年来的热点和趋势,随着超声技术的发展,很多新技术也必将被开发和应用,如目前已有关于萤火虫技术、弹性成像及超声造影等技术在痛风性关节炎中的应用研究。在临床应用方面,对于痛风治疗的影像学转归还有待于长期观察和随访,尤其是缺乏严格设计的规范的影像评估方案。超声引导下的穿刺诊断和介入治疗也有很大的研究和推广空间。

思　考　题

1. 比较超声与双能CT评价痛风的效价。
2. 简述超声在无症状高尿酸血症患者中的应用前景。

（刘　禧）

参　考　文　献

[1] 中华医学会风湿病学分会. 2016 中国痛风诊疗指南. 中华内科杂志, 2016, 55（11）: 892-899.

[2] Neogi T, Jansen TL, Dalbeth N, et al. 2015 Gout classification criteria: an American College of Rheumatology/European League Against Rheumatism collaborative initiative. Ann Rheum Dis, 2015, 74（10）: 1789-1798.

[3] Richette P, Doherty M, Pascual E, et al. 2016 updated EULAR evidence-based recommendations for the management of gout. Ann Rheum Dis, 2017, 76（1）: 29-42.

[4] Villaverde V, Rosario MP, Loza E, et al. Systematic review of the value of ultrasound and magnetic resonance musculoskeletal imaging in the evaluation of response to treatment of gout. Reumatol Clin, 2014, 10（3）: 160-163.

第十九章　退行性关节病

第一节　概　述

退行性关节病，又称骨关节炎（osteoarthritis，OA）、退行性关节炎、老年性关节炎、肥大性关节炎，好发于负重关节及活动量较多的关节（如颈椎、腰椎、膝关节、髋关节等）、远端指间关节等。OA是临床上最常见的关节炎，以中老年患者多见，女性多于男性。国内流行病学资料显示 40 岁以上人群原发性 OA 总体患病率为 46.3%，75 岁以上患病率达 80%。我国 OA 患者可达上亿人，已成为引起身体残疾、增加医疗费用和降低生活质量的重要原因。

OA 是一种以关节软骨退行性变和继发性骨质增生为特征的慢性关节疾病。可分为原发性和继发性 OA。原发性 OA 是指人体关节长年应力不均而发生退行性变。继发性 OA 是指关节的创伤、畸形和疾病造成的软骨损害，从而导致的 OA。

目前认为 OA 是由多种因素引发的关节所有组织都可以出现病理变化的"全关节"疾病，OA 在疾病进程中会影响到所有的关节结构，包括软骨、滑膜、软骨下骨、半月板、韧带以及关节周围肌肉。最早、最主要的病理变化发生于关节软骨，并且这种改变是不可逆的。早期，关节软骨表面粗糙，局部发生软化、糜烂，失去弹性，关节活动时发生磨损，软骨碎裂、剥脱，形成关节内游离体，软骨下骨外露。软骨磨损最大的中央部位骨质密度增加，骨小梁增粗。外周部位承受应力较小，软骨下骨质萎缩，出现囊样变，由于骨小梁的吸收破坏使囊腔扩大，周围发生成骨反应而形成硬化壁。在软骨的边缘或肌腱附着处，因血管增生，软骨细胞代谢活跃，通过软骨内化骨，在外围软骨面出现骨质增生，即骨赘形成。剥脱的软骨片及骨质增生刺激滑膜引起炎症，促进滑膜增生渗出，从而引起继发性的滑膜炎。

OA 的主要症状为疼痛，初期为轻度或中度间断性隐痛，休息时好转，活动后加重，晚期可出现持续性疼痛或夜间痛，疼痛可与天气变化、潮湿受凉等因素有关。患者常感到在晨起或固定某个体位较长时间时出现关节僵硬，但持续时间较短，很少超过 30 分钟。由于关节软骨破坏、关节面不平，关节活动时可出现骨摩擦音（感）。滑膜炎严重时，表现为疼痛加重、关节肿胀、活动明显受限。关节疼痛、肌肉萎缩、软组织挛缩可引起关节无力，行走时腿软或关节绞锁，不能完全伸直或活动障碍。手部关节肿大变形明显，可出现 Heberden 结节和 Bouchard 结节，严重者出现关节畸形。

第二节　应用现状

一、诊断

超声可以观察到 OA 受累的外周关节，好发部位为膝关节、髋关节、远端指间关节，腕关节、肘关节、肩关节、掌指关节、跖趾关节等其他关节也可受累。超声检查需全面观察受累关节及其周围软组织的情况，包括关节软骨、骨质改变、关节间隙、肌腱及韧带的附着点等。

（一）关节面软骨改变

早期表现为软骨表面轮廓不清，内部回声增强，后期软骨变薄、厚薄不均、甚至消失（图 19-2-1）。关节面软骨磨损后可变成膜状，并可脱离形成关节内游离体，可在关节内移动（图 19-2-2）。

（二）关节积液和滑膜增生

部分骨关节炎患者合并关节滑膜炎时，可出现关节腔积液和（或）滑膜增生，多普勒超声可以判断滑膜血供情况，从而评估炎症的活跃程度，血流信号越多，代表炎症越活跃。

（三）骨质改变

包括骨赘形成和骨侵蚀。骨赘（osteophyte）在声像图上表现为自骨表面突出的高回声，容易出现在骨端边缘，部分后方伴有声影。骨侵蚀，由于软骨下骨囊性变，导致骨皮质表面不光滑，连续性中断（图 19-2-3）。

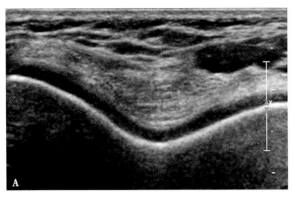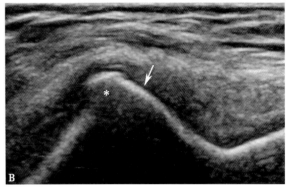

图 19-2-1 正常人和骨关节炎患者软骨对比

图 A. 正常人股骨髁软骨，为均匀一致、表面光滑的低 - 无回声；图 B. 骨关节炎患者股骨髁软骨回声增强，软骨变薄、厚薄不均，内侧髁处基本消失（箭头），同时出现股骨内侧髁骨赘（*）

（四）关节间隙变窄

关节软骨的变薄或消失，骨赘的形成可导致关节间隙的狭窄。膝关节内侧半月板可出现向关节外突出，超出胫骨平台边缘以外（图 19-2-4）。

（五）附着点病变

在 OA 患者中，附着点炎以股四头肌腱、跟腱等部位多见。风湿病观察指标研究组（OMERACT）

将超声下附着点炎（enthesitis）定义为肌腱或韧带在附着于骨的部位出现增厚和（或）异常的回声（其内有时可出现高回声的钙化灶），伴或不伴附着处骨赘、骨侵蚀、骨皮质不规则等的骨改变（图 19-2-5）。

（六）腘窝囊肿

关节积液或滑膜增生严重时，关节内压力增加，可伴发腘窝囊肿。

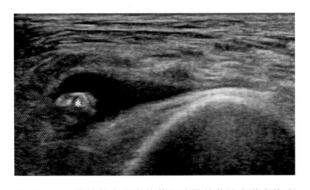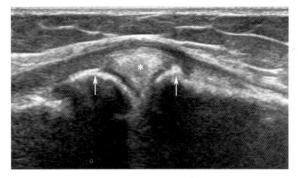

图 19-2-2 骨关节炎患者关节积液及关节腔内游离体声像图

膝关节髌上囊内积液，关节腔内出现高回声游离体（*）

图 19-2-4 骨关节炎患者关节间隙变窄伴内侧半月板突出关节间隙变窄，膝关节内侧半月板向外突出（*），超出胫骨平台边缘以外，股骨和胫骨可见骨赘形成（箭头）

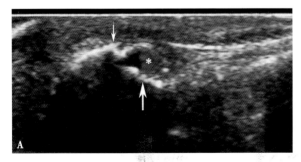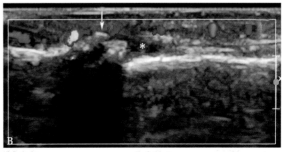

图 19-2-3 骨关节炎患者滑膜炎伴骨赘及骨侵蚀声像图

图 A、图 B 均为远端指间关节纵断面；图 A 可见滑膜炎（星号）伴骨赘（细箭头）及骨侵蚀（粗箭头）；图 B 可见滑膜炎（星号）伴骨赘（细箭头），滑膜内未见明显血流信号

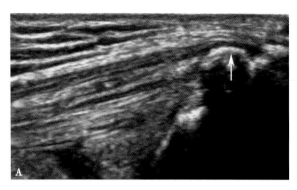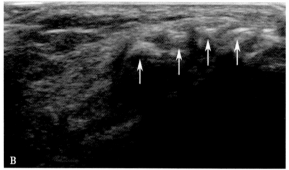

图 19-2-5　骨关节炎患者股四头肌腱附着点病变声像图

图 A. 股四头肌腱纵断面，可见股四头肌腱增厚，附着于髌骨处可见高回声（箭头）；图 B. 髌骨横断面，表面不光滑，可见多个突出的高回声骨赘（箭头）

二、鉴别诊断

应注意与类风湿关节炎（rheumatoid arthritis，RA）等鉴别，其超声表现如滑膜炎等具有相似性，但 OA 好发部位与 RA 不同，OA 最常见的超声表现为骨赘，这也与 RA 不同，鉴别需结合临床表现、发病部位、超声表现、实验室指标等。但也应注意，不同的关节炎也可合并出现，比如 RA 常继发 OA。超声引导下穿刺抽取关节液或滑膜进行病理检查，有助于 OA 与 RA、痛风性关节炎、化脓性关节炎等的鉴别诊断，抽取的关节液清亮、黏稠，WBC<2000 个/ml 是膝关节 OA 的诊断标准之一。

三、疗效评价

目前，OA 的疗效评价主要依靠临床医生对患者关节功能状态和疼痛程度进行判断，具有一定的主观性。高频超声可以发现微小的关节病变，包括极少量的关节腔积液或滑膜炎，多普勒超声可以通过判断血供来评估关节炎症的活跃程度，这些都有望使超声成为判断骨关节炎疾病进展程度的客观、定量的影像学指标。

第三节　临床应用进展

高频超声可以诊断退行性关节病患者关节及周围肌腱软组织的病变，特别是在早期病变的诊断中敏感性较高，但是超声不能显示所有的关节软骨、骨骼及部分关节内病变，尚有一定的局限性。X 线和 CT 检查在诊断骨质改变中具有一定的优势，如骨赘、骨侵蚀以及关节间隙的狭窄，而这主要发生在 OA 的中晚期，并且 X 线和 CT 对于关节软骨的显示不佳。MRI 是可靠而全面的 OA 影像

学检查方法，但检查时间较长，费用昂贵，对微小钙化不够敏感，而且不适合体内带金属异物（如起搏器等）的患者。临床医生应根据需求选择合适的影像检查方式。

OA 的主要治疗目标是减轻或消除疼痛，改善或恢复关节功能，但目前 OA 疼痛的具体病因尚未阐明。有学者报道超声检查有髌上囊积液和腘窝囊肿的 OA 患者，出现疼痛的风险较高。因此，在探讨 OA 的超声表现与临床功能状态和疼痛程度的相关性方面还有很大的研究空间。另外，超声新技术的发展，如弹性成像评估关节滑膜以及肌肉等，为超声在 OA 的诊断、监测中提供了更多的应用可能。不过，超声检查在 OA 的广泛推广还需要进一步建立标准化的扫查方式，并且需要确立关节软骨变薄、关节间隙狭窄等的诊断标准。

思　考　题

1. 对于临床怀疑骨关节炎的患者，应如何选择影像学检查？

2. 关节间隙狭窄较好的影像学评价工具是 X 线检查，超声评估关节间隙狭窄的临床背景是什么？

（邱　逦）

参　考　文　献

[1] 郑毅，温晓宏. 关于骨关节炎概念及治疗指南的更新. 中华风湿病学杂志，2017，21（1）：1-3.

[2] Nelson A E, Ritt J. Ultrasound of the Knee. Musculoskeletal Ultrasound in Rheumatology Review. Springer International Publishing, 2016.

[3] Iagnocco A. Ultrasound in osteoarthritis. Clin Exp Rheumatol, 2014, 32（1 Suppl 80）: S48-52.

第二十章　肌骨超声在康复医学中的应用

第一节　概　　述

随着社会经济的不断发展，人们对运动的重视程度越来越高，因此，人体肌肉骨骼的损伤疾病也越来越常见，肌骨组织的康复也成为治疗中的关键环节。传统上，对于肌肉组织损伤性病变，主要应用 X 线进行首要诊断，但 X 线软组织分辨率低，限制其应用。CT 对肌肉软组织结构的分辨显示欠佳。相比之下，MRI 适合于评价肌肉骨骼相关病变，在诊断肌肉骨骼疾病上是临床比较倚重的影像学检查，但其不能实时动态检查，另外价格的因素也限制了 MRI 在肌肉病变诊断中的应用。高频超声检查具有无射线损害、无创、价廉、短期内可重复检查、实时成像及软组织分辨率高等优势，可广泛应用于肌骨组织的损伤病变中，评估其损伤程度及恢复情况。实践证明，高频超声能清晰地显示软组织层次关系及内部结构，识别肌肉、肌腱、韧带、神经等组织病变，还能从任意方向及角度观察病变与周围组织的关系，以获取病变的全方位信息。

传统超声成像技术主要依靠二维、彩色多普勒超声及频谱多普勒超声进行检查，但随着科学技术的不断发展，超声技术同样得到迅速的发展。目前超声有关的各项新技术，如超声造影成像技术、超声弹性成像（ultrasound elastography，UE）、超声三维血管成像、介入性超声（interventional ultrasound）诊断/治疗、超声微血管成像（super micro-vascular imaging，SMI）、超声微血管血流指数成像技术等，均可以应用到肌肉骨骼相关损伤康复中。

第二节　应用现状

一、肌骨超声在康复疾病诊断中的应用

（一）偏瘫肩部疼痛的诊断

偏瘫肩痛在脑卒中患者中的发生率较高，其对患者康复训练、功能恢复和生存质量都有很大影响。偏瘫肩痛常见软组织损伤类型包括肩袖损伤、肱二头肌长头肌腱病、肩峰下 - 三角肌下滑囊病变、肩关节半脱位和粘连性关节囊炎等，超声可根据其表现作出相应诊断。肌骨超声对偏瘫肩痛病因诊断及诊治起到了重要作用。

（二）肌肉损伤评估

当肌肉组织发生病理性改变时，其组织内会因损伤原因发生相应的病理改变，如：炎症细胞侵入、炎性渗出、出血、坏死液化及修复后的纤维组织增生，这些病理改变均可导致肌肉组织质地的相应变化。因此肌骨超声诊断肌肉损伤具有明显优势，能清晰显示肌肉软组织层次关系及内部结构，包括病变范围、部位、形态、边缘、内部回声、肌纤维有无断裂，识别肌肉、关节、韧带、肌腱等软组织病变，动态观察病变与周围组织的关系，精确评估和诊断病变。超声对肌肉断裂及血肿诊断可靠，对大范围、已液化的血肿可引导穿刺治疗，动态观察疗效，对肌肉损伤康复提供影像依据。

UE 具有提供实时客观测量肌肉硬度以鉴别正常及异常肌肉组织的能力，不仅可以辅助急慢性肌肉损伤性疾病的诊断、评价神经肌肉系统或肌肉骨骼系统疾病的介入治疗结果，还可以有效预测神经肌肉及骨骼肌肉系统疾病的功能预后。在物理医学与康复医学中的应用受到了广泛关注。例如，UE 测量脑瘫患儿肌肉痉挛治疗效果或对肌肉特定区域的定向引导、婴幼儿先天性斜颈患者干预治疗的随访以及检测肌筋膜疼痛征肌肉疼痛触发点的治疗疗效。

1. **病例摘要 1**　患者男，因摔伤急诊就诊，进行右小腿肌肉组织超声检查（图 20-2-1～图 20-2-6）。

2. **病例摘要 2**　脊柱侧凸患者脊柱两侧超声检查（图 20-2-7）。

二、肌骨超声及新技术在中医康复中的疗效评估

（一）针灸

针灸临床中，腧穴的准确定位对提高临床疗

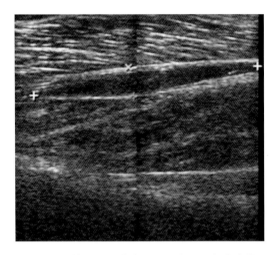

图 20-2-1　摔伤后患者右小腿肌肉组织超声声像图
伤后 2 小时，示腓肠肌 - 比目鱼肌间血肿形成

效十分重要。以往在取穴时，由于患者个体差异及操作者自身因素，难以做到精准定位，而应用 CT、MRI 等只能进行静态定位。目前，高频超声已用于对腧穴的实时定位及针灸理论的探索。有研究运用 SWE 对足三里穴位针刺前后局部肌肉硬度变化进行测定，以穴位区域有酸、麻、胀感为"得气"标准，发现进针前与"得气"时比较，"得气"时肌肉硬度明显升高，可能是由于针尖的机械刺激使不同感受器兴奋，神经冲动经中枢逐步传导至效应装置，引起肌肉收缩所致（图 20-2-8）。

（二）按摩

按摩是常用的补充与替代医学疗法之一，广泛应用于康复医学、祖国医学及运动医学领域。但是，以往对按摩疗法疗效的评估多限于主观评价，缺乏客观指标评估。SWE 应用于评估按摩疗法对改善长时间工作造成肌肉僵硬的疗效，发现较静息

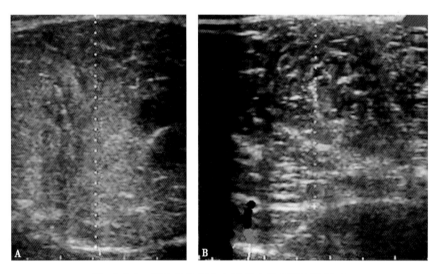

图 20-2-2　摔伤后患者右小腿肌肉组织超声声像图
伤后 28 小时，图 A 示伤侧小腿，可见前室筋膜腔内肌组织较图 B 对侧明显增厚

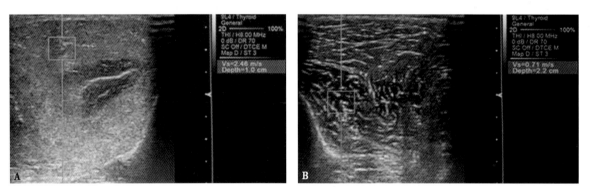

图 20-2-3　摔伤后患者右小腿肌肉组织弹性图像
AFRI 技术示图 A 患侧前室浅层肌肉组织质地较图 B 健侧硬；ARFI：声辐射脉冲弹性成像

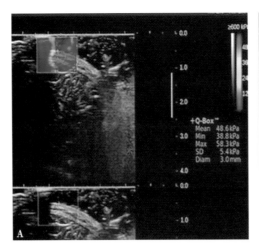
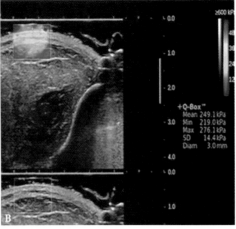

图 20-2-4　摔伤后患者右小腿肌肉组织弹性图像

SWE 技术示图 A 患侧皮肤层质地较图 B 健侧明显硬；SWE：剪切波弹性成像

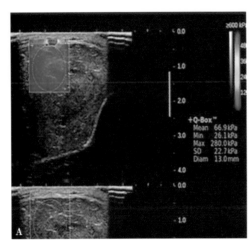
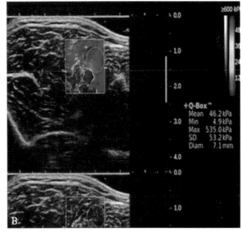

图 20-2-5　摔伤后患者右小腿肌肉组织弹性图像

SWE 技术示图 A 患侧前室浅层肌肉组织质地较图 B 健侧硬；SWE：剪切波弹性成像

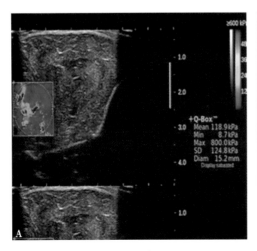
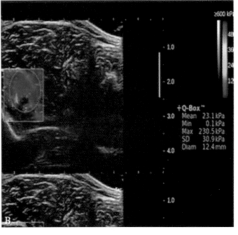

图 20-2-6　摔伤后患者右小腿肌肉组织弹性图像

SWE 技术示图 A 患侧前室深层肌肉组织质地较图 B 健侧硬；SWE：剪切波弹性成像

状态相比，上午工作 4 小时后，颈肩部肌肉硬度明显升高；经有经验的中医科医生经手法按摩对受试者进行放松后，立即对同一位置肌肉进行超声弹性测量，发现肌肉硬度明显降低，表明按摩疗法对改善肌肉状态、放松疲劳具有即时疗效，为按摩疗法的应用提供了客观依据（图 20-2-9）。

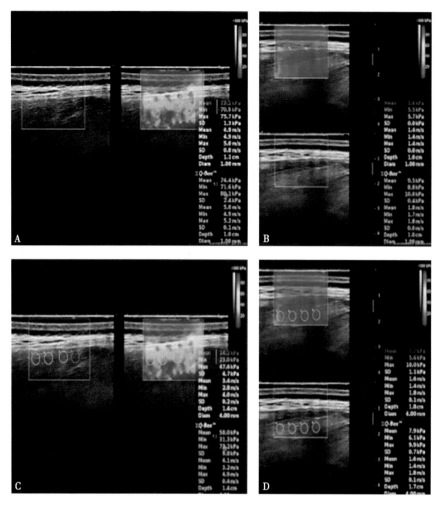

图 20-2-7　脊柱侧凸患者双侧椎旁肌剪切波弹性图

患者脊柱凸向右侧。图 A 凹侧深筋膜硬度明显高于图 B 凸侧深筋膜硬度；图 C 凹侧肌肉硬度明显高于图 D 凸侧肌肉硬度

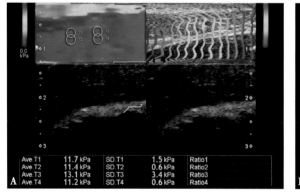
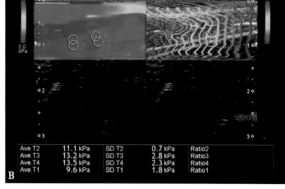

图 20-2-8　曲池穴位剪切波弹性图

图 A. 针刺前；图 B. 得气时；观察曲池穴位在针刺前及"得气"时局部肌肉硬度变化，结果发现针刺前后肌肉硬度无明显差别，而"得气"时肌肉硬度较前明显升高

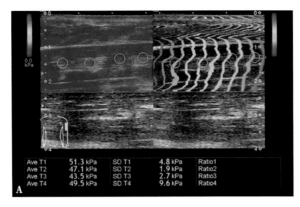

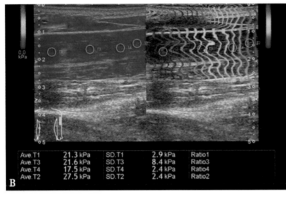

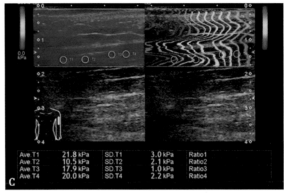

图 20-2-9　肱二头肌剪切波弹性图

图 A. 静息状态下；图 B. 工作 4 小时后；图 C. 按摩后立即测量

三、肌骨介入超声在康复的应用

介入超声是在实时超声引导在对病变组织进行穿刺活检、抽吸治疗、注药及各种消融等的技术。对于临床常见的关节腔积液，实时超声引导下穿刺抽吸，既安全又有效，在缓解病变的同时，也减少了盲穿过程中所引起的各种并发症。同时，还可以在抽吸液体后进行注药治疗，达到病变部位直接治疗的目的。

对于临床上常见的各种关节、筋膜室、肌腱、韧带、神经组织等的治疗，实时超声引导下的诊断及治疗均可以提供很好的辅助功能，在解决临床病痛的同时，也达到减少并发症的目前，对其病变的早期康复具有很大的意义。

病例摘要 3　患者男，双侧足踝处肿胀疼痛（图 20-2-10）。

病例摘要 4　患者女，因左侧髋关节疼痛就诊，灰阶超声检查发现其左侧髂肌附着处可见滑囊形成，并于附着处见强回声（图 20-2-11、图 20-2-12）。

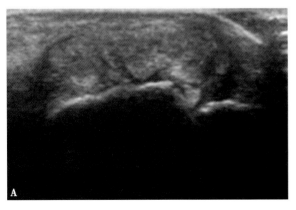

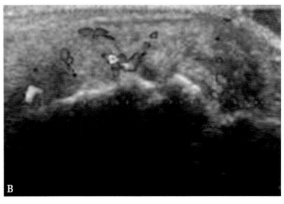

图 20-2-10　双侧足踝处肿胀疼痛患者超声声像图

图 A. 灰阶超声左足外踝滑膜增厚；图 B. 彩色多普勒显示滑膜内血流信号丰富

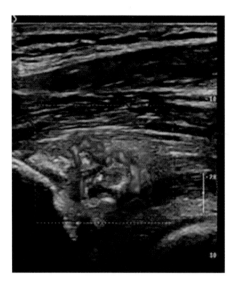

图 20-2-11　左侧髋关节疼痛患者超声声像图
能量多普勒显示左侧髂肌附着处血流信号增多

第三节　临床应用进展

肌骨超声有助于早期发现肌肉肌腱损伤、疾病或功能紊乱时机械性能的细微改变，早期治疗以改善预后；对长期卧床患者，肌肉弹性动态的检测可以为制订精准、个体化的康复策略、预测住院时间及设定康复目标提供帮助；对于慢性骨筋膜室综合征患者进行实时无创的监测；跟踪随访肌筋膜疼痛触发点或腰背痛患者康复治疗效果以及检测痉挛干预疗法的反应。随着肌骨超声的发展，US 作为重要的工具，必将为物理医学与康复医学的发展提供更广阔的空间。

思　考　题

超声在软组织损伤的康复评定中有哪些价值？

（郭瑞君）

参 考 文 献

[1] 温朝阳，范春芝，安力春，等. 实时定量超声弹性成像技术检测肱二头肌松弛和紧张状态下弹性模量值差异. 中华医学超声杂志（电子版），2011，08（1）：129-134.

[2] 孙国祥，周黎明，张卫平，等. 常规联合超声引导下肩关节腔内药物注射治疗肩周炎疗效观察. 人民军医出版社，2016，59（3）：268-269.

[3] Abate M，Schiavone C，Salini V. Usefulness of rehabilitation in patients with rotator cuff calcific tendinopathy after ultrasound-guided percutaneous treatment. Med Princ Pract，2015，24（1）：23-29.

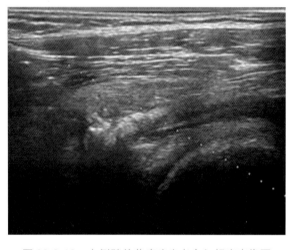

图 20-2-12　左侧髋关节疼痛患者介入超声声像图
超声引导下左侧髂部滑囊穿刺检查

第二十一章 肌骨超声在疼痛医学中的应用

第一节 概 述

疼痛是继呼吸、脉搏、血压、体温之后的第五大生命体征，是感觉和情感的主观反应。慢性疼痛已被公认为是一种疾病，严重影响患者的生活质量，其中肢体软组织、骨关节性疼痛是重要病因。

肌骨超声可以观察外周神经、血管、肌肉、肌腱、韧带、滑囊、关节和骨骼等不同组织结构及病变，在肢体软组织疼痛性疾病的诊断中发挥着重要作用。高频超声较磁共振具有更好的空间分辨率，可以显示指神经、皮神经等纤细神经，是细小周围神经首选的影像学检查手段。超声检查具有简便、迅速、价廉、无放射性等优势，并可以实时动态观察、双侧对比观察，在肌肉骨骼系统疾病诊断中发挥重要作用，同时，可以在短期内重复检查，是疗效评价和疾病随访理想的影像学手段。近年来，实时超声引导下疼痛阻滞技术得到快速发展，与传统X线、CT引导相比，超声引导具有实时监控可视化、操作耗时少等优点，避免重要神经、血管的误伤，是外周神经阻滞、肌腱及腱鞘注射、关节腔注射等介入性操作的首选引导方式。正因为超声在疼痛医学领域越来越广泛地应用，它被形象地称为麻醉医生的"第三只眼"，超声医学已成为麻醉科住院医师规范化培训的重要内容之一。

第二节 应用现状

一、对疼痛病因的诊断

（一）肌骨超声在周围神经源性疼痛疾病诊断中的应用

周围神经源性疼痛是疼痛科临床工作中的常见病，常见的引起疼痛症状的疾病包括神经卡压性疾病、外伤和医源性疾病等，超声可显示病变部位的形态改变并准确定位。对于细小的神经如皮神经或手指末端神经病变，高频超声凭借其优秀的分辨率显示病灶，并可与健侧进行对比观察，提高诊断的准确性。对于病变范围较广的病灶，超声可以对神经主干和分支进行全程的追踪，更好地显示病变全貌。

1. 肌骨超声对神经卡压性疾病的评估 卡压是周围神经最常见的临床疾病，可发生于神经走行的任何部位，好发于特定的骨纤维性管道或肌腱弓等处。患者常因神经支配区域的疼痛、麻木就诊，可伴有运动障碍，病程久者可出现肌肉萎缩。

神经卡压的病理基础是由于神经受压处压力增高，引起神经内轴浆流动和静脉回流障碍，导致受压近端神经水肿、充血，最终引起神经纤维的传导功能障碍。动物实验证明，受卡压神经内的血管生成因子增多，继而引起神经内血管密度增高，神经内血流变得丰富。

神经卡压的直接超声表现是受卡压处神经变细，神经表面可见一"切迹"，而两端的神经增粗，在神经纵切面声像图上呈"沙漏"形，沙漏的腰部即为神经受压处。在神经横断面上，不同节段的神经形态也有所不同，受卡压部位神经形态扁平，而卡压近端呈椭圆形或接近圆形。由于神经水肿，神经干回声强度较正常减弱。虽然病理证实受卡压神经内血管增多，多数研究也发现多普勒超声发现神经干内血流信号增多，但是也有研究结果表明多普勒超声无助于神经卡压的诊断，原因可能是不同研究使用的超声仪器不同，对血流的敏感性不同。随着超微血流显像等新技术的出现，可改善对细小、低速血流的显示，对受卡压正中神经的血流显示率明显高于普通多普勒超声，有助于疾病的诊断。对于超声诊断不明确者，在可疑部位加压探头，如能激发神经支配区域疼痛或麻木感，可提高诊断的把握度。双侧肢体对照观察也是较实用的方法。长期的神经卡压还可出现一些超声间接征象，如受支配肌肉失神经营养不良，导致肌肉萎缩、脂肪变性等病理改变，声像图表现为肌层回声增高、肌纤维结构消失（图21-2-1）。

2. 肌骨超声对神经外伤的评估 神经外伤常

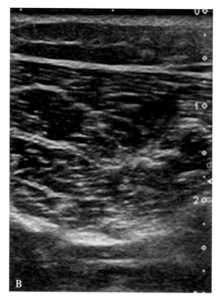

图 21-2-1　小腿前方肌层声像图

双侧对比。图 B. 正常小腿前方肌层横切面声像图；图 A. 相同部位肌层回声增高，肌纤维纹理消失，符合肌肉失神经营养不良表现

见于车祸、刀伤、劳动伤害等，导致神经完全性或部分性断裂。神经完全性断裂指神经外膜连续性完全中断，神经回缩者可见两个断端。病程长者，断端可形成创伤性神经瘤（traumatic neuroma），可见增粗、回声不均匀的瘤样组织，神经束之间互相纠结。神经断端或神经瘤可长入周围肌肉或筋膜的瘢痕组织内，超声可明确瘢痕的范围。神经部分性断裂表现为神经外膜连续性部分中断，但尚可见部分正常的外膜回声。损伤部分神经束回声也见中断，呈低回声改变，无神经束膜的线状高回声。后期，神经纤维和结缔组织逐渐再生，如愈合不良，也可形成神经瘤，瘤体多局限于神经干内（图 21-2-2、图 21-2-3）。

　　长期、重复性压迫、摩擦或牵拉可造成神经的慢性损伤，多发生于神经紧贴骨面处，如自行车运动员尺神经浅支受车把和钩状骨的反复长时间压迫，局部神经呈纺锤形增粗，病理可见神经外膜因纤维化增厚，神经束膜充血。尺神经半脱位是上肢另一种常见的造成神经慢性摩擦的情形，尺神经在肘关节屈曲时脱离肘管移位至肱骨内上髁的前内侧，肘关节伸直时又回复到肘管，在此过程中尺神经反复受到肱骨内上髁的摩擦刺激产生增生反应，进而产生尺神经支配区的感觉和运动功能障碍。足部常见的神经增生性疾病是跖神经瘤也称 Morton 神经瘤，多发生于第三和第四趾间，行走时足底部剧烈、烧灼样疼痛并可向足趾部放射（图 21-2-4）。

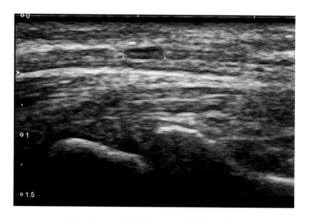

图 21-2-2　腕部正中神经损伤声像图

年轻女性患者，腕部针灸治疗后疼痛伴示指麻木 6 月，超声检查发现腕部正中神经部分神经束节段性增粗，提示神经针刺伤（标尺）

　　3. 肌骨超声对医源性神经损伤的评估　周围神经的医源性损伤是骨科手术等治疗的并发症之一，造成医源性损伤的原因很多，如手术过程中神经受牵拉、内固定器材的卡压、螺钉固定时脱落的骨片导致神经损伤、内镜手术进路损伤神经，以及手术缝线的误扎等。周围神经的医源性损伤发生后，容易受到手术后局部疼痛、肢体制动等因素的干扰而被忽视，导致延误治疗。临床诊断神经损伤主要依赖患者症状、体格检查、神经电生理检查，但上述手段无法明确损伤的具体部位、损伤程度和

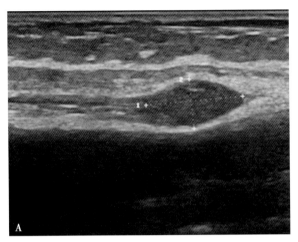
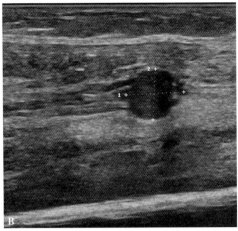
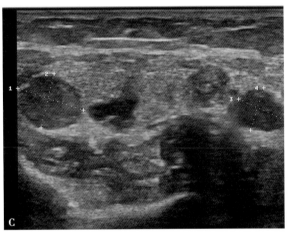

图 21-2-3　上臂创伤性神经瘤声像图

上臂截肢术后 2 年，残端剧痛，图 A、图 B 为上臂远端纵切面图，图 C 为上臂远端横切面图，超声检查可见神经末端两个创伤性神经瘤形成，标尺所示分别为正中神经和尺神经来源

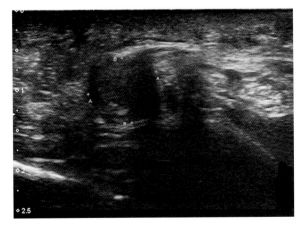

图 21-2-4　Morton 神经瘤声像图

老年女性患者，主诉步行时足底疼痛半年余，超声探测足底见低回声病灶（标尺），近端与神经相连，符合神经瘤表现

损伤的原因。高频超声可以准确定位受损节段，并了解神经的形态改变以及与周围组织的解剖关系，多数病例可获得病因诊断（图 21-2-5）。

（二）肌骨超声在肌腱、肌肉源性疼痛疾病中的应用

肌腱和肌肉疾病是导致疼痛的常见原因，以肌腱、肌肉外伤和炎症疾病多见（图 21-2-6～图 21-2-8），如部分性或完全性肌肉 / 肌腱撕裂、腱鞘炎、肌腱炎、肌腱附着点炎等。

（三）超声在关节源性疼痛疾病中的应用

正常关节超声显示为高回声的骨骼轮廓，关节面部分覆盖薄层低回声关节软骨，关节腔可见少许无回声关节液，关节滑膜在正常情况下非常纤薄，声像图上无法显示。

滑膜炎可导致关节疼痛，高频超声可探测多种疾病导致的滑膜炎、软骨破坏和骨侵蚀，炎症处

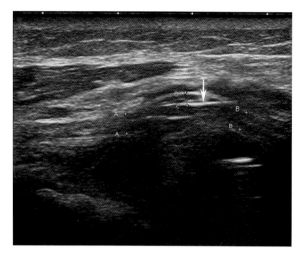

图 21-2-5　桡神经损伤声像图

右肱骨骨折内固定术后，桡神经被深部组织顶起，走行弯曲（标尺），钢板嵌入神经内（箭）

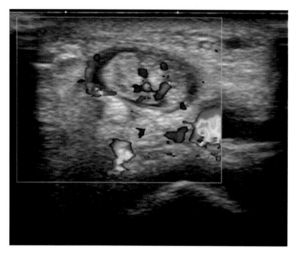

图 21-2-6　肌腱炎并腱鞘炎声像图

53 岁女性患者，手腕桡侧疼痛 2 个月余，拇指活动受限；超声检查可见拇长展肌腱、拇短伸肌腱及其腱鞘增厚，血流信号丰富

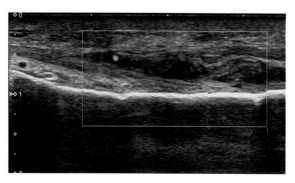

图 21-2-7　鹅足腱滑囊炎声像图

男性，45 岁，长跑后右膝疼痛 2 天；超声可见鹅足腱周围滑囊组织明显增厚，局部血流信号丰富

于活跃期，往往疼痛更为明显，多普勒超声可显示滑膜内增多的血流信号（图 21-2-9），关节附属结构如韧带、半月板等的病变，超声也可作出提示诊断（图 21-2-10）。

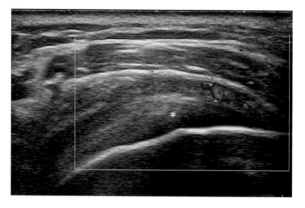

图 21-2-8　肩峰下滑囊炎声像图

50 岁男性患者，右肩疼痛 3 个月余，锻炼后加重，超声示冈上肌腱正常，肩峰下滑囊增厚（标尺），血流信号丰富

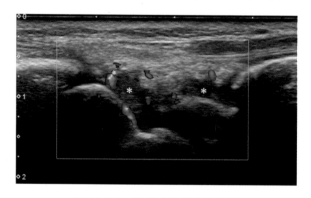

图 21-2-9　腕关节滑膜炎声像图

女性，41 岁，腕部疼痛 2 周，腕关节活动受限；超声检查见腕背部滑膜增厚（星号），滑膜区血流信号丰富，骨皮质表面光滑

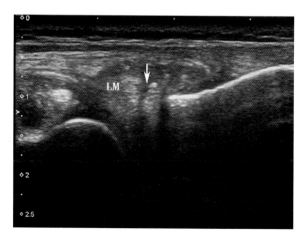

图 21-2-10　半月板前角撕裂声像图

男性，63 岁，左膝疼痛半年；超声见膝关节外侧半月板前角向外膨隆，内见条状低回声（箭头）；LM：外侧半月板

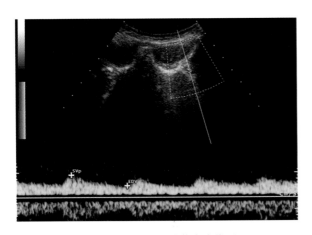

图 21-2-11 骶髂关节炎声像图

男性，24 岁，腰背痛 2 年余，*HLA-B27* 阳性；超声检查在右侧骶髂关节区域发现低阻动脉血流

骶髂关节炎（sacroiliac arthritis）是血清阴性脊柱关节病在中轴骨的特征性改变，是引起下腰部疼痛的重要原因，常见于强直性脊柱炎。1999 年 Arslan 首次报道强直性脊柱炎患者骶髂关节区域动脉血流阻力指数较正常人减低（图 21-2-11），这一改变可在关节骨质破坏发生前就已存在，因而，能较传统 X 线更早作出诊断，利于患者早期治疗。

二、超声引导下疼痛治疗技术

穿刺技术和阻滞技术是疼痛科医生的特长，穿刺阻滞技术是介入性疼痛治疗的基础。阻滞疗法是疼痛治疗的有效方法，尤其神经阻滞疗法已经广泛应用于各种疼痛性疾病的治疗以及手术麻醉。

（一）阻滞疗法的适应证和禁忌证

阻滞疗法的适应证很广泛，包括神经阻滞、关节阻滞、软组织阻滞等，疼痛科临床以神经阻滞最为常用。根据神经的种类不同，又可分为脑神经阻滞、脊神经阻滞、周围神经阻滞、自主神经阻滞、椎管阻滞等。

阻滞疗法的禁忌证包括穿刺部位严重感染、严重的凝血功能障碍、对阻滞药物过敏者。

（二）超声引导下阻滞基本操作

传统阻滞根据体表标志进行定位穿刺，近年来，超声、放射等影像学引导手段逐步引入阻滞治疗，尤其超声凭借其便捷、有效、无放射性等优势，越来越多地应用到临床实践。超声引导使穿刺全程可视化，在降低穿刺风险的同时，提高了穿刺的精确度，提高了阻滞的有效性，极大地推动了阻滞治疗的应用。理论上，对于凡经体表穿刺能够到达的人体各部位的疼痛性疾病，均可采用阻滞治疗，

而超声引导几乎可以用于所有的穿刺操作。以下对疼痛科常用的超声引导下阻滞技术进行简单介绍，有时声像图不一定能发现阻滞部位解剖结构异常，但是阻滞治疗有效可以帮助我们确认病变所在，因而，阻滞治疗兼有明确诊断的作用。

1. **颈椎关节突关节疼痛的神经阻滞** 临床常采用第三枕神经阻滞，该神经主要分布于第 2～3 颈椎关节突关节以及小部分枕部皮肤，适用于颈源性头痛、颈痛以及由第三枕神经引起的其他疼痛综合征的诊断和治疗，阻滞效果可以预测神经毁损药物注射或射频毁损第三枕神经的有效性。该阻滞传统的引导方法是 X 线，研究证实超声也可以引导第三枕神经阻滞，颈后旁正中矢状切面可以看到 C_2、C_3 小关节，第三枕神经横跨过小关节前方。最近的研究表明发现，除第七颈神经外，超声可以定位其他颈神经的后内侧支，对于其他颈椎节段小关节病变导致的慢性颈部疼痛也可引导阻滞。

2. **腰椎内侧支神经阻滞** 腰椎内侧支神经阻滞可以作为腰椎小关节源性疼痛疾病的诊断和治疗手段，腰椎小关节源性疼痛主要位于棘突旁区域，并伴有与皮节支配区不一致的放射痛。X 线是传统的引导手段，超声也可以引导穿刺针到达预定位置。在腰椎内侧支周围注射局麻药和类固醇激素，可以对急性或慢性疼痛起到快速缓解的作用，从而判断患者腰痛是否与该节段内侧神经有关。引导时 2～5MHz 弧形超声探头纵向放置于阻滞节段椎体棘突侧方，旁开 3～4cm，显示强回声伴后方声影的横突和关节突影像，在两者的交叉点处注射药物。但是，超声引导也存在一定的局限性，肥胖会影响超声图像的质量。此外，由于超声不易观察骨性标志，第 5 腰神经后支的阻滞通常比较困难，第五腰神经的后支和第 4 腰神经的内侧支一起控制 L5～S1 关节，而该节段是腰痛的主要来源。另一方面，在患者接受腰椎手术并植入金属物后，由于金属叠加的作用，X 线不能有效地显示目标区域，因此这类患者更适合采用超声引导。

3. **星状神经节的阻滞** 对于血管性或交感神经原因导致的持续性头痛、上肢疼痛，星状神经节（stellate ganglion）阻滞是一种常用的介入治疗方法。传统的盲穿可能会造成一些并发症，如膈神经阻滞、局麻药注入硬膜外或蛛网膜下腔、甲状腺腺体的刺破、大血管损伤、血肿形成、药物误注入血管等。

超声可以观察到星状神经节区域的相关解剖结构，包括颈动脉、颈内静脉、椎动脉、甲状腺以及

食管等(图 21-2-12)。超声引导与盲穿的比较性研究表明,超声引导穿刺所需的局麻药剂量小、阻滞起效时间快,并且可降低并发症的发生率。

4. 肋间神经阻滞　肋间神经阻滞可以用于肋间神经支配区多种疼痛的治疗,包括急性的胸部术后疼痛和慢性疼痛综合征。由于部分神经紧贴肋骨边缘,超声无法清晰地显示,所以也可不需引导进行盲穿。但是超声可以清晰地显示胸膜,避免气胸等并发症,而且能观察药物的扩散范围,使得注射部位更贴近神经分布区域,以尽可能少的药物达到理想的阻滞效果,通常情况下 1~2ml 的局麻药就可以填满肋间隙的空间,可减少多条肋间神经阻滞时局麻药造成的毒性作用。

当在超声引导下进行冷冻治疗时,高频探头可以直接观察到针尖周围的冰球,同时可以避免胸膜受到冷冻治疗的影响。

5. 枕大神经阻滞　枕大神经分布区主要位于后枕部,神经在出口处或肌间隙内走行时易受卡压而出现后枕部疼痛,疼痛可为针刺样、刀割样或烧灼样,可伴头颈部活动受限。对于口服药或理疗等治疗效果不佳者,枕大神经阻滞是一种有效、安全的治疗手段。利用枕大神经与枕动脉伴行的解剖特点,通过触诊枕动脉搏动定位枕大神经穿刺是一种简便的方法,但是由于枕动脉纤细,头皮比较致密。对于触诊困难者,采用多普勒超声有助于发现枕动脉,超声引导的可视性可提高阻滞的有效性,当枕大神经在头皮下斜肌走行时,超声也可较容易地观察到神经并进行阻滞治疗。

6. 肩胛上神经阻滞　肩胛上神经的阻滞一般用于慢性肩部疼痛的患者,特别是针对粘连性关节

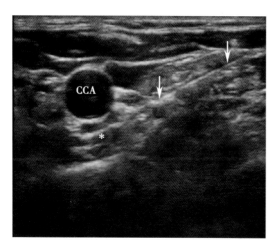

图 21-2-12　星状神经节阻滞
箭头示穿刺针,*示星状神经节区域;CCA:颈总动脉

滑囊炎以及重症类风湿关节炎的慢性疼痛。与传统的关节内类固醇注射相比,超声引导下神经阻滞的效果更为显著。超声引导下肩胛上神经的阻滞也越来越多地用于术中或是术后的疼痛控制,肩胛上神经阻滞可以单独进行或是联合臂丛神经阻滞,这也被称为肩关节阻滞。

肩胛上神经阻滞可以凭操作者经验盲穿,或使用神经刺激器辅助穿刺,还可以在 X 线透视、CT或超声等影像学方法引导下进行。阻滞部位大多选择肩胛上切迹处,肩胛上神经与肩胛上动静脉伴行通过该切迹,由于肩胛上横韧带跨过该切迹,因而该处也是神经易受卡压的部位,超声图像中可见目标神经位于斜方肌、冈上肌深面。

7. 腹股沟神经阻滞　腹股沟区和会阴部主要由髂腹股沟神经及髂腹下神经支配,两者的神经阻滞对于缓解局部疼痛效果确切。阻滞可以用于儿童疝修复手术的术后疼痛,盲穿进行神经阻滞时,会出现一系列的并发症,如股神经麻痹,甚至小肠穿孔等。2%~10% 的疝修补术患者也可出现慢性疼痛,神经阻滞对于术后慢性疼痛的长期效果还有待观察,但神经阻滞效果可以预测神经毁损术的疗效。相比单凭穿刺者感觉的盲穿法,超声引导穿刺可以清晰地显示该处腹壁的肌层,从外到内依次为腹外斜肌、腹内斜肌和腹横肌,两条神经位于腹内斜肌和腹横肌之间,呈椭圆形低回声结构。

8. 痛点注射　痛点注射治疗是疼痛门诊应用最广泛的一种治疗手段,可用于所有肌肉、筋膜异常引起的疼痛,治疗效果好、适用范围广。传统注射是在盲穿下进行,深部组织的精确定位存在困难,为增加治疗效果,多在退针过程中注入多量药物,但这也会增加局麻药的毒性,尤其是同时进行多点治疗时。在超声引导下进行痛点注射,不同的肌肉以及筋膜可以被选择性的浸润,治疗更有针对性。超声引导的另一优点是可以避免穿刺针进入深部组织,特别是在胸部或是下颈段区域进行操作时,可以避免胸膜的刺破,减少并发症。

9. 骶髂关节阻滞　骶髂关节炎是引起下腰部疼痛的常见病因,最常见于强直性脊柱炎患者,骶髂关节阻滞药物浓度高,疗效好。但是骶髂关节间隙狭小且不规则,且位置深在,依靠体表标志穿刺成功率较低。X 线引导虽然可以提高成功率,但是穿刺过程中需要多次摄片,调整穿刺针方向,耗时长又有放射暴露的风险。超声引导可实时调整穿刺针的进针方向,准确到达关节区域,方便快捷,且无放射暴露,是一项实用性很强的引导手段。患

者俯卧位，下腹部垫软物抬高。超声扫查选用凸阵探头，频率 3.5MHz，显示骶骨外侧缘与髂骨构成的 V 形低回声关节间隙，采用平面内技术，穿刺针从内向外顺关节面走行方向进针，实时观察针尖到达关节区域直至抵到骶骨，稍退针回抽无血后注射局麻药和糖皮质激素的混合液（图 21-2-13）。骶髂关节腔较小，注射时会稍有阻力，缓慢推注完药液后退针。该技术的难点在于准确识别骶髂关节的声像图表现，完成学习曲线后的注射成功率与放射学引导相似。

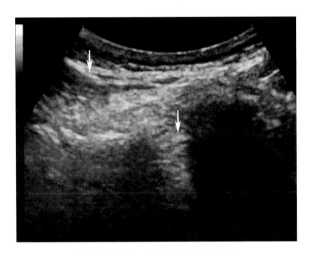

图 21-2-13　右侧骶髂关节穿刺
超声实时引导骶髂关节注射治疗，箭头示穿刺针

第三节　临床应用进展

超声为疼痛性疾病提供有价值的影像学评估手段的同时，也为疼痛的介入性治疗提供了新的思路。现有资料表明，超声引导使介入操作更加精确和便捷，超声引导的应用范围仍在持续扩展，超声逐渐成为传统盲穿或 X 线透视、CT 引导的强有力竞争者，超声引导实时性和无放射性的特点有助于其在今后的发展中具有更大的优势。

思 考 题

1. 为什么麻醉、急诊、疼痛科医生现在把超声当作重要的诊疗工具？
2. 超声在疼痛医学中的应用价值有哪些？

（郑元义）

参 考 文 献

[1] Colebatch AN, Edwards CJ, Ostergaard M, et al. EULAR recommendations for the use of imaging of the joints in the clinical management of rheumatoid arthritis. Ann Rheum Dis, 2013, 72（6）: 804-814.

[2] Ohrndorf S, Backhaus M. Pro musculoskeletal ultrasonography in rheumatoid arthritis. Clin Exp Rheumatol, 2015, 33（4Suppl92）: S50-53.

[3] Choi S, Brull R. Is ultrasound guidance advantageous for interventional pain management? A review of acute pain outcomes. Anesth Analg, 2011, 113（3）: 596-604.

[4] Korbe S, Udoji EN, Ness TJ, et al. Ultrasound-guided interventional procedures for chronic pain management. Pain Manag, 2015, 5（6）: 465-482.

第二十二章　超声新技术在肌肉骨骼检查中的应用

第一节　概　　述

自从 20 世纪 70 年代实时超声应用于临床诊断以来，就有研究者将其应用于肌肉骨骼的检查。但是一直到 2000 年前后，依靠医学工程学的进展和超声新技术的逐步应用，超声检查提供的诊断信息越来越精细和可靠，能够为临床医师提供充分的诊断信息，肌肉骨骼超声检查才逐步被临床医师和影像医师所广泛接受。

超声新技术的发展日新月异，随着时间的推移，某些技术已经不能称为"新"技术了，但是这些技术在推出之初对肌肉骨骼超声检查的发展起到了至关重要的推动作用。本章主要介绍几种对肌肉骨骼超声检查具有重要意义的超声技术。

第二节　超声检查新技术

一、超高频超声成像

诊断超声的发射频率越高，其图像分辨率就越高，但是穿透力会降低。在肌肉骨骼超声检查中，有很多结构是非常表浅的，对于这些表浅结构的检查不需要过高的穿透力，这就使得采用更高的频率获得更高的分辨率有了用武之地。

通常，肌肉骨骼超声检查中常用的超声检查频率为 10MHz 左右。而对于手指、足趾等更为表浅的结构，我们通常可以选择 15MHz 以上的频率检查，可以分辨出细微至 1mm 以下病变。在对皮肤等更为表浅的结构进行扫查时，可以使用 20MHz 以上，甚至 40MHz 以上的超高频进行扫查。采用这样的超高频探头可以清晰显示皮肤的各层次，对于皮肤表浅病变的识别几乎接近于低倍显微镜的水平（图 22-2-1）。

二、声束倾斜技术与空间复合成像技术

通过对线阵探头的晶片发射时间上按照一定的程序做延迟，根据惠更斯原理，声束就会发生倾斜（图 22-2-2）。

声束倾斜技术在肌肉骨骼超声的检查中具有特殊的意义。肌肉骨骼超声检查时，由于很多结构（比如肌腱、神经、韧带等）都具有方向性，这些结构在声像图上具有明显的各向异性。这些方向性的线性结构在超声入射角度发生变化时就会发生回声的变化，此为各向异性伪像。采用声束倾斜结束，可以通过改变声束的入射方向来判断某些结构内的回声变化是各向异性伪像还是真正的病变导致的回声变化（图 22-2-3）。

超声空间复合成像（compound imaging）是用不同角度的声束来探查目标，将不同声束反射回来的回声整合成一幅图像。也就是说，图像上的每一个像素的信号是多条不同角度声束的回声信号合成的。复合成像技术能够更清晰显示与探头表面不平行的界面，同时减少噪音及斑点伪像，可以一定程度上显示被声影遮挡或声衰减区的结构。但另一方面，使用复合成像技术使得侧边声影等具有诊断意义的征象减弱甚至消失，因此实际工作中要不时在常规成像和复合成像技术间来回切换。多

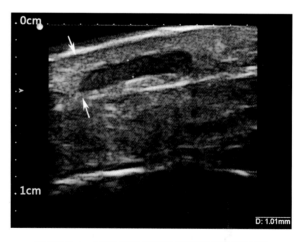

图 22-2-1　硬皮病患者皮肤层超高频超声表现

利用 40MHz 超高频检查硬皮病患者的局部，显示真皮层内的微小静脉内的栓塞。箭头所示为真皮层。光标间所示为栓塞的微小静脉，内径仅有 1mm

角度偏转扫描,采集不同偏转角度多幅图像实时复合成一幅图像。

超声空间复合成像能够提高对比分辨率、细微分辨率和空间分辨率;增强组织及病变界面回声连续性,减少各种伪像(镜面反射、斑点、散射、衰减、对比度差)(图 22-2-4)。

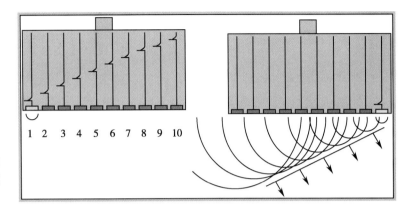

图 22-2-2　声束倾斜技术示意图
探头中的一组晶片 1～10 按照一定的时间延迟发射,其形成的总体声束就会向一定的方向倾斜一定的角度

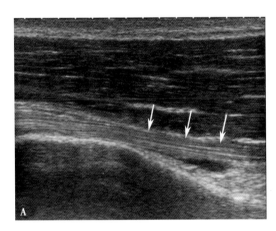
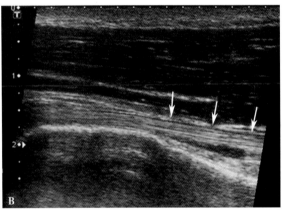

图 22-2-3　声束倾斜技术与肌腱的回声变化
肱二头肌腱长轴扫查,图 A 显示为进行声束倾斜时箭头所示部位的肌腱回声略低,图 B 显示声束倾斜后,声束与肌腱纤维更垂直,即将回声变高

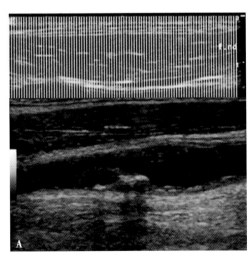
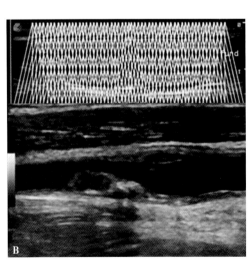

图 22-2-4　超声空间复合成像示意图和实例
图 A. 常规成像模式,下图为动脉内的斑块,显示斑块的轮廓不甚清晰,血管管腔内伪像较多;图 B. 空间复合成像模式。下图为动脉内的斑块,显示斑块的轮廓变得清晰,血管管腔内伪像显著减少

三、超声全景(宽景)成像技术

常规的超声扫查视野有限,在遇到较大范围的病变时,有限的超声扫查视野使检查者不能充分掌握病变的范围以及与邻近结构的位置关系,从而影响对病变的准确分析。

超声全景(宽景)成像技术就能够极大地弥补常规超声检查的这一缺陷。超声全景(宽景)成像技术是一种不需要增加和改变仪器硬件系统,仅仅依靠计算机的软件技术就可以实现的一种成像技术。超声全景(宽景)成像技术实质上是一种图像分析和融合技术,它是通过分析探头的平稳移动过程中获得的相邻图像间的差异,将图像相同部分融合,不同部分扩展的方式来实现的。理想的超声全景(宽景)成像软件能够计算出探头移动的速度、方向等,使最后完成的全景图像更真实、不扭曲(图 22-2-5)。

四、三维成像技术

三维超声成像技术可以分为三维重建技术及实时三维技术两大类。三维重建是静态成像,实时三维成像是直接的三维动态成像,它是近几年来的新技术。

三维成像数据的采集方法分为两类:①自由臂式(free-hand),检查者手持探头,获得一系列的二维超声图像,再通过计算机的运算和图像的图像处理,重建三维结构。这种方法对操作者要求很高,对计算机算法的要求也比较高,有时候需要利用磁

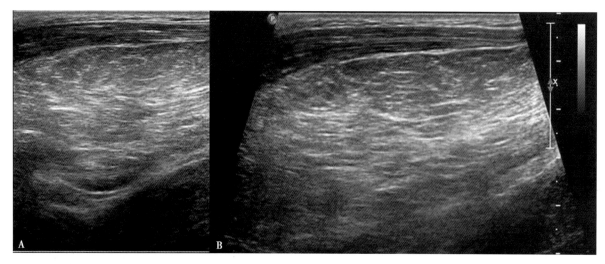

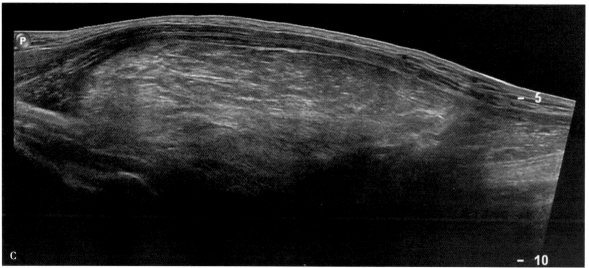

图 22-2-5 大腿股内侧肌肌内巨大脂肪瘤

图 A. 常规成像,仅能够显示病变的局部,病变与周围结构的关系无法显示;图 B. 图像的梯形拓展,显示的范围略大,但是仍然不能显示病变的全貌及病变与周围结构的位置关系;图 C. 全景成像,能够清晰显示病变的全貌以及病变与周围结构的位置关系

导航定位系统的辅助。②另一种是采用容积探头，通过机械或电子学方法获得三维图像信息，这种方法便于操作及应用。

三维超声的显示方法分为：①表面成像：主要显示感兴趣结构的立体形态、表面特征及空间关系；②透明成像：主要显示实质脏器的内部结构的三维成像，如血流分布情况等；③冠状面重建：常规超声检查可以获得病变或组织结构的纵断面和横断面，但是病变的冠状面是无法直接获得的，冠状面必须通过三维重建的方式获得。

三维成像在肌肉骨骼超声检查过程中可以赋予检查者更为直观的空间信息，有利于医师更全面地理解病变的空间位置关系（图 22-2-6）。

五、超声弹性成像技术

由于不同组织和病变的硬度不同，在物理学上就会表现出不同的弹性特征，弹性成像就是利用各种技术手段获取组织的弹性特征并将这些特征与医学影像结合起来的新的医学影像方法。对于超声技术来讲，基于超声成像的弹性成像至少包括以下几种：

（一）准静态弹性成像 / 应变成像

准静态弹性成像（quasi-static elastography / strain imaging）是通过外力（应力）对组织进行了外部压缩，并比较压缩前后的组织的形变（通常用"应变"来表示）从而获得不同部位的弹性值。较硬的组织形变较小，较软的组织则形变较大。

（二）声辐射力脉冲成像

声辐射力脉冲成像（acoustic radiation force impulse imaging，ARFI 成像）利用聚焦超声波的声波辐射力脉冲，在组织内部制造一个"推力"。声束轴线上的组织在"超声波推力"下被推开的量（距离），反映了组织的硬度。较软的组织更容易被推开。ARFI 成像显示的是在超声波推力轴向上的一

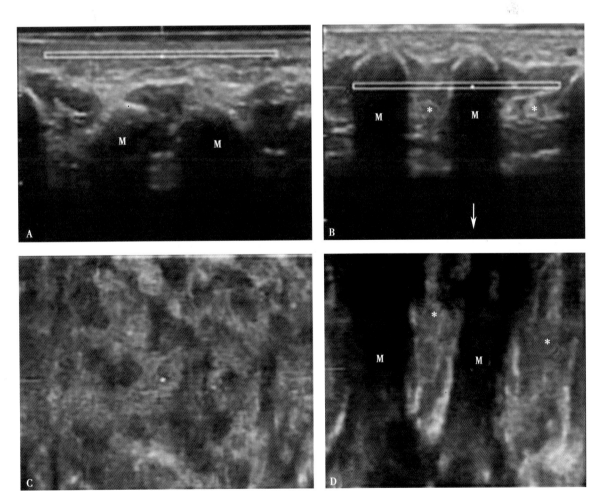

图 22-2-6　手掌部的三维冠状面重建

图 A、图 C. 所在位置掌腱膜的冠状面重建；图 B、图 D. 所在位置的冠状面重建，可以清晰显示骨间肌的冠状面结构；M：掌骨，星号：骨间肌

个可定量定性的硬度值。通过多条声束在较大范围进行推挤，就形成了一幅组织硬度的分布图。

（三）剪切波弹性成像

与 ARFI 成像类似，在剪切波弹性成像（shear wave elasticity imaging，SWEI）中，"推力"是由声辐射力脉冲引起的。由这一推动产生的扰动会导致组织的在声束方向上的振动，这种振动作为振源，带动周围组织振动，垂直于声束方向以横波的形式传播，这就是剪切波。通过各种技术手段来观察剪切波到达不同波阵面的速度，可以推断出相关组织的硬度。剪切波在较硬的组织中的转播速度较快，在较软的组织中传播较慢。剪切波弹性成像就是通过测量组织中不同位置剪切波的传播速度来反映组织硬度的。与 ARFI 成像反映的是组织在声束轴向上的硬度不同，SWEI 反映的是组织在横向上的硬度。

（四）瞬态弹性成像

瞬态弹性成像实际上是在一维上的弹性定量技术。它本质也是通过测量剪切波的传播速度来定量一条声束上某一点的弹性。由于技术实现简单，测值稳定性好，目前较多应用在肝硬化和肝纤维化的定量分析中。

在肌肉骨骼超声检查中，可以通过弹性成像或相应的组织结构硬度值来对病变作出进一步的判定。另外，在肌肉组织的康复过程中，也可以通过肌肉弹性数值改变来定量判断康复治疗的效果（图 22-2-7）。还有学者通过分析剪切波弹性成像时的各向异性特征来分析肌腱、神经的病变程度等。

六、其他新技术

超声的新技术层出不穷。近年来在肌肉骨骼超声应用方面具有显著价值的还包括高分辨率的超微血流成像技术、超声造影成像技术、矢量成像技术等。

不同厂商推出了不同成像基础的高分辨率的超微血流成像技术，它们的共同之处在于大大提高了超声对微细、缓慢血流的显示率和空间分辨率。这一技术在分析和评估类风湿关节早期病变的活动性方面具有重要的意义。

超声造影在肌肉骨骼超声方面主要应用于风湿性疾病的活动性的评估、良恶性病变的鉴别等方面。

超声矢量成像技术最初应用于心脏和血管的超声成像，能够通过室壁和血管壁的运动方向、速度和大小进行分析评估。在肌肉骨骼超声领域，研

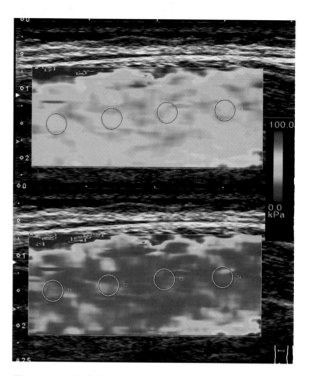

图 22-2-7　肉毒杆菌素注射前后腓肠肌剪切波弹性成像
利用剪切波弹性成像测量肌肉痉挛患者肉毒杆菌素注射前后的腓肠肌的硬度改变，颜色表示弹性模量（单位：KPa）；图 A 为肉毒杆菌素注射前，图 B 为肉毒杆菌素注射后 1 周

究者通过分析肌肉收缩时不同肌束的运动方向、速度和大小的变化来细致研究肌肉的运动功能的变化。

超声新技术在肌肉骨骼超声中具有重要的价值，这些技术一方面提高了图像的质量，另一方面提供了很多功能学方面的信息，为进一步评估和分析肌肉骨骼病变的病因、机制等核心问题提供了可信的研究手段。

（张华斌）

第三节　临床应用进展

目前肌肉骨骼超声越来越广泛应用于运动损伤、风湿免疫、疼痛和康复医学中，应用的广度和深度不断拓展。超声新技术的应用使得相关临床研究进一步深入，例如弹性成像技术为超声生物力学研究提供了重要的方法，为评定肌肉、肌腱功能以及康复评定增加了新的手段。肌骨超声临床的深入开展反过来激发了医学超声工程学的进步，比如超高频探头的应用、超声定量技术等，以更好地评估肌骨组织的结构和功能。同时，超声与计算机

结合的人工智能的研究和应用也初见曙光，例如利用信号和图像处理的新技术提取和分析感兴趣区的靶组织，这有助于进一步科学分析肌骨组织的生物力学特性。相信，肌骨超声临床应用的范围和价值必将进一步拓展。

思　考　题

1. 现阶段剪切波弹性成像技术在肌骨超声应用中存在哪些问题？

2. 简述三维超声在肌骨系统中应用的前景。

（朱家安）

参　考　文　献

[1] Bard RL. High-Frequency Ultrasound Examination in the Diagnosis of Skin Cancer. Dermatol Clin，2017，35：505-511.

[2] Serafin-Krol M，Maliborski A. Diagnostic errors in musculoskeletal ultrasound imaging and how to avoid them. J Ultrason，2017，17：188-196.

[3] Cai XH，Yang SP，Shen HL，et al. Application of contrast-enhanced ultrasonography and ultrasonography scores in rheumatoid arthritis. Int J Clin Exp Med，2015，8：20 056-20 064.

[4] Fink M. Elastography：a new modality of ultrasound imaging. Diagn Interv Imaging，2013，94：485.

[5] Klauser AS，Miyamoto H，Bellmann-Weiler R，et al. Sonoelastography：musculoskeletal applications. Radiology，2014，272：622-633.

中英文名词对照索引

C

彩色多普勒血流成像	color Doppler ultrasonography, CDUS	6
超声弹性成像	ultrasound elastography, UE	221
超声生物显微镜	ultrasound biomicroscopy, UBM	19
超声造影	contrast-enhances ultrasonography, CEUS	118
超声整体评分系统	ultrasonic global scoring system, GLOSS	209
创伤性神经瘤	traumatic neuroma	228

D

单钠尿酸盐	monosodium urate monohydrate, MSU	214
骶髂关节炎	sacroiliac arthritis	231

E

鹅足腱	pes anserinus	144

F

发育性髋关节发育不良	developmental dysplasia of the hip, DDH	131
非黑色素瘤皮肤癌	nonmelanoma skin cancer	25
腓肠豆	fabella	148
风湿性多肌痛	polymyalgia rheumatica, PMR	207
附着点炎	enthesitis	219

G

高尿酸血症	hyperuricemia	214
各向异性伪像	anisotropy	16
肱二头肌	musculus biceps brachii	60
孤立性骨囊肿	solitary bone cyst	179
骨骼肌	skeletal muscle	52
骨关节炎	osteoarthritis, OA	218
骨筋膜室综合征	osteofascial compartment syndrome	55
骨巨细胞瘤	giant cell tumor of bone, GCT	181
骨肉瘤	osteosarcoma	182
骨折	fractures	49
骨赘	osteophyte	218
腘绳肌	hamstring muscle	125

H

黑色素瘤	melanoma	25
黑色素细胞痣	melanocytic naevus	21
红斑狼疮	lupus erythematosus	30
滑膜肉瘤	synoviosarcoma	188
滑囊炎	bursitis	152
化脓性骨髓炎	suppurative osteomyelitis	50
黄色瘤	xanthoma	173
混响效应	reverberation artifact	16

J

肌骨介入超声	musculoskeletal interventional ultrasound	201
肌腱炎	tendinitis	155
肌疝	myocele	57
基底细胞癌	basal cell carcinoma	25
脊柱关节炎	spondyloarthritis, SpA	87, 207
肩锁关节	acromioclavicular joint	59
介入性超声	interventional ultrasound	221
晶体诱导性关节炎	crystal induced arthritis	114

L

肋软骨骨折	costal cartilage fracture	49
类风湿关节炎	rheumatoid arthritis, RA	87, 206
梨状肌综合征	piriformis syndrome	41
鳞状细胞癌	squamous cell carcinoma	25

M

脉管畸形	vascular malformations	24
毛母质瘤	pilomatricoma	21

N

脑脊液	cerebral spinal fluid，CSF	195
能量多普勒血流超声成像	power Doppler ultrasonography，PDUS	6，207
脓肿	abscesses	28

P

皮肤	skin/derma	19
皮肤表皮样囊肿	epidermal cysts	21
皮肌炎	dermatomyositis	31
皮下血肿	hematomas	28

Q

髂胫束	iliotibial band	124
髂胫束综合征	iliotibial bundle syndrome	156
髂腰肌	iliopsoas	123
屈肌总腱肌腱病	common flexor tendon tendinopathy	90

R

| 韧带样纤维瘤 | desmoid-type fibromatosis，DF | 186 |
| 日光性角化 | actinic keratosis | 24 |

S

三角纤维软骨复合体	triangular fibrocartilage complex，TFCC	95
伸肌总腱肌腱病	common extensor tendon tendinopathy	89
神经松解	neurolysis	204
神经阻滞	nerve block	204
时间 - 强度曲线	time-intensity curve，TIC	198

| 术中超声 | intraoperative ultrasound，IOUS | 190 |
| 水肿 | edema | 29 |

T

特发性炎性肌病	idiopathic inflammatory myopathies，IIM	208
痛风石	tophus	214
痛风性关节炎	Gouty arthritis，GA	214

W

| 伪像 | artifact | 15 |

X

星状神经节	stellate ganglion	231
胸廓出口综合征	thoracic outlet syndrome，TOS	40
血管瘤	hemangioma	24，184

Y

银屑病	psoriasis	30
鹰嘴滑囊炎	olecranon bursitis	93
硬皮病	morphea	30

Z

粘连性关节囊炎	adhesive capsulitis	202
脂肪瘤	lipoma	21，183
脂肪肉瘤	liposarcoma	187
脂膜炎	panniculitis	29
脂溢性角化	seborrheic keratosis	21
周围神经卡压综合征	peripheral entrapment syndrome	40
肘关节	elbow	79